Stress
ストレスと情動の心理学
ナラティブ研究の視点から

著者
リチャード S. ラザルス

and

監訳
本明寛

訳
小川浩　野口京子　八尋華那雄

Emotion

実務教育出版

STRESS AND EMOTION
A New Synthesis
by
Richard S. Lazarus
Copyright © 1999 by Springer Publishing Company, Inc., New York
Japanese translation rights arranged with
Springer Publishing Company
through Japan UNI Agency, Inc., Tokyo

Japanese edition Copyright © 2004

装幀　フェイス

まえがき

　『ストレスと情動の心理学』は，情動とストレス，評価，対処に関するリチャード・ラザルスの認識の根底にある条件と理論を徹底的に分析している。本書は読者に楽しみと満足感を与えるものである。広さと，深さと，独得のスタイルがある。一般的な心理学や，特に情動とストレスに関する一般的な概念に挑戦している。我々に考えさせる。ラザルスは，まるで読者と会話をしているように，口語体で書いている。もちろんそれは一方的な会話であるが，私がそうであったように，読者は余白にメモをとったり，会話がより双方向的になる必要がある場合は大きく声に出して叫ぶことすらあるかもしれない。概念化し，体系化し，物事を正しく行おうとするラザルスの意気込みは人を引きつける。彼の作品は学術的だが，その学識は冷淡ではない。他人の作品を論評するときは，彼を楽しませていることと困惑させていることを，非常に魅力的な方法で我々に知らせ，また自分自身の作品についても，彼を楽しませていることと困惑させていることを，何とか我々に知らせてくれる。

　本書は，非常に才能があったとしても若年の心理学者が書くことができる本ではない。生涯の研究と経験が反映されている。情動についての概念と関係的意味は，ラザルスの1950年代における研究に根ざしており，1960年代以降の彼の研究の中心になっている。当時から現在までの間に，彼は研究室と実地での広範囲な調査を指揮し，国内外のその他研究者や学者との広範囲な交流により，現状に挑戦する大学院生を迎え，同じ問題について考えている他者の書物を常に検討してきた。本書における発表は，このような経験を反映している。着想が豊富で，明確に表現されており，常に新鮮である。

　本書の始まりに，ラザルスは20世紀半ばにおける心理学の魅力的な認識的歴史を長々と述べている。これは，精神分析の伝統と急進的な行動主義との間の対立から現代心理学，あるいは今日よく使われるように，行動科学と我々が呼ぶことができるものが現れた時期であった。私はこの表現に完全に心を奪われた。私は常に歴史を楽しんできたという事実のために，興味が湧いた

のかもしれない。しかしこの場合は，ラザルスが認識的問題，その歴史的脈絡，重要性を十分理解して，それをやさしい方法で我々に伝えているために，興味が湧くのである。

　本書には，一方で理論と抽象化との間の緊張，他方で科学的研究の必要性という，興味深い興奮がある。1990年代は，ラザルスにとって非常に大きい理知的活動の時期であった。この時期における彼のほとんどの成果は，情動の理論を開発することについてであった。本書において，彼は研究の必要性にも言及している。原則的に数多くの心理学者が支持しているが，実際研究には適用するのが難しいシステム手法の正当性を，彼は疑っている。そのかわりラザルスは，人々にとってストレスフルなこと，その理由，対処方法を理解するために，情動ナラティブを使うことを我々に勧めている。彼は推論を提示し，我々はその軌道の上に乗せられる。情動，ストレス，対処を研究する我々の多くは，ナラティブに引きつけられる。AIDS関連の介護と死別という状況における対処に関する私自身の研究プログラムにおいて，確かにこれは正しかった。私と同僚は，ナラティブの分析を通して最も刺激的な洞察を得た。定量測定は役に立つが，宝物は人々の話の中にある。ラザルスがナラティブ・アプローチについて熱狂的であることについて，私は驚かない。彼は本来的には臨床医である。しかし，この技巧を使うように彼が研究者に勧めるのを見るのは喜ばしいことである。

　『ストレスと情動の心理学』をラザルスの研究の頂点であると呼びたくなる人もいるだろう。彼の職歴は50年近くにもなり，事実上そのすべての年月において，生産性は非常に高い。しかし，本書を頂点と呼ぶのは誤っていると私は考える。本書は，情動とストレスについて研究したいと思っている心理学者のために新しい着想と手法を引き出してくれるだろう。出版後数か月以内に，ラザルスはこれを見直して，そのほとんどを好意的に評価し，また，より多くの伝えるべきことについて決心すると，私は十分期待している。それを伝えるのはもちろん彼である。そうであることを願っている！

　1998年8月

サンフランシスコにて
スーザン・フォルクマン

序文

　あなたがこれから読まれる本は，厳密に言えば，スーザン・フォルクマンと私が1984年に出版した『ストレスの心理学』の改訂版ではなく，その続編である。先の本は15年以上前のもので，さまざまな題目に関する研究や文献について吟味しており，1984年以降の出版物についてはもちろん言及していない。しかし，学生や，ストレスと対処の専門家にとっては，数多くの点でまだ有益である。

　この続編を執筆した根本的な理由は，ストレスと情動に関して，我々の理解の中心としての評価，対処プロセス，関係的意味を強調した私の晩年の見解をまとめたいという願いのためである。これは，私の職業生活のほとんどを捧げたテーマであり，私の現在の見解と推測を表明して，それらを正確に記憶に残したいと考えている。以前の私の研究になじみのある人々にとっては，私の見解は聞き慣れた親しさをもっているかもしれないが，違う考え方を正当化するだけ新しいことがたくさんあるので，従来の読者と新しい読者の両方にとって大いに有意義に思われることを期待している。

　研究と理論の急増を考えると，すべての，またはほとんどすべての文献を適切に検討する方法はほとんどない。そのため，特にストレスと情動に関する我々の概念を有望な方向に動かすと考えられる場合，私自身の考えに基づいて，今日の研究の中から特に顕著で，代表的であると考えられるものをとりあげた。

　この続編において，私はこの分野を特徴づけている問題点や概念，時には困難なものまでを吟味し，今日の私自身の見解の，最新の状況を提供している。本書は，ストレス，情動，対処に関して我々が知っていることと知らないことを吟味するために考案されている。知識の豊富な読者をひいきにしたいとは考えずに，できるだけ特殊用語を避けて読みやすくなるよう努めたので，この題目についてあまりなじみのない方々も，私が書いたことのすべて，またはほとんどを理解することができるはずである。

本版に追加した中で最も重要な話題は，まずストレスと情動の領域を統合しようという試みであり，これらは常に同類として処理すべきものであるが，従来，伝統的に別個に扱われてきたものである。2つ目は，今日の研究界においてはおそらく実用的ではないシステム研究を超えて考えること，また，変数を中心とした見解と人を中心とした見解との両方からストレスと情動の力学を吟味するために最も有望な方法であると今私が信じている，ナラティブな理論上，研究上のアプローチに向かうことを，私は提唱している。

　本書は独自の構造をもっており，多かれ少なかれ独自に進行する。第1部では，認識論的，メタ理論的基本の提示から始まる。

　第2部は，生理的，社会的，心理的レベルでの分析を扱い，ストレスと情動の理論と研究の両方における評価と対処を説明し，この分野において心理学的基礎であると私が考えることを組み立てた。

　第3部では，ストレスとトラウマ，慢性ストレス，外傷後ストレス障害，危機とその管理，高齢者，子ども，青年，また母国から追われて外国に移住した人々というような特定のグループにおけるストレスと情動へと進む。ストレスと情動に関するこのような関心事は，1984年の書物においては扱っていなかった。当時はまだ興味が広まっていなかったからである。

　第4部では，研究手法としての情動ナラティブに対する議論を提示し，15の情動の背景と挿話を説明する。

　第5部は，本書の締めくくりであり，健康における情動的生活の役割と，情動的苦悩と機能障害への臨床的介入について論じる。そして，将来発展しうる心理学に関する希望のリストで本書を締めくくる。

　ウルスラ・スプリンガー博士と，常務取締役のビル・タッカー氏を含むその出版スタッフの方々に対しては，形式を越えて感謝の意を表明したい気持ちで胸がいっぱいである。本書と，1998年出版の私の自叙伝のあらゆる進行段階において，常に励まし，助けていただき，柔軟性があって，一緒に仕事をするのが楽しみだった。また，本書まえがきの執筆を引き受けてくださったカリフォルニア大学サンフランシスコ校のスーザン・フォルクマン教授にも感謝の意を表する。

リチャード・S・ラザルス

著者紹介

　リチャード・S・ラザルス博士は，1942年にニューヨーク市立大学にて文学士号を取得した。第二次世界大戦における軍務の後，1946年に大学院に戻り，1948年にピッツバーグにて博士号を取得した。ジョーンズ・ホプキンス大学，クラーク大学にて教授となり，その後1957年にカリフォルニア大学バークレー校へと移籍した。

　ジョーンズ・ホプキンスとクラークでのラザルスの研究歴は，動機づけられた個人における認知の相違に関する新しいスタイルの実験が中心。知覚的防衛や投影法の研究のようなその他の研究課題の中では，無意識の自立的識別（ラザルスとマクレアリーはこれを「閾下知覚」と呼んだ）に関する研究を行った。

　バークレーでは，バークレー・ストレス・コーピング・プロジェクトを設立した後，生理的ストレスに関する総合的な理論構成を作り出すために努力を重ね，このような公式化に基づくプログラムに沿った研究の多くを引き受け，ラボにおいて自然主義的にストレス反応を作り出すために，先駆的に動画のフィルムを使用。後に，実地調査へと移行し，システム理論的見解を持つに至る。彼の理論的な研究への取り組みは，心理学において「認知革命」と呼ばれている分野に大きく貢献した。

　ラザルスは，200以上の科学的論文と20冊以上の書物を出版しており，これらは両方とも個性と臨床心理学におけるモノグラフであり，テキストである。今や古典とみなされている『ストレスとコーピング』は1966年に刊行。1984年にはスーザン・フォルクマンとの共著で『ストレスの心理学——認知的評価と対処の研究』を出版し，その世界的影響はまだ続いている。1991年，情動に関する認知的，動機的，関係的理論を提案した『情動と適応』を出版。

　ラザルスは，1969年にグッゲンハイム特別研究員となり，1988年にはドイツのマインツ市にあるヨハネス・グーテンベルグ大学から，1995年にはイスラエルのハイファ大学から，それぞれ名誉学位を贈られた。1989年，アメリ

カ心理学会(APA)から優秀科学貢献賞，APA 第38部門から健康心理学への特別貢献賞を受賞。さらに，1984年には心理学における優れた科学功績のためにカリフォルニア州心理学会から表彰された。

　1991年，バークレーの名誉教授となり，この地位においてストレス，対処，情動に関する研究の執筆，出版を続けている。

目　次

まえがき／i
序文／iii
著者紹介／v

第1部　哲学的課題

第1章　認識論とメタ理論 ―― 3

第2部　科学的分析の諸レベル

第2章　ストレスと情動 ―― 31
第3章　心理的ストレスと評価 ―― 59
第4章　情動と評価 ―― 103
第5章　対処 ―― 123

第3部　研究の応用

第6章　ストレスとトラウマ ―― 157
第7章　特定集団におけるストレス・情動・対処 ―― 201

第4部　ナラティブな観点

第8章　情動ナラティブ――革新的新研究法 ―― 235
第9章　15種類の情動それぞれのナラティブ挿話 ―― 263

第5部　臨床的諸問題

第10章　健康・臨床的介入・展望 ―― 317

参考文献／351
監訳者あとがき／393
事項索引／397
人名索引／401

/ 監訳者 /

本明　寛　（早稲田大学名誉教授）

/ 訳者 /

本明　寛　　　　まえがき，序文，著者紹介，第4章，第5章

野口　京子　　　（文化学園大学）　第1章，第2章，第3章，第10章

小川　浩　　　　（中部大学）　第6章，第7章

八尋華那雄　　　（中京大学名誉教授）　第8章，第9章

第1部
哲学的課題

　理論家や研究者は，最初に，科学に対する哲学的なアプローチや人間性に対する自らの見解を明らかにすべきである。こうすることによって，読者に，彼らの態度，偏見，そして我々の論争的な分野の主義主張を知らせる理論や研究へのアプローチが明らかになる。さらにモデルや理論や研究方針に関する論争をいくらか取り除き，コミュニケーションを向上させるだろう。

　第1章では，この姿勢を維持しながら，私の見解を最初から明白にし，読者がその後の展開を容易に理解できるように，ストレスと情動へのアプローチの基礎となる認識論そしてメタ理論の論題について論ずる。

第1章
認識論とメタ理論

　すべての科学的学問分野において，理論は各種の実用的な仮説に基づくものである。その内的論理性，正当性，有益性を配慮したうえで評価がなされるべきであるが，仮説が確証されるかされないかを条件とするものではない。心理学的研究や理論の中で，特に，いわゆる最先端の科学や構造主義後の哲学が主となる時代において，我々は，明白にあるいは言外に，自分自身や世界を知る方法として認識的立場を用い，自身の存在を理解するためには必ずしも明白であることを必要とせずにメタ理論を用いているのである。認識論とメタ理論は多少抽象的でときには危険な性質をもつ表現ではあるが，本書ではまず私自身の哲学的見解を綿密に組み立てることから始めることが賢明であろう。

　心理学者は，ときに，論争を巻き起こした根本的な哲学的前提を認識せずに，いろいろな実質的論題について激しく議論することがある。学究的研究者や理論家は，最初に彼らの考え方の先入観を明らかにすることが重要である。これはこの章の目的でもある。

　特に，論理体系を崩すような演繹的な推論を許さない心理学の理論に不信を抱く学者でも，関連する事柄すべてについては研究できないため，自ら研究の題材として選択した変数に対してあらゆる仮説をつくり上げる。研究の中で実験されている仮説は，厳格に整理された推論としてではなく，むしろ勘，あるいは想定として考えたほうがよい。この観点から「仮説」という表現は科学的なふりをすることであり，多くの場合，単に学問的科学的文化に

順応するためのものといえるだろう。

　しかし，重要なのは，学術研究は，理論としていまだ明確に表現されていなくても，常に，物事がどのようにして生じているのかという考え方によって導かれることが必要であるということである。そして，価値あるものにするために，事実は人間の状況とその働きに関する示唆を配慮して解釈される必要がある。

　認識論とメタ理論は正確にいえば科学の哲理の1つである。心理学は以前は哲学の一部だったが，第二次世界大戦より10年ほど前に，分離した1つの学問分野となった。心理学の分野は物理学と生物学の概念を有した実験的な実験室科学である，あるいはそうであるべきであるということが，この分離の主な合理化の1つであった。

　この観点から，心理学者は，独断的な態度で，机上の空論としていわれてきたことを断念することを強いられた。心理学は科学として成立するために推論を却下すべきであるといわれた。しかし，科学的なコミットメントや証明を明らかにすることに熱中するあまりに，以前から用いられている間違った制約や旧式な慣習が依然として残ったままである。

　旧式な習慣の1つとして，研究報告をするうえで数十年もの間義務づけられていた，観察された中心的な傾向の相違点を，統計的な有意性の検定に依存する基本的な推論の方法がある。ついに，心理学的研究における有意性と，その原理と効用に関する討論が始められる時がきた(たとえば，Hunter により編集された『心理科学』の特集号〔a special section of *Psychological Science*, 1997〕を参照)。

　1950年代，心理学の分野は，20世紀前半に主流とされてきた認識論とメタ理論に今にも大きな変化が起きようとしていた。つまり，それは実証主義に哲学的論拠をおく徹底的な行動主義のことである。「徹底的な」という修飾語は後々生み出された穏やかな行動主義と極端な行動主義を区別する形容詞である。この穏やかな行動主義とは，1950年代，1960年代に再び現れ始めたが，1970年代までに普及しなかった認知・媒介的な考え方とより似通ったものである。

　今世紀に入ってから50年間，心理学は心の研究ではなく，むしろ行動につ

いての研究として定義されてきた。心理学は，我々の五感からもたらされる情報に基づいてすべてを定義する行動主義に傾倒する実証主義者と結びついた。行動主義は絶対的な事実や観察可能な現象のみ認識し，原因や根本的な原点の探求を拒絶した。人の心とは完全に個人に属するものであり，科学によって見いだされることではない，と考えられてきたのである。この立場からみれば，科学としての心理学ができることといえば，行動を予測するために観察可能な刺激とそれに対する観察可能な反応を結びつけることだけであった。皮肉なことに，個人的な体験になると，頑固な行動主義者たちでさえ，心について好んで話をした。どのようであったかを理解してもらうためには有効であるのだろうが，自らの科学的研究のためにそうすることは決してなかった。

以前にもそのようなことはあったが，第二次世界大戦直後に，価値－期待論，または「認知的媒介」などの新たな見解を求めて，多くの心理学者が，行動主義や実証主義の定説を放棄した。まもなくわかることであるが，行動主義の比較的短い期間を除けば，これは20世紀になって新しく出てきた考え方ではなく，古代ギリシャの時代から主流となっていた考え方である。いずれにせよ，刺激－生体－反応（S-O-R）という複雑な考えが支持を受けるようになり，行動主義を継承した厳密な刺激－反応（S-R）心理学は次第に放棄されていった。

S-O-RのOとは生体を示すが，これは通常，環境刺激の表示と行動的反応の間に生じる思考にあたり，これらの思考はその反応に因果関係となる影響を与えるといわれた。だが実際，このOは，もっと広範囲にわたって心に関連すべきである。なぜならば，動機，状況により生じる意図，自分自身や世界に対する信念，個人的資源などの他の重要な過程も，S-O-R心理学のOを構成しているからである。

ある人たちにとって，認知的媒介は主に主観的な意味に関連しているが，この意味はいまだに多くの心理学者を不安にさせる。実際，個人の評価を中心とする私自身の見解は本当の現象学とはいえない。私は，全体として，人々は人生の現実を比較的正確に受け止め対応する，という立場をとっている。そうでなければ，彼らは生存も繁栄もすることができないだろう。しかし，

また，人々は自らの認識や統覚の中に個人的な目標や価値を考慮に入れている。そして，ある程度，我々は皆，錯覚により生きているのである(Lazarus, 1983, 1985)。

人々は起こることを現実的に受け止め，評価したいだけではなく，快活さや希望を失わないように，出来事を可能な限り好意的にみたいと考えている。ここでいう主観論は，そういうべきものならば，実は妥協案であり，－おそらく「交渉」のプロセスという言葉のほうがよいだろうが－ 客観的な状況と人々の願望や恐怖感の間に起きるものを指している。

いずれにせよ，20世紀後半に起こった心理学の展望の変化を知ることは，読者が，本書で述べられている心理的ストレス，対処(coping)，情動(emotion)へのアプローチを理解し，認識する助けになるだろう。ストレスと情動が現代心理学の重要な下位論題として出てきたときに起こったことを読者が完全に理解するには，その学問の過去と現在の展望についての確固とした基礎知識をもつことが重要である。ということで，最近の歴史を手短にみながら，我々の哲学的論議を始めたいと思う (Lazarus, 1998)。

認知的媒介への移行

過去の科学的革命を調査してきたクーン(Kuhn, 1970)が指摘したように，科学的研究は，特に物理学では，それが明確にされない場合でも，物事がどのように機能しているかという仮定や理論に依存している。これらの仮定は我々が注意を払う事柄，説明する事柄を導いてくれる。理論はデータのみを基準にして放棄されることはめったにないが，よりよい研究を行うには新たな理論やメタ理論を用いることである。

私自身を含めた多くの社会科学者は，意味や価値を人生の中核におくこと，さらにストレス，情動，適応の本質を表現することを考えた。これには，観察したことから解釈した推論が必要とされる。それは，まだ多くのあいまいさがあるが，この時代の主流な心理学的展望とされている。

行動主義者や実証主義者にとって，上記に述べたことは科学というよりも神学や形而上学に聞こえてしまうだろう。彼らの心理科学に対する限定的な見解はほとんど断念されたが，多くの心理学者は行動主義の教義から抜け出すことができないままでいるようにみえる。このような保守主義は，個人差，個人的意味，そして人々が日々の出来事からどのようにしてこれらを形成していくのか，などの研究を非常に不利な立場に立たせている。それで，劣等感をもとに，まだどうしても実験室科学とみなされたい今日の心理学は，問題を生じるほどの後遺症的行動主義の様相を呈している。

第3章では，心理的ストレスや情動に対して主観的な見解を採用した主な理由として，個人差を強調している。個人差の最も重要な根源は，推察された目標や信念，そして個人的資源によるものであるが，これらは，単にある状況で表面的な行動を観察しただけでは効果的に測ることが非常に困難である。我々はこの心理的特徴に関して，かなりの程度を人々の内省に依存している。これからはこの心理的特徴を，行動や身体的変化の測定などと同様に「自己報告」と呼ぶことにする。

自己報告は，多くの心理学者に，特に極端に科学的な学者には信用されない。また，不十分であると考える学者もいる。この見地から，我々は人々に，何を求め何を心から信じているのか教えてくれと頼むべきではないが，それでも我々の研究を科学として考えるのである。自己報告はいくつかの理由により，心に関するあいまいな情報源になることがあると認識する必要があるが，この自己報告の入手方法を改善することによって妥当性を向上させるための努力をしている心理学者もいる（たとえば Lazarus and others, 1995を参照）。

他の主なデータ源 ーすなわち観察可能な行動や身体的変化などー もまた，心に関する推論をもとにした自己報告やそれを理解するための解釈よりも信頼性をもつとはいえない。皮肉にも，多くの場合，自己報告に対する行動主義的心理学者のもちやすい偏見にもかかわらず，他のデータ源は自己報告より有用性において劣っている。時代遅れで非生産的なものの考え方は，人間の考えや情動を伝える能力に価値をおくかわりに，意見を言う能力や言語をもたない「ばか」な動物と同様に心にあることを言うことのできない物と扱うことによって，人間をただの研究対象としてしまうのである。

行動主義的な考え方が主流であった時代が終わりに近づいたころ，心理学に携わる数名の著名人物（大部分は人格，社会，臨床心理学などの下位分野を専門としていた）が，批判の出てきたS-Rの見解を，今日みられるような広範囲にわたる，より優れた，前進的なS-O-R心理学へ展開させた独自の見解として発表した。アメリカの研究者には，ソロモン・アッシュ（Solomon Asch, 1952），ハリー・ハーロー（Harry Harlow, 1953），フリッツ・ヘイダー（Fritz Heider, 1958），ジョージ・ケリー（George Kelly, 1955），ダヴィッド・マクレランド（David McClelland, 1951），ガードナー・マーフィー（Gardner Murphy, 1947/1966），ジュリアン・ロッター（Julian Rotter, 1954），ムツァファー・シェリフ（Mutzafer Sherif, 1935），ロバート・ホワイト（Robert White, 1959）らがいた。

この研究者たちのほとんどが，1950年代に，重要な評価の高い研究を行ったことに注目したい。彼らは心理や行動における広範囲にわたる理論を生み出し，これらは多くの場合，率直に主観的であり，また，急進的行動主義に支持されていない幅広い事象や進展の研究を開拓した。これにより，ストレスに関する主観的理論を，そして最近では，人々がどのようにして自らの人生における状況を評価するか，その中心的な情動の理論の発展も促した。

さらに，これらの研究者に先行し，彼らに影響を及ぼした前代の人物たちがいた。たとえば，ゴードン・オールポート（Gordon Allport, 1937），クルト・レヴィン（Kurt Lewin, 1935），ヘンリー・マァレー（Henry Murray, 1938），エドワード・トールマン（Edward Tolman, 1932）であり，また彼らの重要な研究は1930年代に出版されている。このリストには多くのヨーロッパの著名人物を加えることができるが，その中の1人に，非常に個性的な心理学を形成したウイリアム・スターン（William Stern, 1930）がいる。彼によりゲシュタルト心理学者，実在主義者，現象学者，精神分析学者，動物行動学者，そして意味と理解を論ずる心理学とも解釈できるフェルシュタンデ運動を採用する学者らが生み出された。その後，ヨーロッパの心理学者の多くが，ナチス時代と第二次世界大戦の前とその最中に，アメリカに移住したのだった。

アメリカにおける1940年代，1950年代に起きたニュールック運動は，急進

的な行動主義のひどく制限的な認識論やメタ理論に対抗する反発の1つだった。伝統的で規範的なアプローチとはかなり対照的に，ニュールックは知覚の個人差を強調した。これは心理学の重要な下位分野であるが，以前は全般的に人々が外界をどう知覚するかという研究に焦点をあて，個々人や社会的集団の間に存在する動機や信念の変数にわずかしか，あるいはまったく注意を払っていなかった。

ニュールック研究者らは，個人が，必ずしも精神病理学的な苦痛を受けていなくても，知覚的な平均水準や標準から逸脱することが可能だと認識した。我々が知覚するものは，環境刺激に示されるものと同様，動機，情動，自我防衛プロセスから生じる結果であるといわれた。私も共鳴するこの見解は，私自身のストレスと情動に関する研究の大きなはずみとなった。

20世紀が終わりに近づくときに，社会科学の動向をみてみると，計画的な知識と理解の育みを抑制してしまう方法論の偏狭さについて不満をいう傾向が強く現れてきた。この不満は，先に述べた学者たちの反体制的な立場がかなり口先だけの発言であったことを示唆している。心理学は，いやそれどころか社会科学全般が，多くの学者から現在停滞状態であるといわれている。

リチャード・ジェッサー（Richard Jessor, 1996, p. 3）は，社会科学における方法論の難しさに対して他の誰よりも上手に，そして希望に満ちた表現で述べた。これに関する彼の最近の所見を次の引用でみてみよう。

　　実証主義の束縛から依然として抜け出そうとしている今，社会調査は長い間，その意図と方法について意味深く，厳重な再調査を行っている。科学を形成する適切な方法の基準となる規定は挑戦を受け始め，知識や理解を追求する際に，より普遍的な観点が多く受け入れられるようになった。特定の研究方法　—実験室的実験や広範囲にわたる調査—　として認められているこの立場が，現役の社会科学者にもたらす影響は以前より小さい。さらに，方法論的多元論への傾倒が増加し，多種多様な研究手順からの発見へ集中することに傾いていく。このような20世紀の最後の十数年における実証主義後の開放的な風潮は，社会的規律を提示し，人々は本当に何を求めているのか，それらを達成する最善の手段とは何かを改めて考える機会を与えてくれた。

ジェッサーは続いて，行動主義や実証主義の残滓に基づいていると思われる，社会科学特有の慣習を批判した。彼は5つの要点を述べた。これらを言い換えると次のようになる。

第1に，心理学の科学的成果に対して広範囲に及ぶ不満が漂っている。現在，科学に関する刊行物を読む人は少ないが，それはこのような刊行物が提示する事柄が我々の知識を体系的に進歩させたり，近年のうちに大きな変化をもたらすことはまれだからである。ごく少数の研究は再現され，あるいは計画的な研究の一部になっている。我々は行き先が不透明なインプットの重荷を負いすぎているが，これらのインプットの多くは我々の日常生活にあまり関連性のないものばかりである。

そしてまた，我々や偉大な古典・近代文学者が，心と行動について言っていることに潜んでいる重要性と，我々の研究で明らかにされる事柄の間に大きなギャップがある。特に我々の推測と効果的な研究結果の間に生じるギャップは，社会のために価値ある印象的な発見をしようとする野望に燃えた研究者にとって気のめいるような事実であろう。心理学の退化を推し進める力の必然的な矯正処置として，実験室的実験や広範囲にわたる調査など1つや2つの取り組み方法だけをとるのではなく，幅広い範囲の取り組み方法をとることが重要である。そうでないと，この1つや2つの取り組み方法を科学における最高の標準として誤ってとらえてしまう。

第2に，状況を無視した研究が多すぎる。社会科学者は，心理過程が起こるとされる環境状況や，研究対象となるような人に関する文脈を超越した，一般的メカニズムの探究をいまだ重要視している。状況的背景はこのような心理過程が機能するかどうか，あるいはどのようにして機能しているのかに大きな影響を与える。

第3に，我々の研究や理論には依然として「主観的」立場をとることに抵抗がありすぎる。我々は，精神生活への探究を人間性に任せている。私の以前の出版物をご存知の読者は，私がこの考えについて同意すると思うだろう。私は，しばしば，偉大な作家こそ，科学的論拠をつくる多くの心理学者より，人や人の苦境，そして精神生活を表現することが得意だと感じてきた。このような供述は大多数の心理学者に異説として片づけられてしまうだろう。私

のストレスと情動の理論の本質は,「評価」(appraisal) のプロセスである。それは,さまざまな人間が,自らのウェル・ビーイング (well-being) のために,起きている出来事,そしてそれに対して何をすればよいかということの重要性を解釈することである。これは対処プロセスに関連している。

　第4に,社会行動についての研究の大部分において,また,皮肉なことに個性が本質であるパーソナリティの分野においてさえ,(個人としての) 人が無視されている (たとえば Carlson, 1971を参照。このころからほとんど何も変化がないだろう)。環境との相互交流 (transaction) に関する個人的意味を形成する,目標や信念における「個人間の差異」の重要性は,心理学的研究の中で控えめに述べられるかまったく除外され,概して,人々の包括的,規範的な提示が好まれた。時間の経過と多面的な状況による人の行動や反応の変化,「個人内の差異」においても同様のことがいえるだろう。

　第5に,縦断的な心理学の研究が少なすぎる。その結果,長期的な発達パターンや人の一生をたどる道筋を考慮することができなくなる。個人的なナラティブ (物語) や伝記をもっと用いることは役に立つことだろう。これらは大文字の［S］のついた旧式の科学 (science) を主張する学者からは嫌忌の的となっていた知識源であるが,ナラティブ (物語) は流行になり始めているようである。前述した独自の科学者らは,心理学を再度認知的媒介の学説として方向づけるのを助けた。彼らの多くは,［M］の語を用いるかどうかにはかかわらず,人間が環境とのかかわりあいから導き出す「意味」(meanings) に関心を寄せていた。

　1970年代,認知的媒介主義は心理学の理論とメタ理論を支配し始めた。その展望の変更はしばしば「認知革命」といわれるが,急進的行動主義の常軌を逸した短い期間を考察する時を除けば,古代から中世を通しての認知論の長い歴史を見渡すと革命とはいいがたい。行動主義が学説として長く続かなかったのは,それが非凡な才能をもつ人間の心を最も低い一般動物との共通性質に低め,そして進化が遅れている動物の適応能力をひどく簡略化しすぎたからである。

　次のボレス (Bolles, 1974, p. 14) からの引用は,行動主義から初期の認知論への過渡期を上手に表現している。

第1部　哲学的課題

　元来，心理学が1つの独立した分野になる（哲学から分離する）前は，人に対する認知的な見方のほうが優勢であった。初期の哲学者も，文学者，思慮深い素人も皆同じく，人間の理性を強調し，人間の行動をアイディア，知覚，および他の知的活動で論じた。そして心理学者は科学的になろうとするばかりのあの不思議な情熱を燃やした。思考は，単に脳の中で起こる物理的プロセスであり，知覚は単にある神経のインプットの結果である。人間は多量のS‐R接続とされるまでに低められ，彼らの行動はS‐Rユニットだけを包含した広大なマトリックスにおいて論じられた。この理論は興味を起こさせるくらい簡潔なシステムではあったが，動物行動を論ずるときでさえ不十分であったことがすぐにわかった。

標準的な認識論に関する社会科学者の高まる不満の話題を終える前に，シュナイダー（Schneider, 1998）がロマンチックな心理学として考える最近の論議に言及するべきである。アメリカ心理学会の学会誌である『アメリカン・サイコロジスト』（*American Psychologist*）の彼の勇気ある論説は「心の科学のために」（p. 277）という興味深い題名がつけられている。シュナイダーは自然科学として心理学をとらえる支配的な見解に疑問を抱き，これについて支配的な地位を獲得したことはないにもかかわらず，異議を示す長い歴史があると主張した。大多数の研究心理学者の考え方，若い学生が洗脳されている方法，そして模倣の程度を考えると，バランスを修正する彼の試みはおそらくあざ笑われると予想されたであろうから，これは勇気のいることであった。彼はこれを刺激的に表現した（1998, p. 277）。

　心理学の歴史をたどると，それは精神生活の研究において適切な性質を探る討論の位置づけとなってきた。学者らは皆，心理学がどのようにして科学としての地位に達するべきか，あるいは最初から心理学が科学として考えられ，科学として思索されるべきなのかに合意していない。もしこの討論が意義深いものであったことはないと信じている者，あるいは現在すでに終止符を打ったと信じている者がいるならば，それは論理実証主義者の見解によるヘゲモニーの試みのためである。その見解とは心理学が自然科学を規範とした科学となり，心理学の応用は物理学の進展に追随するべきであるという確立された考えのこ

第1章 認識論とメタ理論

とである。

著者はそれとは反対に，ヴント（Wundt, 1905）を含むいくつかの歴史的論文を引用する。ヴントは最初の心理学研究室の創設者として記憶されているが，自らの一般心理学（volkenpsychology）をより高等でより複雑な思索が練り込まれたものとして表現した。シュナイダーは，自然科学的な展望をもったために心理学の主な批評が単一性に欠けているばかりでなく，主題は最も重要な人間的な問題や実際の人間としてのあり方に無関係である，と提案したジオルギー（Giorgi, 1970）を同じく引用している（Polkinghorne, 1988も参照）。これは痛烈な批評ではあるが，この分野における歴史を見直すと，真剣にとらえるべきであろう。逆に，シュナイダーの全般的なテーマは賢明にも自然科学,還元科学をまとめて放棄することではなく,これら科学を我々の生物的，社会的動物としての性質により関連づける必要があるということである。我々はその主題への種々のアプローチへの余地をつくらなくてはならない。

それでもなお，自らの科学的業績や適性について自分が正しいと感じる心理学者は，この分野の歴史の中で発見された他の観点を調査する必要がある。ここにおける観点の大部分は，質的‐叙述的な研究方法論，および人生の状況や全体論的，総合哲学的な思考方式によって異なる意味構造の必要性を強調している。シュナイダーによって確認されているこれら少数派における観点の最近の表明とは，実在‐人間主義的，説明的，ナラティブ（物語）的，症候学的，文化的，関係論的，トランスパーソナル的，現象学的，生態学的な心理学を含む。この中のかなり多数は，続いて，そして本書の至るところで紹介する原理と一致している。

私の認識論的・メタ理論的原理

前述の序言を心に留めながら，次のセクションで，私のストレスと情動に

関する理論に基づく4つの認識論的・メタ理論的課題を提示する。ストレスと情動の本質は第2部にまわし、ここではこの本質の基本となる広範囲にわたる哲学的なテーマのみをとりあげている。4つの課題とは、①相互作用 (interaction)、相互交流 (transaction)、関係的意味 (relational meaning) の心理学、②プロセスと構造、③分析と統合、④システム理論、である。

相互作用・相互交流・関係的意味

　精神と行動を単に環境上の刺激物に対する反応として考えるのではなく、関係上の点から考えたほうがより有益であろう。関係上とは、直接の環境にあるものとその人の内部にあるもの、これら2つの変数の互いの作用から導き出した結果として考えることである。この観点に新しいものはないが、広く唱えられている。

　現代の心理学において最も便利な思考の方法の1つは、統計学と同様に、原因変数の「相互作用」(interaction) を認識することである。今日、主効果のみで考えている心理学者はほとんどいない。それどころか、2つの変数は相互に作用することで3つ目の変数に影響しており、我々は、環境が人に影響を及ぼすばかりでなく、人も環境に影響を及ぼしているという循環的原理を認識している。

　しかしながら、相互作用は重要であるが、人が環境との関係から形成する意味は具体的変数そのものより、さらに高いレベルの抽象的なものによって機能する。したがって、相互作用に加えて、相互交流 (transaction) や関係的意味 (relational meaning) について論じる必要がある。

　たとえば、脅威の概念は、重要な目標をもつある人がその目標の達成を妨げるような環境上の条件に直面したときに引き起こされる。これは人がパーソナリティや環境上の変数の集合から組み立てる意味である。たとえば、環境上の条件が彼らの目標や信念を妨害しているため、彼らは差し迫るような、もしくは近い将来にはっきりと可能性がある心理的な害に脅かされているといえる。

　脅威の「関係的意味」は、2つの個別の変数には存在しない。脅威である

と評価するときに，環境上の条件と人の特性との双方を考察する心によって，2つの変数を結合させることができるのである。事実上，脅威はこれら環境上の条件，および，この困難に対して一個人がさらけ出す特有な個性に起因している。人と環境は相互作用するが，個人のウェル・ビーイングにとって状況が何を意味しているのかを評価するのは人である。

　この関係的意味を相互作用と区別するために，我々は「相互交流」(transaction) という表現を使うことにする (Dewey & Bentley, 1949)。相互交流は，統覚 (apperception) という言葉が知覚 (perception) という言葉に意味を加えているのと同様に，知覚している出来事に何が起きているかという個人的な含意を加えている。統覚することは知覚している事柄が含んでいるものを把握することであり，この意味は，考え，評定する人と環境（ほとんどの場合，別の人）とを機能的に並置されることによってつくられうる。

　それでもなお，相互作用と相互交流について混乱を防ぐため，その人に解釈された，「関係的意味」(relational meaning) という表現を用いたほうがよいだろう。「評価する」(appraising) という表現は名詞の「評価」(appraisal) の動詞形であるが，関係的意味が形成される評価プロセスのことでもある。私がこの形成されることに言及するのは，評価とは部分的には環境によって左右されるが，関係において何が起こっているのかを解釈する人によっても左右される，ということを指摘するためである。

　「関係的意味」という表現は，ストレスと情動のみでなく，心理学の全般に属するものである。この表現には，なぜ人間の思考，情動，行動において個人差が偏在するかについて理解を可能にする力がある。他の人々や社会集団と同じ環境を分けあっているのにもかかわらず，我々は同じ刺激に対してそれぞれ弁別的な反応をみせる。社会的活動のほとんどがあいまいなように，環境の刺激の意味があいまいであるときには，特にそうである。その環境との特有な関係に基づいて，我々は，最も重要な目標，信念，個人的資源が異なる個々の人間として反応する。この心理学的特性は，さまざまな生物学的発生や発達上の体験との相互作用によって築き上げられたものである。

　心理学は新しい概念を用いた言語を発展させなくてはならない。2つの表現が分離可能であることを意味する従来の刺激と反応という語法ではなく，

関係における表現が必要になってくる。いずれにせよ，私の判断では，心理学的ストレスと情動の分野を進展させるためには，個人差と，関係的意味の語法への関心がきわめて重要である。これについては情動へのナラティブ・アプローチを紹介している第8章でさらに言及することにしよう。

構造とプロセス

　完全な科学は構造とプロセスの両方を取り扱わなければならない。構造とは比較的安定した配列のことをいい，プロセスとは構造が何をするか，そしていかに変化していくかのことをいう。2つの類推がこれらの違いを理解するのに役立つ。それらは双方とも多かれ少なかれ我々に身近な，我々が住む地質学的風景と自動車エンジンである。
　我々は生涯を通して，時間を経ても風景は基本的に同じ輪郭を維持するものとして考えている。風景とはたとえば，山，海，川，そして道路や建物のような人工的につくられたものを指すが，後者のほうは自然の風景に比べて永続性に欠ける傾向がある。ある朝，窓の外を見るといつも見えていた山が消えているとしたら，動揺と驚きを隠せないだろう。季節の変化とそれがもたらすさまざまな色彩や時々風景をくすめる雲にもかかわらず，丘や谷の輪郭は長い時間を経ても常に同じに見える。この不変性は毎年続き，我々の生涯を超えてさえも著しくは変わらないかもしれない。これはもちろん,「構造」の一例である。
　しかし，永遠の中で測れば，不変性や安定性はほんの一時的なものである。見慣れた風景の特徴はかつては存在せず，実際，慎重な測定なしでは気づかないほどだが，今でもゆっくりと変化を遂げている。シェラネヴァダ山脈や私が住むコースト・レンジが溶岩として地球の表面下から押し出される前に，カリフォルニアの豊かな主要な谷は海面の下であり，水中にあった。
　地質学上の歴史におけるこれらの急激な出現，そして，絶えず発生しているこれらの緩やかな変化が「プロセス」の一例である。これらの姿は絶え間もない風による山の浸食，傾斜を流れ落ちる雨水，定期的に崩れ落ちる岩，地震，新しい岩を噴出する火山などによるもので，すべて継続的な変化のプ

ロセスを表している。要するに，構造は安定性を含意し，プロセスは変化を含意する。山の輪郭が，空から雨が降ってできる小川や川の流れ，そして風の吹く方向のために道をつくり出すように，1つなしではもう1つはありえず，互いが必要である。構造とプロセスは互いに影響し，相互依存の関係にあるのである。

　自動車エンジンという風景とはまったく違ったものにも同じ原理があてはまる。エンジンの部品が構造を構成し，それらの接続方法と配列によって，エンジンが設計された目的の車を走らせるという機能を可能とする。この機能とはプロセスであり，または役目のことである。具体的にいうと，燃料が車輪の動作へと変形しなくてはならない。液体のガソリンは酸素と混合し，シリンダーに送出された後にガスに変形し，電気で生成された火花によって爆発させられる。この爆発はシリンダーの内壁でピストンを急速に上下に動かせることによって，爆発するガスの潜在的エネルギーを動作に変換させる。この上下の動きは，今度はシャフトとギアという組織によって車輪の前後への回転に変化する。

　風景の輪郭のように，エンジンはそのままではしばらくはもつが，いずれ部品が磨耗し，バルブがオイルを漏らしたり，適切な圧縮量を生み出すことができなくなれば，エンジンを修理しなくてはならない。構造の重要な部品が壊れ，それらが修理できない場合，自動車はもはや設計された役割を果たすことができなくなる。ここでも構造とプロセスは相互依存の関係にあり，両方なしにはエンジンというものを理解しがたい。

　心もまた，構造とプロセスによって機能する。心理学者としての我々の任務はそうさせている原理を発見することにある。風景やエンジンと同じように心の構造とプロセスは直接観察することができないため，人々や人間以下の動物の機能 ーすなわち活動やそれらに影響する条件ー などから推論されなければならない。

　このように，習慣や活動様式は学習によって獲得された後，時間がたつにつれ安定した状態を維持し，時には生涯を通して保たれることから，これらは構造である。時間を通して比較的安定していて，人生において早期に学ぶ目標パターンと信念体系は同じく構造である。環境上の条件とともに，これ

らは意思決定に影響し，我々の思考や情動，そして行動を形づくる。これらのプロセスは適応能力にも役立っている。目標や信念は生活の状況が変わるにつれある程度変化することもある。我々はこのような変化がどのようにもたらされるか，またどの程度ある個人的特性が変化可能か，あるいは変化に抵抗するか，比較的少ししか理解していないのである。

　心理学には，プロセスより構造を強調する傾向があった。安定したもの，よって時間を経ても一貫しているものは，つかの間の行動や変化より測定しやすく，扱いやすい。よい例として，知能がある。知能は一時不変であると考えられていたが，今はわずかな変化が可能であるとみなされている。知能の測定はかつて，安定性の前提に基づき，実験は時間を経ても信頼できるものが要求され，すなわちこれらはパーソナリティ特性として扱われた。時間を経て繰り返し測定される実験のスコアが大幅に変わった場合，実験は精神測定学において不十分とされ，拒絶された。

　しかし，もし我々が，安定していないと定義されている評価や対処などのプロセスに興味を抱くならば，プロセスは安定性ではなく変化を含意するために，精神的測定に問題を引き起こしてしまう。安定性と変化は同じコインの二面ともいえるだろう。ある特性がより安定しているほど変化の可能性を低め，さらに，より変化すればするほど安定性が欠如し，特性的ではなくなる。

　後述する章では，ストレスと情動の基本的な理論的構成概念である評価と対処が，環境上の状況に敏感であり，それぞれのパーソナリティによって異なることを明らかにする。人々は常にストレスを感じていたり，類似した方法でストレスの対処を行うため，評価と対処は特性として判断することができるが，状況や時間の経過とともに変化する場合，プロセスとして判断しなくてはならない。我々はこのような変化をあいまいにしたくないため，構造とは対照的に，プロセスに対する関心を反映させる一新した精神測定学の基準を必要とする。

　ストレスとは我々が好転したいと考えている人生における不満な状況に関連し，ある情動は状況の一変によって起こったり去ったりする。したがって，これらの論題は，心理学的発達とライフコースにおける変化とともに，プロ

セスの強調ととりわけ一致しているのである (Lazarus, 1989a, 1989b)。

分析と統合

　分析的還元とは低い分析レベルにおかれた変数やプロセスを参照して，より高い分析レベルにおかれた現象を説明する試みのことである。物理的，社会的世界の最も高いレベルとは，世界の自然界の生態学，国の経営戦略，ある文化，国や文化の社会構造などである。これらが最も高水準なものとして扱われるのは，最も幅広い配列であるからだ。それらはたとえば，心や行動の現象，生理学，分子生物学，化学，物理学などといった種々のレベルと下位組織を，それらの内部に包含している。科学は，脳の中の変数やプロセスを参照しながら心を説明しようとするときのように，通常，より低い，おそらくより基本的レベルにおかれた変数やプロセスにおいて根拠を探究する試みとして定義されている。
　そのように説明しようとする努力は，心理学的プロセスを参照して生理学的プロセスを説明したり，社会学的プロセスを参照して心理学的プロセスを説明しようとする試みのように，違う方向に進展してしまうことが多い。これは，もちろん還元として呼ばれるべきではない。なぜなら，方向が下向きではなくて上向きであるからであるが，理論的には似ている。
　この科学へのアプローチについての私の見解とは，異なるレベルの分析を関連づけるには有益で役立ちうるが，これらの説明の努力はどれも機能しない，というものである。この主な理由は，1つのレベルで通用する概念は通常，他のレベルでは通用せず，したがって，リンゴとオレンジが比較されているようなものであってふさわしくないということである。このように説明している概念は広く用いられているが，錯覚である。
　なぜ私は分析的還元の論法が不完全であるというのか。この最も重要な答えは，心理学は思考，目標，欲求，信念，防衛，情動，評価，対処プロセスなどを語っているが，これらの概念は生理学者に理解されているような神経プロセスに存在していないからである。そしてたとえば，神経ホルモン細胞プロセスを扱う分子生物学のように次の下位のレベルをみてみると，これら

19

も心理学、あるいは社会学のようなより高いレベルの分析とはさらに合わない。脳の中の細胞により、我々が思考することが可能となるが、思考は微小細胞プロセスの中には見いだせない。心とは超越的であり、生化学と神経プロセスに依存してはいるが、同等の事象ではない。そして、脳は我々が人生をどう歩むかに依存している。たとえば、我々が行動によって、また、環境の中で生きることによって脳に提供する糖分や酸素に依存している。この2つは関連づけられるが、一方を参考にもう片方を説明することは不十分な論理である。

　脳と心の相互依存の研究が有益で重要なものでありうると言及したうえで、私は一方を用いて他方を説明する努力は破滅的であると信じていることを読者に納得してほしい。生理学的心理学者にはこれを誤る者もいるが、正しく把握する者もいる。

　そういうわけで、アレン・ショアー（Allen Schore, 1997, 1998; 1994も参照）は熱心に、そして効果的に脳と心の研究を論じてきたが、同時に還元による説明を避けてきた。たとえば、ショアーはこう述べている（1997, p. 814）。

> 　1994年の論文で、精神生理学が組織的に心と身体の関係の基礎となる心理学的、生理学的プロセスの二方向性変換を調査している間に、私は、発達心理学、認知心理学、生理心理学、そして社会心理学から精神生物学にまで及ぶ幅広い範囲の科学が、感情的機能を仲介する神経化学のメカニズムを現在どのように詳細に記述しているか記録した。「感情的神経科学」(Panksepp, 1991)、「社会的神経科学」(Cacioppo & Berntson, 1992) の最近の発展とともにより確立している分野とされている「認知的神経科学」(Gazzaniga, 1995) からのデータは、心理的な、特に、フロイトが「プロジェクト（科学的心理学のために）」で論じ始めた情動的現象の仲介をする、脳の構造組織のより詳細な情報を提供している。

　フロイトがなぜこのプロジェクトを放棄したかについて、ショアーは次のように付け加えている。

> 　フロイトは最終的に、この精神分析的科学を生化学と神経学の起点に再結合することができると考えたが、実際、①時期的によくない、②この再結合は生

化学や神経生理学の用語では，精神分析の知識の単純な「引き継ぎ」や「還元的説明」にはならない，とも考えた。

そこでショアー（1997, p. 814）は次のような警告的な発言をする。

　この研究は精神構造を識別する重要な手がかりを提供している　—それは内部構造システムについて精神分析モデルを神経生物学に縮小するべきではなく，脳の構造に関する現在の知識と互換性をもつようにするべきであるということだ。

そして別の論文では（1998, p. 834），次のように述べている。

　分析学者はアーノルド・モデル（Arnold Modell, 1993, p. 198）の言葉を心に留めることがよいであろう。「すべての科学は自律しているものであるが，それぞれの分野の最先端の概念を共有しなければならない」

ショアー自身の発達生物学の研究を参照すると，彼の見解では，眼窩前頭葉大脳皮質は幼児の早期経験とともに変わり続け，その結果，社会的・物理的環境との相互交流の意義に関する幼児の知的素養を変えていく。幼児が成熟し，適応性や感情的な反応方法を学ぶにつれ，心と脳の相互依存が明らかになってくる。彼が分析から引き出した心理学的な概念は過去のものではなく，最近のものである。たとえば，評価と対処などをとりあげることで，彼の心に関する方程式への関心，そして適応能力の重視は明確である。これについてショアーはこうつづっている（1998, p. 338）。

　すなわち，早期幼年期にとって最も重要な環境刺激物となる母親との情動的コミュニケーションである愛情の絆の確立は，幼児にとって後期幼年期において非物質的環境の中で母親の愛情の評価を受け取ることができるようにさせる。相互作用的に伝えられ，愛情がこもった外部からの評価は，発育中の幼児にとってなくてはならない経験を与えている。これらの経験は最終的に 2 年目から環境条件との遭遇に対して個人的な意義をもつ内的評価を生み出し（Lazarus,

1991a),さらに個人にとって事象における,現実の,あるいは予期される変化に対して情動を引き出せる(Frijda, 1988),脳のネットワークづくりを可能とする。

　社会学,人類学,政治学は,社会階級,性,政治的・経済的な制度,習慣,文化,民族グループなどの集合性をとりあげるが,心理学は個々人とそれぞれの心理的関係,および制度などをとりあげる。これらの説明上の違いは,私が考える統一された科学という夢想に大きなひびを入れる。あるレベルにおける分析を他のレベルにおける概念を用いて論じることはできない。
　他のさまざまな科学も,時間の経過とともに絶えず変化している真実や理解を求めて継続的に探究しているので,たいてい不完全である。探究のあらゆる時点で,我々の知識は決して完全ではなく,しばしば不正確である。そのため,生理学を用いることで心理的プロセスを論じようとした場合,1つの不明な箇所である「心がどう機能しているか」を理解するために,他の不明な箇所である「脳がどう機能しているか」に基づいて理解しようとし,結果的に,脳を支配する神経網に基づいて論説を組み立てて説明したかのように考えたり,表示や位置を誤って理解する結果に終わるのである。
　私のこの見解はさまざまな分野の同僚にしばしば異端である,あるいは不条理であるとみなされるが,議論の余地があるこの論題に関して私に同調する何名かの科学者もいる。それでもなお,さまざまな分野にわたる一流科学者が,分析的還元の基本的欠陥を,特に心が脳に還元されるときに,認識できないのをみて,私は常に驚いている。
　確実な根拠のある健全な心理学を展開させるには,多くの生理学者や心理学者がしているように脳についての知識が必要であるという議論をするのではなく,実際この正反対を考えたほうがよいだろう。心理学的機能を確固として把握していなければ,生理学はただの解剖学にすぎない —すなわち脳の機能ではなく構造は,生理学の分野に入る— ということである。脳の機能を知るためには心の機能を知ることが必要となるため,還元の論争が追って出てくるようになる(Lazarus, 1993, 1995,この問題についての反対の見方として Panksepp, 1993を参照)。

これまでの数世紀，科学において首尾よく用いられてきた分析的還元の形態とは，より大きな現象の単位の個別な構成要因を求めることにあった。しかし，それぞれの構成要因は単により大きな単位の一部分にすぎない。原因となる変数を探し出すことは科学の非常に重要な局面でもあるが，もしこれが必要とされる心理学という科学なのだとすれば，我々は自然の現象をゆがめていることになってしまうだろう。

　たとえば，分析的還元は，遺伝子を考えるときと同様に，心の一部分をそれの全体であるかのように，1つの独立した実体として扱う危険性がある。遺伝子はめったに単独で行動しないが，物理的，心理的表現型を生成する際に，他の遺伝子や環境上の変数と相互作用する。遺伝子は，影響を与える現象のせいで，誤って，過剰の名声を受けすぎていることが多い。

　情動の心理学では，この問題を反映して，心の機能 ーすなわち認知，動機づけ，情動などー が脳の個別部分によって制御されており，したがってそれぞれの部分は互いに独立しているという誤解を招くような考え方がある。これに対比されるのは，脳の個別部分は正常な状態では融合，あるいは相互依存しているということだ（たとえば Lazarus, 1984, 1997, この問題についての反対の見方として Zajonc, 1984を参照）。これらの個別の構成要素はより大きな単位に体系づけられており，心のシステムは，身近な物理的・社会的環境との相互作用によって機能し，さらに大きなシステムに埋め込まれているのである。

　この部分 - 全体関係の問題に関する有益な論議として，文化人類学において構成と原因となるモデルについてショアー（Shore, 1996, pp. 322-323）が語っている。これは心理学にも適用できる。

　　　（我々は）「構成モデル」と「原因となるモデル」を区別しなくてはならない。構成モデルは「その構成が明らかにしうるすべての潜在的な行動の特性を示す」。原因となるモデルは既知の属性価値と未知の価値間の因果関係を表す。それぞれの構成におけるインプットとアウトプットを識別し，「どの属性が構成的行動を引き起こし，どの属性が『構成的規則』によって起こるのかを認識する」。

　ショアーはさらに，構成分析の問題が，特定の長所を定義できるが，一般

的な長所を定義することのできないメノの逆説として知られるものに予示されている，と指摘した。たとえば，長所の特定構成要素は一般的特性としての長所がどのようなものなのか提示してくれない。それにもかかわらず，それが我々が一般的に属性のリストの中から何かを定義しようとする方法である。それでも，ソクラテスが述べたように，それが何であるかもわからないのにいかにしてそれを定義するのか。問題は，関係的意味のように，全体的な観念を定義するために構成要素のリストを用いることにある (Mantovani, 1996も参照)。

分析と統合の課題をさらに展開すると，自然な分類方法はないと合理的に主張することができるが，我々はみる物事を理解するためにこの自然な分類方法を形成している。複合的現象を理解するには，我々はまた，我々が分離した，原因となる構成要素を，それらが相互依存的に機能する心のような，もとの全体へと統合させなくてはならない。心もまた，物理的・社会的生態環境の一部分であり，それらを含むより大きなシステムの一部である (Lazarus, 1997)。

還元的分析と普遍的なメカニズムは，科学と社会に，我々の人生，または我々が住む世界において相当な統制力を与えた。しかしながら，科学は，完全であるために分析と統合の「両方」に頼らなければならない大きな事業である (Dewey & Bentley, 1949)。心理学は，普遍的なモデルとする還元的分析と機能への執着のあまりにこの段階を見落としてしまいがちである。

心理学の多くにとって，自然観察的描写と多変量的研究をともなわない還元的科学は行き止まってしまうだろう。それは原因変数を見つけるためには適切であるかもしれないが，遍在する個人内，および個人間の差異を理解するためには不十分である。それについては，我々の分野は長い間アンビバレント（両価的）であった。少数母集団の差異に基づいているためにそれらの規準により誤った方向に導くことがあり，どのような人間をも描写していない一般的な規準と比べて，もしも真に個人を知ることに関心があるならば，経験的研究を指導するための変化した認識論とメタ理論を必要とするであろう。

ジョン・デューイの例証では，個々の構成要素が機能するさらに大きな分

野の重要性は細胞にある。我々は絶えず細胞が身体の建築用ブロックであると想定しているおり，それは事実上，すべての細胞が本質的に似ているということを含んでいるが，それらが生物の中のどこに位置し，どのように機能するかに応じて異なっていることを我々は認識していない。人間の胃にある体内細胞はペトリシャーレにある体外細胞と異なった形態で機能する。他の細胞との連結がない。

　ほぼ60年前に，発生学者であるポール・ワイス（Paul Weiss, 1939）が，胚細胞を身体の一部から別の場所に移植するという一連の実験を行った。これらの細胞がもしも元の場所で育成され続けたとしたら皮膚や髪の毛の細胞に成長したであろうが，新たに移植された場所では胚から目に成長する。しかし，これらの細胞がどのように成長するかは，いかに生物の初期成長段階で細胞を移植するかによって変わってくる。十分早期に新しい場所に移植された場合，目の細胞として成長する。しかしながら，もっと遅い時期に移植された場合，元の場所にその特性が定められたかのように，皮膚や髪の毛の細胞として育ち，新しい環境からの目の細胞として成長させる圧力に抵抗力をもつ状態を示した。

　このように，細胞が新しければ新しいほど，その性質は柔軟であり，それはおかれた環境の特性に適応することを意味する。一方で，古い細胞は元の局部の定めに従わなくてはならない。これが教える教訓とは，細胞がすべての細胞組織の基礎的な建築用ブロックではなく，身体の位置によって，および生物の種によって，最終的な特性を環境との関係で形成するということである。

　心理学に適用すると，これは心理学の基礎的な「原子」の探究において分離主義者の前提に対して疑念を抱かせる。その前提とは，たとえば，刺激と反応，および知覚と行動が，文脈に関係なく区別され，独立した行動的建築ブロックであることである。行動論に例証されている全体的なメタ理論(Frese & Sabini, 1985のGallistel, von Hofsten, Neisser, and othersによる章)は，刺激が反応から独立することはなく，また常に反応がつきものであることを提示している。同様に，知覚は行動から分離することはなく，常にそれをともなっている。言い換えれば，これら行動要素は常に結合され，ゲシュ

タルトまたは全体として，ともに機能しているのである。

　この複雑な現象を適切に理解するために，原因の構成要素の分析的，還元的研究を続行し，さらにこれらの構成要素が完全なもののあり方や機能であるかのように取り扱うのは不十分である。それらはさらに大きな生物学的，心理学的，もしくは社会学的分野，またはシステムの機能的な構成要素にすぎない。ゲシュタルト主義者が述べたように，一部のみを参照することによって全体を理解することはありえないのだ。

　構成要素と全体という2つのレベルの抽象概念を行ったり来たりして両方を思考できるようにしなくてはならない。一方は片方なしでは適切に理解することができない。デューイは統合を分析と区別されるものとして論じた。後に，評価と情動について議論するときに，読者は，情動に関してこの原理が動いているのを知ることができるだろう。

システム理論

　近年，心理学における一次S－R公式は，ある者は将来の科学の波として考えているシステム理論と呼ばれるものに取ってかわられ始めている。一次元の (linear) 思考では，先行変数が目標への努力や思考などの媒介に影響を与え，そしてこれらの媒介は結果の変数に一次直線的に影響を与える。このタイプのモデルは，思考，情動，行動，多方向に動く因果関係などの複雑なプロセスを反映するには簡単すぎるだろう。最も典型的な描写をすれば，連続的で多数の方向に流れる動画よりむしろ動きのない写真のように，刺激が反応に影響しているイメージである。

　システム理論は思考，情動，行動において非常に異なる構えをとっている。第1に，思考と情動をさらに大きなシステム内で機能しているサブシステムとして認識している。この大きなシステムとは異なったレベルの分析でみられており，たとえば，社会・政治的レベル，思考の心理学的レベル，脳に集中する生理学的なレベル，末梢神経，ホルモン物質，細胞プロセスの微生物学レベル，粒子物理学である。無益だと考えている人もいるが，大いなる展望の1つは，各レベルの相互接続および相互依存を図示するような統一され

た科学を形成することである。

　システム理論の各サブシステムは多くの変数を含む。因果的な行動は相互的であり，同じ変数がときには独立した変数や原因として機能し，ときには媒介として機能し，そしてさらに，ときには従属変数や結果として機能するが，これらが同時に起こることはない。フィードバック・ループは多数の異なった原因的通路を可能にし，多くの変数は人が将来に何を期待し，または過去に何が起きたかを含む思考や情動に影響を与える。システム理論が一次元プロセスにもはや制限されない理由はここにある。各変数は多くの役割を果たすことができ，結果に与える影響において，非常に複雑な関係の可能性を提供している。

　この考え方の含意には深みがある。我々は種々の方法論に対し開放的でなくてはならない。関心のある複雑な現象を理解するために長期にわたってたった1つの，あるいは少数の原因を求めることはもはや妥当ではなくなった。これは実験室的実験や統計的モデルが最も有効に行う方法である。代わりに，自然主義的で縦断的な研究計画が，この心理学的・社会学的・生物学的複雑さにとりわけ適している。各変数がしばしば繰り返し他の変数に影響する傾向があることから，心理学的分析の複合的モデルの使用がシステム理論分析に統合される。

　しかしながら，最近，私はシステム理論の課題が実際になしとげられる見込みについてさほど楽観的になれなくなり，これについてメタ理論的，そして実質的な問題に関してますます気にかけるようになった。これは，私をストレス，情動，適応へのナラティブ・アプローチがもつ可能性を探究することに導いた。人々や彼らの情動的生活の理解を探究するシステム理論の問題，および変数と人間的アプローチを統一するためのナラティブ・アプローチの利点は，第8章で議論されている。第8章では情動におけるナラティブ心理学がどのような立場に立っているかを検討する。

　さて，本書を読み続けていくことで，本章で説明した4つの認識論的，メタ理論的論題や原理を念頭におくことが読者に役立つことを信じている。これらは一連の対比しているものとして記憶することができる。たとえば，「相互作用対相互交流と関係的意味」，「構造対プロセス」，「分析対統合」，「一次

分析（linear analysis）対システム理論」である。これらの対比は，第2章からストレスと情動の理論を実質的に検討するにあたり，繰り返し現れるだろう。

第2部
科学的分析の諸レベル

　次に，ストレスと情動の科学的分析の諸レベルに関心を向けることにする。まず，第2章で，ストレスと情動を全体的に概観し，適応におけるストレスと情動の統一を主張し，さらに焦点を狭めて，生理的・社会的諸レベルに注目することにする。第3章では，分析の心理的レベル　―すなわち心理的ストレス―を論述する。第4章と第5章では，具体的な，評価と対処の心理学的構成概念について述べる。

第2章
ストレスと情動

　社会学，生物学等の学者や一般の人々まで広範囲に，ストレスに対してこれほど多くの人が興味を示し，注目したのは，過去にないといえる。この興味は，科学的な知識を活用してストレスによる情動的苦悩(emotional distress)や機能障害，身体的な病気や，社会的な病を改善するように努力している多種の臨床家にまで広がっている。ストレスは聞き慣れた言葉となり，どのように防いだり，なくしたり，管理したり，ストレスといかにうまくつきあっていくか，というメッセージは我々の生活にあふれかえっている。ストレスの研究と理論が注目されるようになった大きな理由は，社会的，身体的，心理的な健康にとってストレスの研究と理論が重要であるという証拠が数多くあることである。

ストレスがいかに主要な学際的な概念となっていったのか

　以前は，決してこのようではなかった。1940年代後半に私が大学院で心理学を研究して，初めてアカデミックな職に就いたとき，ストレスに興味を示す一般の人も，科学的に興味を示す人もほとんど存在しなかった。アメリカで専門的に初めて話題になったのは，第一次，第二次世界大戦，特に後者との関係においてであった。戦争はストレスを拡大する刺激になりやすく，特

にストレスがいかに兵士のウェル・ビーイングと行動に影響を及ぼすか，ということがいわれるのはもっともなことである。

軍隊をもつどの国も，兵隊の多くに軽い不安から，衰弱させるほどのひどく重い苦悩，または強度の情動的苦悩にわたるストレスの症状が表れることを心配しなければならない。他者と比較して弱いというような個人差はあるのだが，長く戦争状況にいればいるほど負傷者は多くなり，統計的に，情動的障害をもつ確率も高くなる。たとえば，たった160時間の飛行で死傷者が出る夜の空襲中の空中戦闘部隊の場合，ストレスによる障害の発生率は12.0であり，360時間の飛行で死傷者が出る沿岸偵察隊の場合，発生率はわずか3.3である。1人の死傷者が出るまでの時間が1,960時間であるトレーニングでは，この発生率はわずか1.1にしかすぎない(Tomkins, 1989)。精神的な障害は，兵士の戦闘能力を損なう，もしくは戦えなくしてしまうだけでなく，彼らを不幸にさせ，時にはまったく機能できなくなるようにすることもある。

第一次世界大戦中，フランスでアメリカ人が塹壕での戦闘によって多数の負傷者を出していたころ，当時戦争神経症と呼ばれた，戦闘によって引き起こされる情動的な衰弱は，爆発する砲弾のひどい音が脳に与える影響として誤解されていた。第二次世界大戦では，心理的な原因があることが認められ，このめざましく，著しい進歩によって，戦闘による情動的な衰弱は，戦争神経症または戦闘疲労と呼ばれるようになる。これらやストレスが引き起こす他の病気を含めた総称として，最近ではベトナム戦争後に生まれた「外傷後ストレス障害」(心的外傷後ストレス障害, post traumatic stress disorders) という表現がある。

戦闘疲労や「外傷後ストレス障害」という表現は，それぞれの症状が外的要因によるという意味を暗に含んでいることに注目してもらいたい。戦争神経症とは異なり，この言葉は，不適格という，それゆえに非難を包含した，トラブルに関する個人の責任を暗示していないので，被害者にとってはよりわずらわしくない。しかしながら，術語や個人的な傷つきやすさの役割にかかわらず，重要なのは，情動的問題がストレスの結果であると推定されるということである。

第二次世界大戦中，またその後も，ストレスに関心があったのは主に軍の

上層部であった。彼らは研究が2つの実用的な情報を提供してくれることに期待を寄せていた。1つ目は，戦闘にはどのように人を選び出すべきか，また戦うことによって必然的に生じるストレスにどのような人間が耐えられるかであった。2つ目は，戦うことによって生じるストレスと，それがもたらす問題に対処して，うまくつきあっていくには，いかに人間を訓練するかであった。

こういう重要な問題と，その裏にあった問題意識は，ベトナム戦争また朝鮮戦争中，アメリカにおける軍事心理学の大きな課題であった。それは以前の戦争と同様に，ストレスと対処の研究のための大きな実験所であり，ストレス産業の成長を促進させた。疑問に答えるには，ストレスの働きについての基礎的な知識が必要であるが，いまだに完全な理解は得られていない。

ストレスを引き起こす状況での，個人差による複雑さゆえに，簡単な解答は見つからなかった。違う角度から問題にアプローチする必要性が出てきて，個人の傷つきやすさに影響を及ぼしやすいパーソナリティを検討すること，またさまざまな人々がどうやってストレスに対応していくかを検討することが必要になってきた。後で，また次の章でもとりあげるが，心理的ストレスは環境のみによるものでなければ，特定のパーソナリティの結果だけでもなく，人と環境の特殊な関係によるものである。

第二次世界大戦の余波でまた別のことが明らかになった。ストレスは，兵士だけに限らず，すべての人に関係することとなった。誰もストレスから逃れることができず，人は皆ストレスと向き合っていく方法を学ぶように余儀なくされた。ストレスに対する関心が，軍事面から我々の日常生活におけるストレスの役割にまで広がったことには，2つの理由が挙げられる。

まず初めに，近代の戦争は，総力戦と呼ばれるように，国家全体の力を出しての戦争となった。戦争中の国家の首脳は，敵となる相手国が戦い続けられないようにすれば，勝てることに気づいた。この場合，軍だけでなく，一般市民も同じく重要な役割を果たすようになった。一般市民は，戦うために必要不可欠だった機械産業を支えていた。戦場で戦っている兵士だけでなく，一般市民も同様に敵であった。

高度な科学技術を活用した兵器を飛行機で運搬して，空中から攻撃するこ

とによって，人々を恐怖に陥れ，大規模破壊と大勢の人を殺害することが可能となった。ナチスドイツのロンドンの空爆も，工場や商業基盤を破壊する目的，また連合国側の戦力であった機械産業を支える一般市民を殺害，もしくは，彼らの士気をくじかせるねらいで続けられた。攻撃を受けた連合国のアメリカとイギリスは，すばやく逆襲を開始させた（このとき，ヨーロッパのほとんどに加えて，アジアの大部分は，すでに日独伊枢軸国の主力であるドイツと日本によって荒廃させられていた）。アメリカが空中戦で優勢になると，同様にドイツと日本の都市を空爆するようになった。誰もが戦争の直接の被害者となりうるようになり，戦闘ストレスは兵士のみの症状ではなくなった。大戦のあり方は，大きく変わることになった。

　ストレスに対する関心が広がった2つ目のさらに重要な理由は，ストレスが戦時のみならず，平和時にも実は大きな問題であることに我々が徐々に気づき始めたからであり，1960年代，1970年代，そしてその後，ストレス産業が飛躍的発展を遂げたのも，主にこの認識のためであるといえる。ストレスは職場，家庭，学校，すなわち人と人が互いに協力して作業をしたり，同僚，家族，恋人，友人，生徒，先生のような密接な関係にある場合に生じる。ストレスは，社会学と生物学において主要な話題となった。ストレスについての知識は，必ずしも常に正確ではなかったが，メディアを通じて一般大衆に広く知れ渡り，注目されるようになった。

　また，別にそれだけでも興味深いのが，ストレスによるさまざまな現象を明確にするためにつけられた専門用語の話である。生活に適応する努力が「ストレス」と命名される以前にも，その努力の重要性は，学者や専門家の，また多くの人の間で理解されていた。それまで社会学者，人類学者，生理学者，心理学者，ソーシャルワーカーは，皆同じ事柄について，それぞれ異なるけれども一部重複する表現を使用していた。たとえば，葛藤，欲求不満，トラウマ（外傷，心的外傷），疎外，不安，抑うつ，情動的苦悩等が使用されていた。

　生活にともなう困難な状況が強いる適応の問題を表すこれらの概念は，「ストレス」という題目のもとでまとめられた。ストレスはそれぞれを結ぶ優勢な概念となった。コファーとアプリー（Cofer and Appley, 1964）がモチベー

ションの学問的研究で述べたように,「どうやらストレスという言葉が登場して,世間で受けるようになると,深く関係している概念を研究している各研究者がストレスという言葉を代わりに用い,それまでの研究をそのまま続けている様子であった」(p.449)。これらの概念を統合する言葉としてストレスが代表的に使用されるようになり,日常生活の圧力に対応するための努力の原因と,それに影響された情動の結果を意味するようになった。

ストレスマネジメントについての代表的なセルフヘルプの書籍の論評でロスキーズ(Roskies, 1983, p.542)は,セルフヘルプの書籍にはっきり表れているように,ストレスに対する一般の反応は大げさで騒ぎすぎであると,やや皮肉で,おもしろい指摘をしている。彼女は,これらの書籍,あるいはそれらが示唆する効果には異論を示し,次のように書いている。

> 我々が従来考えてきた病気の原因や理解は,ここ数年,ストレスという新しい勢力のある概念によって大きく一変されてしまった。1950年代に研究室から生まれた地味な専門用語から,ストレスは一躍現代社会のありとあらゆる問題を簡略に解明するようになった。爪をかむ癖から,喫煙,殺人,自殺,癌,心臓病というような,大きく異なる症状をもたらす原因として考えられている。人類学的な見地からすれば,現代社会におけるストレスの役割は,その昔,幽霊や悪霊が,偶然によって単純に起きたさまざまな不運や病気を理解したり,受け入れやすくするために与えられていた役割と一緒である。
>
> 病気のもととなる新たな原因を認めながら,それを治療もしくはコントロールする努力をしないのは,アメリカらしくない。それゆえにこれまでのセルフヘルプマニュアルの書籍に,ストレスをどう管理していくかを詳しく記述した書籍が加わるのも当たり前のことであった。性的快楽を高める,美しい体をつくる,潜在的な知能や心の可能性を実現するといった,ずらりと並んだ自分でやるためのガイドの中に,打撃的なストレスを緩和し,その悪影響を抑えることをとりあげたマニュアルが新たなタイプとして登場している。

心理学の領域でも,常に理論がめぐっているため,鍵となる考えやそれを表すために使用されていた言葉や表現は,過去にさかのぼってたどることができる。たとえば,「ストレス」という言葉がまだ生まれていなかった2000年も前の古代ギリシャでは,プラトンやアリストテレスは,考えや欲望,また

感情の間で起きる内心の葛藤といった，いかにも現代的にみえることについて重要でおもしろい指摘を残している。

　心が3つの部分に分かれているという考えは，プラトンに始まったことであった。少し過度に単純化すると，プラトンは，心（彼はそれを魂〔soul〕と呼んだ）を理性，欲望，精神に分けていた。我々は，現在それを認知，動機，情動(emotion)と呼んでいる。これらの精神的機能は，時にいわれたように，しばしば葛藤状態にある（もっとよいことに，理性的な精神的機能が最も高度なものとみなされている）。アリストテレスも，この伝統に従いながら，『修辞学』(Aristotle, 1941, 第二巻）と題した彼の著作で，ある出来事の解釈のしかたが我々の情動的な反応を引き起こしているのだ，という大切な考えを付け加えている。

　たとえば，彼は，他人に侮辱されたという主観的な解釈によるものが怒りであり，この感情が復讐への望みの原因となると述べている。したがって，アリストテレスは認知を，情動に従うものであり，またそれを調節するものとして取り扱った。この取り扱いが，私の知る限りでは，現代においていわれている認知的媒介の最も初期のものである。私はこの概念と，そうした媒介の本質である評価の概念を第3章でより詳しく述べることにする。

　古代ギリシャの伝統であった理性と情動（当時は情熱）の対立は，ローマの学者であり，教師と作家でもあったセネカによってとりいれられ，さらに展開された。セネカの主な関心は怒りや暴力に焦点がおかれていた。その後，理性的な情動抑制の社会的・個人的な必要性は，中世のローマカトリック教会の焦点となった。カトリック教会は，信者に，動物的本能や情熱　－情動は現代までこう呼ばれた－　は理性に従属し，人間の意志によってコントロールされるという，道徳的な選択をするよう要求した。したがって，古典学者は，理性と意志を破壊的な情動を抑制するプロセスとみなし，必然的に心理的葛藤をつくりだした。

ストレス概念の起源

いつからこう呼ばれ始めていたのかは不明だが，「ストレス」という言葉は14世紀において，苦難，苦境，不運，災難を表すために非科学的な意味で用いられていた(Lumsden, 1981)。17世紀後半，著名な物理学者でもあり，生物学者でもあるロバート・フックは，ストレスにおける工学的分析を組み立てることによって，この分野へ永続的な貢献をした (Hinkle, 1973)。彼は，橋などのような人工的な建造物が崩壊せずに重い荷重を担ぐにはどのように設計されるべきか，という実際的な問題に取り組んだ。それらを破壊しうる風，地震，その他の自然現象によって激しく揺さぶられることを防ぐ必要がある。

フックの分析には，荷重，ストレス，緊張(strain)の3つの基本的な概念がもとにあった。「荷重」は重量などのような外部的な力であり，「ストレス」はそこに荷重が加えられる橋の部分にあたり，荷重とストレスの相互作用によって起こる「緊張」は建造物の変形のことである。この分析は，荷重を社会的，生理的，あるいは心理的システムに影響を及ぼす外部的な力とする考えに基づいた20世紀のストレスモデルに大いに影響を与えた。荷重は外部的ストレス要因に類似していて，緊張はストレス応答やストレス反応に類似している。

これら工学的思考を社会，身体，個人の心に適用した場合，基本的な概念は再定義され，多くの場合，異なった使い方がされた。ストレスと緊張は依然として残った主要表現である。現在では外部的インプットのことを「ストレス刺激」，あるいはストレッサー(ストレス要因)と呼び，アウトプットを「ストレス応答」，あるいはストレス反応と呼ぶ。

「緊張」は，ストレスによる身体の変化や変形を表す表現として現在でも心理学者によって用いられている。社会システムに焦点をあてている社会学者は，社会システムにおける緊張，または，その社会システムの一部である人々

におけるストレス反応，と表現の順序を逆にしている。しかし，ストレス分析においてどんな表現を用いようと，ほとんどと言っていいほど刺激要因が存在している。つまり，外部的な出来事やストレッサー，そしてそれに対する応答や反応のことである。しかしながら，まもなくわかるように，ストレスのプロセスを完全に理解するにはインプットとアウトプットだけでは不十分なのである。

ストレスに加えて情動の研究がなぜ役立つか

今まで，ストレスは単一次元的な概念として考えられてきた。すなわち，覚醒や活性化と表面的に類似した概念の，低値から高値に及ぶ1つの連続体として考えられてきた (Duffy, 1962)。しばらくの間，活性化の概念に相当の関心が寄せられた。それは，心理学的次元と，眠気から覚醒まで神経系 ― 特に脳幹と自律神経― の一部分における活動性と非活動性の次元を結びつけるものである。

しかしながら，ストレスをタイプに分類する初期の試みは2回あり，両者とも有力なものとして残存している。その1つとして，著名な生理学者であるハンス・セリエ (Hans Selye, 1974) は，不快ストレスと快ストレスの2つのタイプを示唆した。「不快ストレス」は破壊的なタイプであり，怒りや攻撃性によって例示され，健康を損なうといわれている。「快ストレス」は建設的なタイプにあてはまり，社会のために利益を得るポジティブな努力や他人に共感できる感情などによって例示され，健康を維持し，守るといわれている。この主要仮説は，広くアピールしたにもかかわらず，実験的研究によって十分に立証あるいは否定されておらず，依然としてあいまいなままである。

2つ目の試みでは，私は，害/喪失 (harm/loss)，脅威 (threat)，挑戦 (challenge) という3つのタイプの心理的ストレスを区別し，これらにともなう評価はそれぞれ異なっていると主張した (Lazarus, 1966)。「害/喪失」とは，すでに起こった害や喪失のことであり，「脅威」とは，まだ起こっていな

いが起こりうる害や喪失のことをいう。「挑戦」とは，利得までに数々の困難が待ち受けているが，生気，固執，自己への自信によって乗り越えられるという識別能力から構成されている。それぞれは異なって対処され，さまざまな心理生理的な，また行動的な結果を生む。

これらのストレスタイプの細分化にもかかわらず，ストレスの代表的な考え方は情動よりはわかりやすい。1つの次元としてでも，あるいは，いくつかの機能的なカテゴリーをもっていても，ストレスは，人の適応への努力を詳細に説明していない。対照的に，情動は少なくとも15個もの種類を包含し，人の適応への努力に関する論説を豊かなものにしてくれる。

質的に異なるさまざまな情動の概念に手短に触れると，このアプローチは，以前情動の心理学を支配したアプローチと対照的である。それは情動がいくつかの独立した次元，たとえば愉快さと不愉快さ，興奮と弛緩，ネガティブとポジティブなどにまとめられたアプローチである。この分野における最近のある先駆者にここで言及しよう。スプリンガー社（ニューヨーク）によって出版されたシルバン・S・トムキンス（Silvan S. Tomkins）の2巻の作品，*Affect, Imagery, and Consciousness*, Vol. 1: *The Positive Affects* と Vol. 2: *The Negative Affects* がある。人生の末期に近づくにつれ，トムキンスはさらに3巻と4巻を最初の2巻に付け加えた。Vol. 3: *Affect, Imagery, and Consciousness: The Negative Affects, Anger and Fear* (1991) と Vol. 4, *Affect, Imagery, Consiousness: Cognition, Duplication, and Transformation of Information* (1992) である（双方ともスプリンガー社による出版物）。

トムキンスは，古代ギリシャ人，プラトン，アリストテレスの興味の的であった，いくつかの情動の識別を真剣に意識し，また次元的アプローチよりも，カテゴリー型のアプローチを用いた最も初期の現代心理学者の1人であった。彼は驚き（飛び上がるような驚き），喜び，苦悩，怒り，恐怖，恥を強調し，それらの精神力動を細部にまで述べた。トムキンスはすばらしく幅広い知識をもった学者であり，今日における認知・媒介理論とは実質的に異なった，非常に進化論的，遺伝的，脳生理学的なアプローチを適用していた。さらに，情動を，動物や人間が自己の生存を助ける中で，適応のための遭遇（encounter）を評価できるようにする，認知的活動の増幅器とした，適切な

電子工学的隠喩を用いたことで知られている。

　トムキンスは情動に与える影響として，評価（appraisal）のような認知的要因に特別に興味をもっていたわけではなく，これに関する現代における強調に疑問を抱いていた。彼にとって認知的媒介という考えは，激しい情動を冷やし，生気なくする知的すぎるやり方という印象を与えた。この見解には第4章で私は反対の意見を述べ，評価理論を弁護する。

　彼は進化論的－生理学的に焦点をあてることによって，顔の表情のパターンは，どの「影響」（情動の心理的体験を表すために「情動」の代わりに用いた言葉）が引き起こされたのかを自動的に示唆するだけではなく，その影響を引き起こす要因ともなっているという立場をとるようになった。この考えは認知理論家や研究者の意見と相反している。どちらにせよ，表情に関する彼の主張は，彼を現代における表情と情動に関する最も活動的な2人の研究者であるキャロル・E・イザードとポール・エックマン（Carroll E. Izard and Paul Ekman）の助言者とした。

　私のカテゴリー的アプローチに話を戻す。15の情動のリストには，怒り，羨望，嫉妬，不安，恐怖，罪悪感，恥，安堵，希望，悲哀，幸福，プライド，愛，感謝，同情が含まれ，現時点ではこの分野における最も長いリストである。それぞれの情動は適応的な相互交流（transaction）の中で起きる事柄をある人がどう評価したかを表し，その人がどのようにして対処しているのかを表している。実際，各情動は，環境との進行中の関係について，それぞれのシナリオあるいは物語をもっているのである。

　そのため，もし我々が，各情動を経験するとはどのような意味なのか－つまり，それぞれのドラマチックな筋書き－を知り，そして，経験された情動を知れば，それらがどうもたらされたか即座に理解する準備ができる。これは，その人の適応的生活に関して実体的で臨床的な洞察を提供してくれる。ストレスと適応にかかわっている情動を配慮し忘れて，ストレスの研究におけるこの可能性を忘れることがあってはいけない。

　いくらかの簡潔な例を挙げると，怒りとは，品位を落とされたり，侮辱されることについてのものである。罪悪感とは，道徳的な誤りについてのものである。希望とは，脅威，あるいは実現可能ではあるが結果に確信がもてな

い期待についてのものである。幸福とは，ある人がある目標に向かってそれを追求したり重要な進歩をすることについてのものである。同情とは，他人の苦境に共感をもつことについてのものである。第9章でこれらの，またその他の情動に関して，精神力動を論説する。

経験された情動を知ることと，人と環境の関係を明らかにするストーリーを知ることから得られる可能性はさらにもう1つある。もし，ある人が多様な状況において，怒り，不安，悲哀，幸福など，同じ情動で反応するとしたら，この人の情動的生活に関する一定の特徴をつかめたといえる。すなわち，この人は怒り，不安，悲哀，幸福をもつ人として確実な傾向があること，あるいは，より正確にいうと，人と環境の関係が一定のものであるととらえられる。情動的反応はある程度，状況的背景を超えているといえる。すなわち，この人のパーソナリティ特性を発見し，この人が世界とどのようにかかわるかについて，何か構造的に重要なものを学んだことになる。

ストレスと情動の統一

ストレスに関して論述するジレンマの1つは，この課題が情動の分野と相互依存していることである。ストレスが存在するということは情動も存在することであり，－これをストレス情動と呼べるだろう－ またすべての場合ではないが，その逆もあてはまる。つまり，ポジティブな傾向の情動が存在するときでさえ，常にではないが，ストレスが存在することが多い。この相互依存を踏まえてみると，ストレスが情動に何の関連もないかのように，あるいは情動がストレスに何の関連もないかのように，2つの別の学問が発展したことは奇妙である。ストレスと対処（coping）の研究や理論に関心を抱いている学者や科学者は，情動研究と理論を認識したり，例証したりすることはなく，またその逆もいえる。

これらの分野の分離は不条理であるが，一般的に，細分割されている我々の学問や社会科学の特質を反映している。こういった分野で研究を進めてい

る者は，ますます狭小な範囲の専門家となり，多くの場合，見解が偏狭なままである。この専門化の実態は，数十年前のストレスと情動の定義内容，そして，心理学者が最大の関心をおいている課題を反映しているのだろう。ストレスとは当初，実際的な課題として考えられ，情動は，それ自体の目的のために理解されるべき，人間や動物の基本的，科学的な難問として扱われた。しかしながら，今日では，心理的，身体的なウェル・ビーイングや社会的な機能における情動の実際的な重要性が幅広く認識されている。

1950年代と1960年代，ストレスの理論や研究の先駆者たちが，心理的ストレスと情動に関する重要で前向きな専門書を出版した。ストレス概念の相互依存する学際的な特質は，これらの科学者に代表される分野によって例示されている。次の段落で例証する実例の中に含まれていない重要な分野は人類学とソーシャルワークである。後者は応用分野として精神医学に類似している。しかしながら，双方の専門家は我々のストレスと情動における知識に価値ある貢献をなした。

2人の研究志向の精神科医であるグリンカーとスピーゲル（Grinker and Spiegel, 1945）は，軍事的戦闘におけるストレスを研究した。社会心理学者であるアービング・ジャニス（Irving Janis, 1948）は，精神分析で治療していた患者が大きな手術後，いかにストレスを処理したかを研究した。社会学者であるデイビッド・メカニック（David Mechanic, 1962, 1978）は，進路に影響する試験に直面している大学院の学生に生じるストレスとその対処プロセスを注意深く記録した。性格心理学者であるマグダ・アーノルド（Magda Arnold, 1960）は，評価理論について最初の計画的な報告書をまとめた。何人かの臨床心理学者は，患者がストレスにより効果的に対処できるよう設計された治療と防止のアプローチを組み立てた。

私のストレスと対処に関する最初の研究論文（Lazarus, 1966）は，心理的ストレスの研究を再検討し，「評価」の構成に基づいてそれの理論を組織化した。この理論は，率直に，ストレスと情動は環境との相互交流を個人がどう評価するかに依存するという考え方の，主観的なアプローチをとっている。

この理論を組織化するプロセスの中で，私はまた，ストレスは情動を含むさらに大きな課題の一面であることに気づき始めた。その後，私は，情動に

もあてはめられるように，評価の構成を変える作業にかかった(Lazarus, 1966, 1968; Lazarus, Averill, & Opton, 1970; Lazarus & Averill, 1972; Lazarus, Averill, & Opton, 1974; Lazarus, Coyne, & Folkman, 1982; Lazarus, Kanner, & Folkman, 1980)。これらの努力はその後，情動と適応に関する3つのモノグラフで頂点に達した (Lazarus, 1991; Lazarus and Folkman, 1984; and Lazarus & Lazarus, 1994)。最後のものは情動理論の素人向きの報告である。

ストレスと情動が相互依存することが，私が本書を *Stress and emotions: a new synthesis* (ストレスと情動――新たな統合) と題した主な理由である。1つの主要なテーマは，ストレスと情動を，双方に大きな害を及ぼさずに，賢明に，別の分野として取り扱うことはできないということである。表現された心の状態がどのようにして引き起こされ，対処され，どのように心理的なウェル・ビーイング，機能，身体的健康に影響するかにおいて，相違より共通しているところが多い。

怒り，羨望，嫉妬，不安，恐怖，罪悪感，恥，悲哀などの特定の情動は，ストレスを引き起こす状況，すなわち，害を与える，脅威的，あるいは挑戦的状況によって生じるのであるから，「ストレス情動」と表現できることは明白である。我々は多くの情動を，重要な目標の達成に好ましい状況から生じるため，ポジティブな傾向があると考えがちだが，それは害や脅威に密接につながっていることが多い。たとえば，安堵は，弱まったり消滅した害や脅威の状況の結果であり，希望は，多くの場合，最悪の結果に心構えをしながらもよりよい結果を期待する中で生まれるものである。

通常ポジティブな傾向があると考えられている幸福，プライド，愛，感謝ですら，ストレスと関連づけられることが多い。たとえば，よい出来事に対して幸福を感じていても，幸福を起こしているよい状況が終止することを恐れ，そうならないように対処の努力をする。また，人生がうまくいっているときに，他人が自分の幸運に憤慨し，それを妨げようとするのではないかという恐怖感をもつ。そして，プライドは，自分の成功，子どもの成功，自分と関係のある人の成功，あるいは競争に打ち勝つなど，多くの功績を自分のものにしすぎる結果であると他人からみられた場合には，社会的抑圧に抵抗

するか，自分のプライドを軽くけなさなくてはならない。聖書の言葉がこれを，「プライドは何よりも前にくるものである」，「傲慢なプライド」という格言で表現している。

　愛は，非常に望ましい情動の状態として考えられることが多いが，一方的であったり，愛する人の自分への興味が薄れてきたと思う場合，非常にストレスを引き起こしやすいものである。感謝を惜しんだり，人の価値観を冒瀆する場合，それを社会的に表すことはストレスを引き起こす。他人の苦境に対する情動的反応を抑制できない場合，同情は嫌悪的になることがある。これらすべては，ストレスがいわゆるストレス情動のみに適用されるものではなく，ポジティブな傾向をもつ情動やそれらを取り巻く関係状況にも適用されるということを例証している。

ストレスと情動と対処の統一

　通常，対処は，情動よりむしろストレスと結びつけられ，そして情動理論家は対処を無視したり，あるいは情動プロセスと分離させて扱ってきた。対処は，情動が引き起こされた後に，それを調整するため，あるいはそれを引き起こした環境を処理するために出てくるものであると，誤って言われている。

　対処することは情動的覚醒のプロセスの不可欠な一部分であることから，これは不適切である。起きていることの重要性の判断には，それについて何ができるか，たとえば，不安や怒りなどにどう反応するかを決定する評定が常にともなう。たとえば，落ちぶれたときに，自分自身を無力とみなした場合は不安やひきこもりを選ぶが，一方，結果に力を感じた場合，怒りや敵対心を引き立てる。対処から情動を引き離してしまうことは，我々がどのように対処するかを判断する情動プロセスの統合性と複雑性に害を及ぼす。

　ストレス，情動，対処を部分－全体的な関係で存在しているものと認識するべきである。これらを引き離すことは分析の利便性のためのみに正当化さ

れる。現象がゆがんでしまうからである，ストレス，情動，対処の3つの概念は，ストレスと対処を含意する情動を上位においた，1つの概念単位を形成している。

ストレス分析の諸レベル

　さて，ストレスのプロセスそのものの論題に戻る。明瞭にするには，ストレスのプロセスを異なった科学的分野が扱う方法の違いを区別する必要がある。それは科学的分析の異なった諸レベルを反映する。生理学は身体にかかわり，特に脳および神経伝達器に関係する。他の2つの分野　―社会学とそのいとこともいえる文化人類学―　は主に社会や社会文化システムを取り扱っている。4つ目の分野である心理学は，個人の心および行動に関連している。

　以下のセクションでは，これらのうちの2つのストレス分析レベルである，社会文化レベルおよび生理(学)的レベルをとりあげ，双方の相互関係を検討し，それぞれに不可欠な特徴的な変数を再検討する。個人の心を扱い評価と対処を詳細に議論する心理的ストレスについては，第3章にまわすことにする。

社会文化レベル

　社会構造は，社会が社会階級，年齢，性などによってどう組織化されているか，さらにこれらのサブグループが客観的，主観的に，文化の主な側面である社会的意義，価値，社会的信念，姿勢，行動にどう影響するかに関連している。社会学者と文化人類学者はこのレベルにかかわる。

　社会構造と文化のストレスへのつながりは，社会文化的変化，移住，戦争，人種差別，天災，そして経済不況，失業，社会的隔離，窮乏，社会的無秩序などといった社会危機など，すべての特定の状況において，個人や社会的集

団がストレス反応を引き起こすところにある。前にも述べたが、社会学者が「社会的緊張」と呼んでいるこれらの社会的混乱の根源は、個人、集団やグループに「心理的ストレス」を生み出している（Smelser, 1963）。

さらに、さまざまな関心をもつ社会科学者や、社会科学的概念を用いて悩みをもつ個人を援助する臨床心理学者、精神科医、ソーシャルワーカーらは自然災害・産業災害（Baker and Chapman, 1962; Lucas, 1969）や、学校での試験（Mechanic, 1962/1978）、家庭問題（Hetherington and Blechman, 1996）、組織あるいは職務のストレス（Cooper and Payne, 1980; French, Caplan, and Van Harrison, 1982; Kahn, Wolfe, Quinn, Snoek, and Rosenthal, 1964; and Perrewe, 1991）といったストレスの一般的、社会的根源を研究している。

19世紀に、近代社会学の創立者として考えられているマックス・ウェーバー、エミール・デュルケム、カール・マルクスなど、数人の独創的な社会思想家は、社会的不正行為とそれが生み出す人口の大部分の社会的疎外に関心をもった。デュルケム（Durkheim, 1893）は、無秩序状態の経験について述べた。これは社会的疎外と重複するが、混乱している社会の中で人生の基盤として受け入れることができる基準が失われたり、欠如することを具体的に論じている。これは孤立、移住（Berry, 1997）、および文化の中の変化（Shore, 1996）によって提示された問題と同様に、人類学者や心理学者の関心事でもある。

社会学の3人の創立者たちは、産業革命と科学技術の変化による仕事や社会からの疎外について論じた。彼らは、工場労働者が、工業化社会以前に職人や同業組合労働者がやっていたように、初めから終わりに至るまでの製品への責任が負えなくなってしまったことを観察した。そのかわりに、彼らは総生産プロセスのほんの一部のみに貢献していることを知ったのである。彼らの唯一の報酬は経済的なものであり、その結果、効力感もプライドも両方とも、そして仕事に対する献身も失ってしまった。

無秩序状態や疎外は、これらがどのようにしてもたらされたかとは無関係に、規則にのっとった社会の維持に正反対であるだけではなく、モラール、個人の動機、アイデンティティ、社会的貢献に非常にマイナスの役割を果た

す。このような心理状態を換言すると，「無力感」,「無意味さ」,「非模範的」,「孤立」,「自己からの離反」などがあり，すべてマイナスの情動的結果をもたらす。

　社会学的研究は，あるコミュニティが緊張感を体験しているとき，社会的逸脱や精神病の発生率が増加することを示した(たとえば，Hollingshead and Redlich, 1958による古典的な研究で観察されたように)。この関連は非常に強固なため，アルコール中毒，自殺，犯罪，統合失調症(精神病)は社会的腐敗の徴候として広く知られている。しかし，これらの徴候は社会構造から除外されたり，周辺的位置におかれた者に最も多くみられる。これは，社会学的概念を心理学に近づけた。社会学上と心理学上のストレスの概念における重要な差異とは，社会学では社会構造に焦点をおくが，他方，心理学では社会システムが包含する個人やサブグループの心理状態により注意を払うことにある。

　文化人類学は，多くの点で，これら2つの見解を混合するが，すべての社会科学は片方のレベルに焦点をおいているときでさえ，両方の分析レベルに触れる。文化人類学者はさまざまな文化的価値や意義に注意を集中させる。おそらく，価値や意義は幼年期に強く影響される。結果として生じる価値，目標への献身，自己や世界に関する信念は，変化することはあるが，子どもが成長したときまで続いている。これらの変数は，何がストレスを引き起こすか，そしてストレス情動への対処や，外への現れ方に影響を及ぼす。

　分析レベルに関する重要な点は，社会的関心事であるパニック，暴動，熱狂と流行(Smelser, 1963)，そして人類学の関心事である社会的意義，文化的価値が，「集団」すなわち社会の中のサブグループに我々の注意を集中させることにあるが，心理学の主な領域であり，これら集団を構成する「個人」にも注意を払う必要がある。同じように，自殺，犯罪，精神病は，社会的現象および心理的現象の両方の現象としてみることができるが，各レベルでの理解に関しては必ずしも同じではない。

　これ以上進む前に，ステレオタイプの社会学者，人類学者，心理学者の個人としての関心事をしばしばゆがめてしまう，分野間の差異や領域などに関する簡単な注意をしておこう。ストレスと情動に関しては，多くの社会科学

の専門分野の中でかなりの重複が存在していることを明確にしておきたい。社会学，心理学，文化人類学における分析レベルの区別は，社会構造，文化，個人生活との相互依存のため，不鮮明になっている。

多くの文化人類学者は自分たちのことを文化心理学者，あるいは心理学的人類学者と呼び，社会学者と並んで，しばしば心理学者のようであり，また逆のこともいえる（White and Lutz, 1986）。たとえば社会学の象徴的相互作用論，心理学の評価理論と社会的構成主義などといった専門分野内の特定のメタ理論的見解においても，不鮮明さが生じる。これらはすべて社会行動や心理的プロセスのアプローチにおいて率直に主観的である。

しかしながら，どの分野がこれらの2つを取り扱おうと，「社会」と「個人心理」といった2つの分析レベルの主な違いについて，社会科学分野間の重複に混乱させられてはいけない。ストレスや情動の概念はこれらの2つの分析レベルで異なった取り扱いがされている。この差異は心理学，社会学，文化人類学の中でも適応され，また，各領域間の標準的論拠となる。

分析レベルの問題を具体化するために，2つの家族とその中の個人を考えてみる。次のように想像してみよう。1つの家族は比較的調和した生活を送っていて，たいていの場合，両親は子どもに対して共通の態度を示している。もう片方の家族は，それと対照的に，夫婦間の争い，無秩序，憤慨の形をとった社会的緊張に苦しんでいる。これらの家族の他の社会特性は1つにまとまることもあれば，異なることもある。たとえば，権威主義的か民主主義的かどちらの子育てのスタイルをとるか，などといった意思決定方法のことである。

社会科学者は，社会システムとしてのこれら2家族についての記述が，ともに生活している子どもたちの心理状態を特徴づけているとは限らないことを認識する必要があり，それは分析レベルの問題に注意を払うことの重要性を強調している。権威主義的な家族の子どもたちの中には，安心していて，社交的であり，他人を受け入れる子どももいれば，親の権威を拒絶し，敵対心をもったり，法律を破ったりする子どももいる。民主主義的な家族の中でも，親の権威，あるいは先生や警察などに代表される権威一般を拒絶したりする子どももいれば，権威に敬意を払い，自己に満足している子どももいる。

第2章　ストレスと情動

　要するに，2つの家族の環境における社会システムの相違点は，ある程度それぞれの子どもたちに適用できるが，確率的な意味においてのみである。子どもたちはそれぞれ特徴的な気質，特有な価値観や目標，そして特定の思考スタイルをもちながら成長していく。親は子どもに重要な影響を与えるが，それぞれの子どもへの影響は種類も程度も複雑であり，また不定である。我々はよく，この影響に大げさに言及してしまう。さらに，親による子育ての影響は，その圧力と相反的な方向に進むこともたびたびある。たとえば，親が喫煙し，飲酒しても，子どもたちの誰一人として喫煙や飲酒をしないというようにである。おそらく親による悪いお手本を意識するようになったか，コミュニティや同輩，およびメディアによって強く影響されているからであろう。

　重要な点は，子どもたちは親のカーボンコピーではないこと，常に親が子どもたちの欠点の責任をもつべきか，あるいは子どもたちの長所に対して親が信望を得るべきかは問う余地があるということである。家庭，環境，そして，遺伝あるいは経験上の各個人的変数の組み合わせによって影響される子どもたちの心理的パターンは，彼らが生活している社会システムを参照することで説明できない。それぞれの子どもたちの特性を参照することで家族の社会システムを説明することもできない。家族環境によって課されたあらゆる決定論はソフトな（すなわち厳密ではない）ものである。

　これは対処プロセスにもあてはまる。家族全体としての，すなわち家族の文化としてのストレスへの対処方法　―たとえば否定や回避，もしくは警戒心によってなど―　からは，家族内の各個人がどう対処していくか予測することはできない。逆もまた同じように，家族内の各個人の対処方法を参照することで家族の対処パターンを確認することはできない。

　心と脳の異なった分析レベルの論題と同じように，この主題をより一般的にすると，社会システム内に生活している個人を参照することによって社会システムを説明することができないのと同様に，どんな個人の性質や行動も，社会システムの文化を参照することによって十分に説明することはできない。これら双方のレベルの相互作用をみることに価値はあるが，一方が他方には還元されえない。この認識論的要点は，社会レベルと個人レベルで何が起き

ているかを区別できない多くの研究者に絶えず見失われている。

生理的レベル

　身体的ストレッサー（ストレス要因）は，有害な身体的状態に対する身体の反応と関連がある。有害とは生きている組織にとって不健全なことである。有害因子の種類には，事故による傷害，アルコール，麻薬，薬品などの有害物質の摂取，バクテリアやウイルスのような微生物による侵害，抑制されず，首尾よく治療をしないかぎり，最終的には重要な器官を破壊することで死をもたらす悪性腫瘍や癌などがある。ほかには我々がかろうじて理解している特殊なシステム故障がある。たとえば，アレルギーや，免疫システムが自己組織と体外タンパク質との区別がつかずに自身の器官を異質なもののように攻撃する自己免疫疾患がある。

　ストレスの生理学に大いに貢献した19世紀の科学者である，フランスの生理学者クロード・ベルナール（Claude Bernard）は，肝臓が生物的，心理的機能に不可欠な糖分を貯蔵するという役割があることを発見した。すい臓のホルモン，インシュリンが，どれだけ肝臓の中に糖分を蓄え，体内の細胞に糖分を供給するためどれだけ血流に送られるかを調整する。すい臓がインシュリンを生成し，分泌できない場合，外部から適量のホルモンが供給されないかぎり致命的とされる糖尿病が発生する。もしも過度のインシュリンが分泌された場合(時にはすい臓の小穴細胞に腫瘍ができた結果)，糖尿病と正反対の現象が起こり，血液と脳への糖分が不足し，精神的混乱の発作や，最終的には昏睡状態と死をもたらす。

　この発見により，生物学者と社会科学者は「ホメオスタシス」の概念に注意を向けた。ホメオスタシスとは，生存のため安定した体内均衡を維持することである。食物の欠如にかかわらず，血流と脳の細胞に適量の糖分が利用可能でなくてはならないのと同じように，他の生体内均衡も保たれなくてはならない。たとえば，外部の温度とは無関係に，体温を平均でおよそ華氏98.6度といった厳密な範囲に維持しなくてはならない。酸素が薄い非常に高い山の上のような供給量が不十分な環境の中でさえ，脳が機能するためには十分

な酸素が供給される必要がある。

クロード・ベルナールはストレスと情動に直接は貢献しなかったが，彼の研究や考えは，進化論を基盤にした生存を促進する適応プロセスに関する複雑で洗練された現代的な思想への道を開いた。しかしながら，これらのプロセスによる危機は我々が適応行動をとるときに起こる。たとえば，食物を獲得したり，宿を求めたり，寒さから身を守るために衣類を着たり，暑さから身を守るために日陰を求めたり，捕食者を扱うことなどがあるが，これらはホメオスタシスの安定した状態を混乱させる。

具体的には，まさに適応し，生存しようとする苦闘，特に最後に述べたものは我々の生存がかかっていて，ホメオスタシスの安定状態をひどく損なう危険がある。これはもう1人の著名な生理学者であるウォルター・キャノン (Walter Cannon, 1932) の研究と考えのテーマの中心となった。キャノンは捕食者，あるいは怒りと恐怖の感情と関連している，彼が「戦うか逃げるか」の反応，と呼んだものに焦点をあてた。攻撃に耐えたり，危険から逃れるためには，身体的資源を動員しなくてはならない。これは安定的体内環境を維持するための身体能力にかなりのひずみを起こすことになる。実際，長期的で強烈な場合，怒りと恐怖は生理学的にストレスフル (ストレスの多いもの) となり，身体的害をもたらす可能性がある。

ベルナールとキャノンの研究に続いて，生理的ストレスにおいて最も重要な現代的理論はハンス・セリエ (Hans Selye, 1956/1976) によって組織立てられた。生理学的ストレス，または生理的ストレスとストレスの心理学とのつながり，そして健康に関するストレス情動の役割を理解するため，セリエの最も重要な考えの主な概略を知ることは読者にとって役立つだろう。彼の研究と理論的組立ては，安全性への危機や脅威に対して身体が体制を整えるときにどう反応するかについての根拠を明らかにしている。彼は，汎適応症候群 (GAS) と呼ばれ，有害な状況や身体的ストレッサーに向けられる，身体防衛のために統合された神経科学的仕組みについて説明をした。

GASは3つの段階で構成されている。第1段階は「警告反応」である。有害因子が，生体を守るための精巧な神経体液的プロセスを開始させる。ストレスが続く場合，自身を守ろうと身体が動員されると同時に第2の段階，「抵

抗」が作用し始める。傷を負った組織は赤くふくれることによってその被害が抑えられ，さらなる傷害が加えられないように身体の他の部分から分離される。最初のはれが反炎症性副腎皮質刺激ホルモンによって抑えられたとき，治療が促進される。抵抗の段階には異化作用がある。すなわち，同化作用によって体内資源を組み立てるのではなく，むしろ引き出し，使い果たしてしまうのである。

　第3段階は「疲弊」である。ストレスが強烈である，あるいは長期にわたると，体内資源が不足してくる。GASによって，有害環境の中での生存が補助されるが，防衛の潜在的，生理的な代償として，資源が枯渇する。症候群が第2段階を超えることはあまりないので，通常，それは制御されている。しかし，生体がこの苦闘で自身を支えられないほど衰弱してしまった場合，死に至ってしまう。

　GASは有害因子によって引き起こされるが，実際には視床下部に密接に連結している脳下垂体の働きによって進行される。脳下垂体は内分泌腺としても働く脳の一部であり，ACTHというマスターホルモンを生成，分泌させる。このACTHは分泌されると副腎を刺激し，ホルモンを血流へ流す。ACTHとは副腎皮質刺激ホルモン（adrenocorticotrophic hormone）の略であり，これは副腎の分泌を引き起こすマスターホルモンのことである。続いて，この4つの文字の頭字語を明確にするため，各意味単位の最初の文字に下線を引いた。「Adreno」は副腎を表し，「cortico」は腺の皮質あるいは外皮を表し，「trophic」は向性（tropism）という言葉に起源があり，刺激因子を表し，「hormone」は生化学的物質を表し，したがってACTHとなる。

　ACTHによって分泌される副腎ホルモンの一部はコルティコステロイドによって構成され，各副腎の外皮によって生成されている。自律神経系によってより影響される他のセットは，密接な関係にある2つのカテコールアミンやアドレナリン，および各腺の骨髄や内側部分によって生産されるノルアドレナリンから成っている。最近になって，生化学者はエンドルフィンというさらなる視床下部ホルモンの一群を発見した。エンドルフィンは身体と精神にモルヒネや鎮静剤のような効果を与え，苦痛を減らし，多幸感をもたらす。ACTHをストレスに対するGAS防衛の主な生化学的イニシエーターとして

考え，さらにエンドルフィンは痛みとストレスの認識を弱め，そしてこれらに対する防衛の効果をもっていると考えるのは間違いではない(図2-1を参照)。

既述したように，ホルモン間の拮抗作用は身体の多くの他の生理的機構，特に神経系の特質でもある。システムの一部分を刺激することで喚起し，他方を刺激することで鈍らせ，これによって内部環境があらかじめプログラムされた均等状態に戻ることが可能になる。これがいかに機能するかを理解するために，人間の神経系について知る必要がある。

神経系は中枢神経系統（CNS）あるいは脳，そして末梢神経系（PNS）という2つの主要部分に分けられている。脳は，自主的，故意的な行動，およ

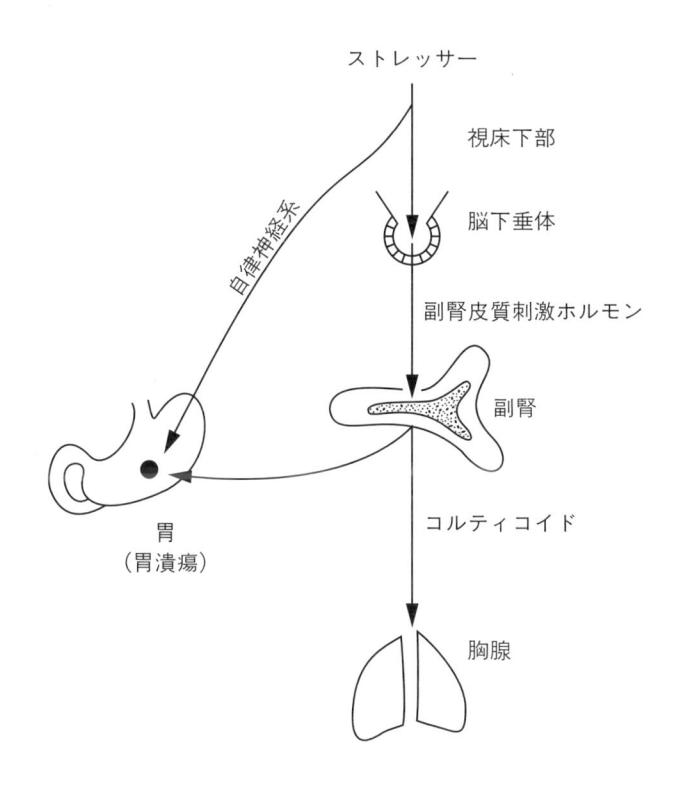

図2-1　ストレッサーへの反応を伝達する主要経路
出典：Selye(1974), p. 42, 図4。Lippincott-Ravenの許可を得て転載。

びPNSをコントロールする筋繊維に相当なコントロールを及ぼしている。このPNSはさらに2つのサブシステムに分類される。随意神経系あるいは体性神経系は自発的に（我々の意志または意図によって）コントロールされ，自律神経系（ANS）は，不随意神経系とも呼ばれ，自発的コントロール下にはない。しかし，ANSはホルモンの行動に影響し，身体の全細胞組織に大いに影響をもたらしている。

　ANSには2つの神経系がある。1つは，ストレス情動に反応するときのように我々を刺激する交感神経である。その身体への影響は異化作用であり，すなわち，エネルギーや非常事態で体内資源を使い果たしてしまうことである。もう1つは副交感神経であり，刺激を弱め，同化作用，すなわち休養，および体内資源の再構築とエネルギーの回復を促進させる。ホルモンシステムの場合と同様に，ここでも身体の異なったサブシステムの拮抗関係をみることができる。一方が刺激し，他方が刺激を弱めるのだが，ただこの場合では生化学的作用の結果ではなく，神経作用の結果である。ホルモンと神経はいっせいに身体と心をコントロールし，それらの効果は大いに重複している。

生理的レベルと心理的レベルの不鮮明さ

　セリエは，GASを起こすものは，身体的なものであるばかりでなく，心理的なものでもあるかもしれないと提案した。言い換えれば，この複合的な防衛システムは，身体的有害因子によってばかりでなく，「心理的な害や脅威」によっても引き起こされうるということである。心に浮かぶものが身体に害を及ぼしうるという考えは新しいものではない。これは古代哲学者によって，また現代医学によって想定されている。1つのバージョンは，著名な医者であるサー・ウイリアム・オスラーが20世紀の初めの10年に書いたもので，激しい仕事と快楽の生活は，人々を慢性的ストレスと緊張にさらし，心臓病にかかりやすくすると提案した。これはタイプAパーソナリティについての，関連した仮説の明白な前触れとなった(Hinkle, 1977)。

　生理的ストレス反応が心理的起点をもっている可能性があるという原理は，生理的ストレッサーと心理的ストレッサーの間に引かれるべき一線を不明瞭

にさせる傾向がある。社会的ストレスと心理的ストレスの差異と同様に，生理的ストレスと心理的ストレスも明確に異なった分析レベルで機能し，それぞれの分析レベルは個別の概念や観測を引き出している。生理的防衛の原因が心理的であるとき，身体的プロセスではなく，心理的プロセスがGASを引き起こし，あるいは支えるため，GASを導くプロセスは間接的になる。そうすると，我々の分析は認知的媒介の原理に従う必要がある。

同じプロセスの2つのバージョンではあるが，心理的出来事と生理的出来事が分離され，区別されるという提案は，生理的有害因子と心理的有害因子の区別をつける困難をもたらす。たとえば，体温や湿度の変化をもたらし，また他の身体的要求をする運動は，高まった心拍数，血圧，呼吸数などといった，心理的ストレスや情動が引き起こすのと同じような身体的変化を示すからである。

もし心理的反応を生理的反応の原因とするならば，身体的原因を除外する必要がある。そのため，心理的ストレスが実験室で研究される場合，身体的要因を一定の状態に維持し，被験者の緊張をほぐし，動きを最低限に留める必要がある。これら実験上のコントロールは，身体的原因の変化を除外もしくは大幅に減少させる。同様の潜在的混同が，身体的疾患を心理的原因に起因させようとする取り組みを複雑にさせる。ストレス，情動，病気に関するこの課題は第10章でより詳細にとりあげることにする。

身体的原因と心理的原因の混同は，セリエの概念であるGASにとっては扱いにくい問題を課すことになる。環境が有害な場合，通常動物や人は害や脅威の存在を感じとる。しかし，生理的ストレスと心理的ストレスの2種類のストレスは身体において異なった結果をもたらす可能性があり，これはセリエによって見逃された可能性である。

飢えた実験用の猿が，えさの時間になり，コントロール用の猿がえさを与えられているのを見ると，通常は非常に怒る。彼らの檻の中の温度を急速に上昇させると，熱が相当の生理的変化をもたらす以前から身の上に明らかな危険を感じとり，情動的になる。もし，男性がトレッドミル（室内ランニング装置）に乗せられた場合，生理的に挑戦させられている事態に加えて，自己のできばえに無我夢中になる傾向がある。特に異性の友人が立ち合ってい

たり，魅力的な女性看護師が実験をモニターしている場合である。これらすべてが身体的ストレッサーと心理的ストレッサーの混同を例証している。

メイソンら（Mason et al.,1976）は，これらの2つの分析レベル間の混同を消去させるように構成された非常に興味深い研究を発表した。霊長類の動物を，危険が存在することを認識させない状態で熱や断食のような害にさらし，身体的に激しい運動をさせた。コントロール用の猿にえさが与えられている間，飢えた実験用の猿には，彼らを落ち着かせる非栄養擬薬が与えられた。檻の中の温度を上昇させるときは，彼らが恐怖感を感じないよう，徐々に上げた。そして，トレッドミルに乗せられた男性被験者は，自己の競争的自我が表れない程度にスピードを抑えられた。このようにして，身体的ストレッサーを心理的ストレッサーと別々にすることによって，心理的ストレッサーの汚染なしで研究できるようになった。

これらの研究者は，身体的な害の場合，コルティコステロイドの分泌は最小限に留まるか，まったく消失するが，動物が害や恐怖を感じた場合，コルティコステロイドは力強く活性化され，結果的に2つの原因の混同を生み出すことを発見した。脅威は，それが生み出す不安のような情動によって身体に影響を与えうるけれども，まだ現実化していない潜在的な害であるから，まったく心理的なものであることを我々は理解する必要がある。身体的ストレッサーの実験では，セリエが予測したように，概して大量のコルティコステロイドの分泌はなく，一方で，心理的ストレッサーの実験では大量の分泌があった。皮肉にも，この結果はGASのコルティコステロイド反応が心理的脅威の特別な産出物であることを示している。

この解釈と並列して，サイミントンら（Symington et al., 1955）の古い研究は，無意識の状態が身体的ストレッサーの副腎への影響を除去すると示唆している。傷害または病気で死にかけている間，意識不明状態の患者は正常な副腎皮質レベルを示した。すなわち，解剖で査定されたように，彼らのコルティコステロイドは上昇していなかった。対照的に，死のプロセスの間意識があり，おそらく何が起きているかを意識していた者は，副腎皮質の活性化の変化をみせた。したがって，何が起きているかの心理的意味に関するいくらかの心理的認識が，意識的知覚や評価と似たように，GASの副腎皮質の変

化を引き起こすために必要であるようである。

　1955年に，セリエはアメリカ心理学会に講義をするよう招かれた。彼は自身の理論について心理学者の知識や関心を広め，生理的ストレスばかりでなく心理的ストレスに対するさらなる関心を鼓舞する講義をした。その結果，心理的ストレスに対して引き起こされた関心の向上はかなり注目すべきものとなった。文献検索（Hobfoll, Schwarzer, & Chon, 1996）によって，1984年以来，心理的ストレスと対処について29,000を超える数の研究論文が発表されていることがわかった。なお，関連の発表でも「ストレス」と「対処」といった重要な表現がないものは，この数値からは除外されている。

　しかしながら，セリエは心理的ストレッサーがどう身体に影響を与えるかについての理解を援助しただけで，実際にそれがどう機能するかについての理解を援助してはくれなかった。心理的ストレス理論にとっての最も難しい問題とは，心理的に有害なものを明示すること，すなわち，心理的な出来事をストレスフルな（ストレスの多い）ものとし，それによってストレス反応を引き起こす法則を発見することである。第3章と第4章でこれについてより詳細に検討する必要があり，そこで評価のプロセスに関して部分的な答えを提供する。

第3章
心理的ストレスと評価

 従来,心理的ストレスを定義する2つの主要な方法があった。1つは刺激,あるいは引き起こす出来事 ―すなわち,ストレッサー(ストレス要因)― に焦点をおき,もう1つは応答や反応,すなわち,ストレッサーに引き起こされる精神的・身体的反応に焦点をおいた。それぞれ不適切な結果をもたらしている。

心理的ストレスへの刺激と反応のアプローチ

 ストレスを環境上の刺激と定義した場合,どのような出来事がこの定義にあてはまるのかを考える必要がある。この論題を刺激へのアプローチから始めることが賢明であろう。続いて反応へのアプローチを考えることにするが,これら2つの観点は,いずれわかることだが,本当は1つの観点に結びつくのである。

刺激のアプローチ

 ホルムズとラーエ(Holmes and Rahe, 1967)の社会的再適応評価尺度(Social Readjustment Rating Scale)は,最初の現代的ストレス測定尺度の1つで

表3-1 社会的再適応評価尺度

ランク	ライフイベント	ストレス値	ランク	ライフイベント	ストレス値
1	配偶者の死	100	23	子どもの家離れ	29
2	離婚	73	24	姻戚とのトラブル	29
3	夫婦別居	65	25	すぐれた自己業績	28
4	受刑	63	26	妻が仕事を始める・やめる	26
5	親族の死	63	27	学校を終える・始める	26
6	自身の怪我や病気	53	28	生活状況の変化	25
7	結婚	50	29	習慣の修正	24
8	失業	47	30	上司とのトラブル	23
9	配偶者との和解	45	31	勤務時間・状況の変化	20
10	退職	45	32	転居	20
11	親族の健康状態の変化	44	33	転校	20
12	妊娠	40	34	レクリエーションの変化	19
13	困難なセックス	39	35	教会活動の変化	19
14	新しい家族の一員	39	36	社会活動の変化	18
15	ビジネス上の再適応	39	37	1万ドル以下の抵当	17
16	財政状況の変化	38	38	睡眠習慣の変化	16
17	親友の死	37	39	団らんに集まる家族の数の変化	15
18	配置換え	36	40	食習慣の変化	15
19	配偶者との口論数の変化	35	41	休暇	15
20	1万ドル以上の抵当	31	42	クリスマス	12
21	抵当流れ	30	43	小さな法律違反	11
22	仕事での責任の変化	29			

出典：Holmes & Rahe(1967), *Journal of Psychosomatic Research,* Vol. 11, p. 216, 表3。Elsevier Science の許可を得て転載。

あった。それはユニークな概念化をした，特有な尺度化の方法を使用した。このアプローチでは，対処（cope）するために必要とされると思われる努力の量を基盤として，一般的な生活での変化（ライフイベント）を指摘するように設計された（論評と分析は Dohrenwend & Dohrenwend, 1974を参照）。この尺度は刺激のアプローチをとてもよく描いている（表3-1を参照）。

　ストレス反応と対処する必要性を引き起こす環境での出来事　－つまり刺激－　というアイディアは，心理的ストレスを考えるときの自然で興味深い方法である。我々は混乱した情動的(emotional)反応を説明する際に，失業したこと，大事な試験に落ちたこと，他人に侮辱されたこと，負傷したこと，

危害が加えられたことなどをもち出すことを好む。重大な喪失など有害な外部事象を示すことができることが，情動的苦悩，そして引き続き起こる病気や機能障害を正当化する。この場合，例外もあるが，そのような出来事のほとんどは受身な人に起こることではなく，被害者がいくらかは不注意にこれらの出来事に貢献し，上手にあるいは下手に対処しているかもしれないことを，当座は無視しよう。それにもかかわらず，常識的な観点からいうと，生活の変化，特に失敗や喪失は，大多数の人にとって心理的ストレッサーとなり，刺激の定義を例証している。

種々の国からのさまざまなタイプの人々がサンプルとして，ホルムズとラーエにライフイベントに対してどの程度の再適応が必要であるかを評価するよう依頼された。これらの結果が評価尺度の基盤を提供している。最高評価を得た出来事は配偶者の死であり，続いて離婚，結婚などが並び，不動産の抵当(インフレーションを考慮に入れ，尺度では1万ドルと記されているが，長いインフレーションの期間を迎えた1990年代の現在，この抵当の金額はおかしく感じられる)，姻戚とのトラブル，結婚しようとすること，休暇など比較的低い評価を得た出来事で終わることがわかった。

最後の2つの出来事は，休暇のようなポジティブな傾向をもつ出来事も，重要な適応上の要求を生じさせうることを示している。逸話であるが，確かに，休暇に広範囲の旅行をする人が，旅行中あるいは帰宅してから呼吸器疾患に陥ることはよくあり，おそらく旅行からのストレスが免疫機構の能力を弱めることで攻撃されやすくしているためであると思われる。

臨床的あるいは実験用にストレスの量を評定するとき，人々は評価尺度のリストの中から過去1年間にどの出来事が起きたかを指摘するよういわれる。いくつかの大きな生活変化，あるいは，適度の適応上の要求を生じさせる出来事の山積の結果得られる高い得点は，人を約6か月から1年後の間病気にかかりやすくするといわれた。多くの研究の中で論証された実験はこの推測を支持した。しかしながら，少なくとも基本的な原理は妥当だと示す統計的検定の有意性があるにもかかわらず，ライフイベントの得点と病気の相関関係はだいたい.3の範囲かそれ以下になった。確率より予測の価値を高める比率は10%であり，そのため，実質価値をもつには低すぎる。

「ストレス」という表現を好みはしなかったが，ホルムズとラーエの本来の考えは，変化の出来事は適応上の要求を生じさせるので，ポジティブであれネガティブであれ，どのような変化もストレスフル(ストレスの多いもの)である，というものである。しかしながら，その後の研究の成果は，ポジティブな出来事よりネガティブな出来事のほうが病気においてより大きな役割を演じることを示した。

長年健康心理学で，ライフイベントや病気に関する研究に強い関心が寄せられてきた。現在，この関心はかなり衰えた。1つにはこの関心の根拠となった理由の限界と，認知的媒介の時代の中で刺激が中心となったアプローチに問題があり，主には評価（appraisal）と対処（coping）の研究の中で個人差を考慮しなかったことに理由がある。

関心が衰えたもう1つの理由は，ライフイベントのリストが不完全であったことにある。たとえば，子どもの死などの項目はなく，さらに，リストに含まれた項目は，老後に起こる虚弱さや少年の問題にかかわるものは少なかった。その他の種類のストレスフルな経験も重要だが，リストには含まれていない。たとえば，地震，洪水，火災などの自然災害や，戦争，住みなれた土地からの追い立て，移住などの人工的な事象である。

第2章でも検証したように，出来事がすさまじいものであればあるほど，それに続いて心理的混乱が発生しやすい。しかしながら，平凡な生活の中，特に中級階層のコミュニティでは，点数が高い出来事はめったになく，それでもストレスは十分に存在していた。元の尺度を改善するため，改訂されたリストや評価手順が後になってつくられたが，ストレッサーの測定に関する完璧なアプローチは存在しない。まもなく触れるが，「バークレー・ストレス・コーピング・プロジェクト」（Berkeley Stress and Coping Project）の1つのアプローチでは，みたところささいな日常的混乱（daily hassles）をストレスの根源として強調した。

反応のアプローチ

刺激のアプローチと対照的に，ストレスはまた，ストレスフルな刺激に対

する混乱した反応としてしばしば定義されるが，これがストレスの反応的な定義である。我々は圧力，害，脅威を感じたり，混乱，苦悩，抑うつ，怒り，不安，悲哀などを感じると言うが，これがストレスの情動的な反応表現である。生理学や医学はストレスを，混乱した身体あるいは精神の状態のような反応と定義する傾向があるが，これはセリエの GAS を思い起こさせる（第 2 章を参照）。

この論調が単純すぎるという事実を別にしても，完全に循環的な説明である。言い換えれば，刺激の何がストレス反応を引き起こすかという質問に対して答えはなく，同語反復になってしまっている。論調の何が循環的，あるいは同語反復かというと，ストレス刺激が主にストレス反応の存在において定義され，今度はストレス反応が，おそらく元々それをもたらしたとされる刺激に立ち戻ることによって定義されているところである。

要するに，ストレスの刺激はストレス反応の観察から独立して定義されていなかった。あらかじめどの刺激が有害な　ーすなわち，すべての，あるいは大多数の人においてストレス反応を引き起こす力があり，そのために，我々は何が起こっているのかを現実的に理解できないー　性質をもつかといった普遍的な原理は提供されていない。ストレス反応を予測させるには無効な空虚なラベルだけである。

たとえば，配偶者の死のような特定の出来事に，全員が情動的苦悩，機能障害，あるいは病気で，同じ度合いで同じように反応すれば，S‐R定義で正当化するほうが容易であろう。しかし，非常にストレスフルなこのような重大な出来事でも，人それぞれに違う影響を与える。たとえば配偶者の死は，ある人にとっては非常にトラウマ的であるが，配偶者が死にゆく長いトラウマ的期間において非常に苦しむのを見て，一緒にその苦難を味わってきた人の場合，配偶者の死はありがたい安堵をもたらすかもしれない。法則をさらに詳述することなしにS‐Rアプローチを用いても，何が刺激をストレッサーにしているのか定義することはできない。

ストレスに対するこのアプローチの主要な問題とは，刺激をストレスフルにしている要因が，ある程度それにさらされた人の特質によるということである。それが常時存在する個人差の原因であろう。この難題ほどストレスの

関係的な定義が必要とされる実例はない。実際に，ストレス反応が発生するには，ストレスフルな刺激状況と「傷つきやすい人」の両方が必要である。人をこの公式に含むことがこの難題の唯一の解決策となる。そのため，同じ刺激に対する個人差を直接検証していくことにする。(異なる意見として，Hobfall, Schwarzer, & Chon, K-K., 1996を参照。彼らはストレス研究における刺激 – 反応の研究デザインは，主観的評価よりも観察に基づいているため，より科学的であり，また，認知・媒介的見方の流行にもかかわらず，大多数の研究においてその展望はS–Rにとどまっていると主張している)

個人差

科学の任務は，主として，それが存在する特定な状況を超えた一般的法則の探求としてみなされているため，心理学は個人差に関して常にアンビバレント（両価的）な態度をとっている。一般的な法則をとりまく個人の変動は，通常一般的な法則を決定する試みの際に測定の手違いや妨害として考えられる。個人を効果的に扱うには人間の変動性を理解する必要がある。この課題を誰よりも鋭敏に指摘したのがクルト・レヴィン (Kurt Lewin, 1946, p. 794) である。彼はこう述べた。

> 一般的法則と個人差の課題はしばしば，どちらかといえば相反した一線をたどった関連性のない疑問のように思える。しかし，あらゆる予測は両タイプの疑問における配慮を仮定している。個人差と一般的法則の課題は密接に絡みあっているのだ。(科学的)法則とは特定変数と関連した公式で表現されるものである。個人差はこれらの変動が特定の状況においてもつさまざまな具体的価値としてみなす必要がある。すなわち，一般的法則と個人差の問題は，単に1つの問題における2つの局面なのである。これらは相互依存の関係にあり，一方なしでは他方の研究を進行することはできない。

そもそも，ある種の出来事は他の出来事よりも心理的に有害である傾向が

あるという理由で，ある刺激状況がストレスフルであるという主張はなんの論理的・理論的な困難も生じない，と考える人もいるだろう。これらの刺激状況は，多くの，あるいはほとんどの人にとって害や脅威を表すため，我々はこれらをストレッサーとして考えがちである。しかし，際立って強烈なストレス状況においてもストレス反応の度合いや種類は人によって異なる傾向があり，これらの違いを理解する必要がある。1960年代，1970年代になり，心理学は以前と比較して個人差の課題に挑戦する準備ができたようにみえた。この課題を真剣にとりあげた場合，どうなるか検証してみよう。

実質的な個人差の存在は，私が今まで主張してきたように，刺激そのものだけではストレスを定義するには不十分であることを意味している。何が刺激をストレッサーにさせているのかという論議をうまく避けているためである。統計上，あるタイプの出来事がストレス反応を引き起こす確率が高いと言うことは，実はあまり役に立たない。これが真実でない場合，正確にストレッサーとは呼べないだろう。しかし，心理的な有害さは生理的な有害さほど特定するのが容易ではない。

混乱した反応に対する予測に例外が多かったり，強さの変動や反応の多様さが常のことであるなら（普通はそうであるのだが），特徴が明確にされていない一定の人々を除いて，正確性と信頼性をもってストレス反応を予測することはできないし，論理的にはその刺激をストレッサーと呼ぶことはできない。大きな変異からより小さな変異に移動するにつれ，ストレス反応の個人差の度合いと種類は増える。いわゆるストレス刺激によってなぜ反応が変化するのかを言えないということは，その刺激をストレッサーと呼ぶ論理を損なう。法則を基盤とした定義を確立するため，ある人々をストレッサーとしての刺激に「傷つきやすく」し，他の人々を傷つきにくく，あるいはあまり傷つきにくくする特質を，明確にしなければならない。

いわゆるストレッサーに対する反応の個人差の確実な証拠はたくさんある。証拠は，ラザルスとエリクセンのある初期の実験（Lazarus and Eriksen, 1952）によって報告されている。その実験では，失敗の脅威は，パフォーマンスにおける変わりやすさを，普通に増大あるいは減少させるというよりもむしろ，著しく増大させる結果をもたらした。要するに，被験者には失敗に続いてパ

第2部　科学的分析の諸レベル

フォーマンスがよくなった者も悪くなった者もいた。まるでストレス状況がある者のパフォーマンスを向上させたり，または他の者のパフォーマンスを悪化させたりして人に影響しているようであった（図3-1を参照）。この事実とその後の研究の結果，いわゆるストレスフルな刺激に対する反応の個人差を考慮したパーソナリティ特性やプロセスを参考にしないかぎり，ストレス下の反応は予測できないということが，次第に明確になってきた（この種の研究の初期の概観として Lazarus, Deese, and Osler, 1952 も参照）。

ところで，第2章でフックの考えを論述したが，彼は重圧への抵抗力の要素である金属の弾力性に関するそれぞれの差異に関心を抱いた。さまざまな種類の鉄がこれを例証してくれる。鋳鉄は硬くてもろく，すぐ壊れてしまうが，錬鉄はやわらかく，順応性があるため，壊れずに折り曲げられる。この物理的差異は，心理的ストレス下における個人の弾力性の差と，心理的苦痛や機能障害に対処する多様な個人の能力を，適切な比喩で提示している。

ある者はこれらの差異を刺激状況の変動性に起因させようとするだろう。そもそも，ある2つの状況がまったく同じであることはありえない。我々が社会的相互交流（social transaction）の中で品位を落とされた場合，このよ

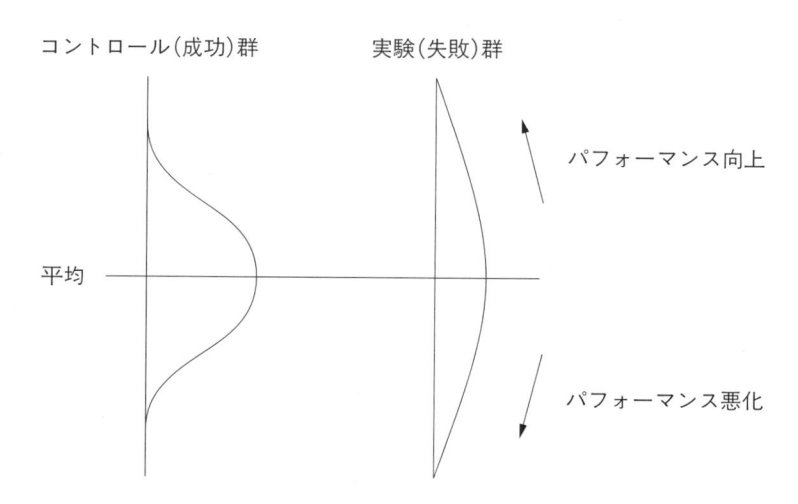

図3-1　ストレス下でのパフォーマンスにおける個人差
出典：Lazarus & Eriksen（1952）

うな攻撃的内容が詳細にわたって2度目も同じであることはない。また，我々が重要な仕事の面接を受けるというような不確定な脅威に直面した場合，このような状況が再び起きたときには，異なった質問事項をもった違う面接者がいるだろうし，あるいは我々は面接を受けることにもっと自信をもっているかもしれない。

　それにもかかわらず，我々が怒りや不安で反応するとき，詳細よりも全体的な意味のほうが重要になってくる。何が起こっているのかについて人が形成する意味が，ストレス反応を引き起こすのに重要なのである。我々は人間的社会関係の多く，あるいはほとんどをすでに経験しており，おそらく再度経験することだろう。多くの場合，我々が自身の個人的ウェル・ビーイングのために新しい経験の重要性をどう評定するかは，詳細に差異があったとしても基本的には変わらない。

　環境上の出来事について人が形成する心理的意味が，ストレス反応とそれが引き起こす情動の中心的原因である。この中心的原因は末端的原因と対比することができる。「中心-末端」特性は，個人的関連性や心理的親密さ，すなわちその人にとっての意味に沿って思い起こすさまざまな出来事に関連している (Jessor, 1981)。出来事の個人的な重要性が，ストレス反応の「中心的」原因なのである。

　対照的に，「末端的」という表現は，階層や性のような大きな社会的分類にあてはまる。それは文字どおりに，また比喩的に，その人から，あるいは，より適切にはその人の関心事から遠ざかることを意味している。社会的階層や性のような広範囲な社会的分類では，それに所属している個人がある出来事をどう経験するかについて我々が言及することはできない。これらの末端的変数においては，意義を共有する可能性は増すかもしれないが，それらは社会的分類の中のすべての人にとっての，同様の個人的な重要性あるいは意義を伝えない。男性もそうだが，女性は皆同じような反応をするわけではない。同年代の人や貧しい人や裕福な人に関しても同じことがいえる。このようなメンバーシップにおける分類は，同じような価値観，目標，信念の存在を予測するには幅が広すぎる。個人が何を考え，感じ，どう行動し，反応するかを知るには，より多くの知識が必要である。ライフイベントや自然災害・

人工災害のようなストレス刺激は，同じ理由で末端的である。人はそれぞれこれらに異なった反応をみせる。

ストレスの測定の基礎としての，大きなライフイベントや環境上の災害には，まだ論述していないさらなる問題がある。我々の日常生活はストレスフルな経験にあふれているが，これらはホルムズとラーエのアプローチで主張されたような大きな生活の変化ではなく，これらの日常的経験の多くが，いくつかは表面的には小さな刺激物であったり，日常的混乱であったりする，生活における慢性的，あるいは頻発する状況から引き起こされる。

1980年代における「バークレー・ストレス・コーピング・プロジェクト」の研究では，これらの状況を「日常的混乱」(daily hassles)と呼んだ(Lazarus, 1984)。たとえば，ペットの犬が応接間のじゅうたんに吐いてしまったり，思いやりのない喫煙者と遭遇したり，通勤で遅れたり，過度の責任を背負ったり，孤独だったり，配偶者と口論をしたりなど，人をいらいらさせたり，怒らせるような，みたところではささいな出来事のことである。これら慢性的，あるいは頻発する出来事は，ストレスフルにもなり，手に負えなくなってしまうことがある。混乱が起きたと認定した場合，その人はすでにその出来事がストレスフルな意味をもっていると解釈しているのだ。そのため，起こった出来事は，その人の価値観，目標，状況的意図，信念などと関連して認識されることで，ストレスの中心的原因となる。

日常的混乱は，離婚や近親の死などといった大きな生活の変化と比べてそれほど劇的ではなく，また，混乱を構成する要因は人それぞれ大きく異なるが，我々の研究は，混乱が，特に，「傷つきやすい」特別な部分に山積されたり，触れたりした場合 (Gruen, Folkman, Lazarus, 1989)，ある人々にとって非常にストレスフルで，その人の主観的ウェル・ビーイングや身体的健康にとって非常に重要なものになりうることを示した (DeLongis, Coyne, Dakof, Folkman, & Lazarus, 1982; Kanner, Coyne, Schaefer, & Lazarus, 1981)。

この意味を理解するには，何がそれをストレスフルにするのかという我々の認識に磨きをかけるために，人が傷つきやすい物事に影響を及ぼす，パーソナリティの変化を知っておく必要がある。これらを手短に挙げてみること

にする。対処する資源に関連するものなどパーソナリティの特質のいくつかは、ストレスの有害な影響に対抗する効果をもっていることが知られている。それらの中のいくつかとして，自己効力（Bandura, 1977, 1997），構成的に考える能力（Epstein and Meier, 1989），頑強性（Maddi and Kobasa, 1984; Orr, Westman, 1990），希望（Synder et al., 1987），身につけた機知（Rosenbaum, 1990），楽観性（Scheier & Carver, 1987），首尾一貫性（Antonovsky, 1987）などがある。

ストレスを定義するに際して，人を考慮に入れた関係的アプローチを取り入れなくてはいけない。私が前に，ストレスは環境上の状況のみに依存しているのではなく，人をストレスに傷つきやすくする要因にも依存していると述べたとき，続いて説明する関係的アプローチを予期していた。これは評価と主観的アプローチの概念を説明するときでもわかるように，個人差の課題における解決策のほんの一部である。ストレスのプロセスの個人差に効率的に対処するには，関係的アプローチと，その人物の視点から何が起きているのかを把握することの両方が必要となる。

ストレスへの関係的アプローチ

関係的な考え方は，我々が刺激と反応を分離するか，それらを結びつけてS-R心理学とするかにかかっている刺激と反応の定義および個人差のジレンマに対して，2つ目，あるいは3つ目の選択肢を提供する。刺激と反応は常に結合されているため，分離させることにあまり意味はない。SとRを結合させた場合，関係的アプローチが2つ目のストレスへのアプローチになる。

ストレスフルな人と環境の関係を考える場合，環境上の要求とそれに対処する人の心理的資源の力の相対的なバランスを検討することがよい方法であろう。シーソーが適切な類推を提供してくれている。環境上の負担がバランスポイントあるいはてこ台の一方に置かれ，その人の資源がもう片方に置かれる。環境上の負担がおおむねその人の資源を超えた場合，ストレスフルな

関係が存在する（図3-2を参照）。

　シーソーの類推が，フックの環境上の負担と緊張の概念に適していることに注目してほしい。彼の概念は，負担の相対的重さと物理的物体の抵抗力の比較を巻き込んでいるため，ストレスに関する真の関係的な見方である。心理的ストレスでは，害・脅威・挑戦への環境上の要求の力と，これらの要求に対処する人の心理的資源　－実際には，個人的な傷つきやすさ，あるいはストレスフルな結果に対する抵抗力による－　が比較される。

　もしもその人の資源が要求とだいたい同等である，あるいは勝っている場合（図3-2のA），その状況はストレスを引き起こすものではない。しかしながら，この場合，思いがけないストレスの根源が現れる可能性がある。すなわち，かかわるものが欠如し，したがって，倦怠や退屈になることである(図3-2のB)。

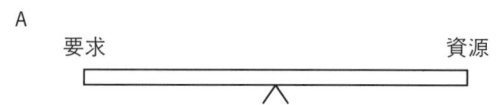

A

要求　　　　　　　　　　　資源

要求と資源の間のバランスのよさは、ストレスが適量かあるいは存在しないことを示す。

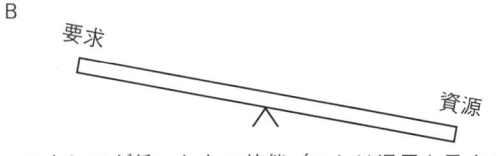

B

要求

　　　　　　　　　　　　資源

ストレスが低いときの状態（これは退屈を示すこともある）

C

　　　　　　　　　　　　資源
要求

ストレスが高いときの状態

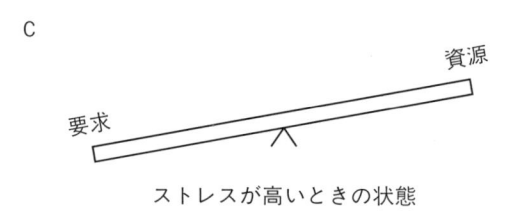

図3-2　ストレスとシーソー

この観点からして，個人が簡単に対処できない要求に対して苦闘しなくてはならない場合，ストレスは強烈であるといえる。したがって，ストレス情動である不安が起こりやすくなり，その人が外界に効果的に対処できる自分自身の能力に自信がない場合，不安はより強調される。この考えはバンデューラ（Bandura, 1997）により，彼の自己効力の概念を通して十分研究されてきた。グリーンバーグら（Greenberg et al., 1992）は，苦しい電気ショックの予期のようなストレッサーに直面したとき，自己尊重（自尊心）によって不安が減少することを例証した。

　資源に対する要求の割合が大きくなりすぎると（図3-2のC），強いストレスどころかトラウマとなってしまう（この違いについての論述は第6章を参照）。人は直面した要求に対処するのに無力さを感じ，結果的に恐怖，絶望，抑うつを感じるようになってしまう。

　しかし，心理的ストレスを考えるときに，シーソーや橋の負荷を支える力などのような類推は，そのまま受け止めないよう慎重でなくてはいけない。教訓的な意味では役立つが，物理的・生理的・心理的ストレスに適用された多くの場合，誤解を招きやすい。物理的ストレスと生理的・心理的ストレスの主な違いとは，非生物と生物の違いにある。さらに，もう1つの違いは，ホメオスタシスのような無意識的な生理的プロセスと，評価する心が個人的価値観，目標，信念などに基づいて状況の解釈をしなければならないストレス状況との違いである。

　このように，フックの物理的物体，荷重，ストレス，緊張に関する工学的分析は，橋や鉄のような非生物で心をもたない物体に言及している。橋が環境上の負荷によって変形（緊張）した場合，安全の範囲内で自由に揺れ動きながらもばらばらになって落ちることには抵抗があるかもしれない。しかし，このようなストレスに対する抵抗力は，物理的な建築工事と建材物による無意識的な結果であり，誰かの心による意図的なものではない。生理的ストレスでは，生体は体内均衡を維持・回復する目的で無意識的プロセスに関与している。

　けれども，心理的ストレスでは，状況をさらに複雑にする新たな要因が加えられる。それは，心理的有害さ　−言い換えれば，害，脅威，挑戦−　の

評価に関連している。これは心の産物である主観的概念であり，既述したように，人それぞれ評価が大きく異なる。したがって，シーソーの比喩は物体の重量の測定のようには適用できない。人の心理は出来事の重要性を評価し，ストレスに対処するため，活動的に苦闘しているのだ。

そのため，橋や金属一般の物理的特性は，ストレスと緊張の類推として役立ち，我々の理解を深めてくれるが，類推されるものは同一のものではない。また，双方とも攻撃からシステムを守っていることから，GASによる身体の防衛は，人がどうストレスに対処するかの効果的な類推を提供しているようではあるが，心理的レベルでの出来事が本当に脅威を示しているかどうかを判断し，その状況に対して役立つ対処法を評価するには，それを判断する心が必要になってくる。これらのプロセスは，類推が提示するものと，ある箇所では同様であったり，類似しているようだが，同一のものではない。

私が以上に述べた事柄は，個人差の問題における解決策の他の重要部分を指摘している。この部分は，何が起こっているのかの重要性を個人の観点から評価するプロセスを基準に，関係的原理を超えた主観的アプローチを用いる必要がある。人と環境の関係が評価の主観的プロセスと結合されるとき，我々はその関係の個人的重要性の中心に位置する「関係的意味」(relational meaning) に触れるのである。

関係的アプローチの基本的教義は，ストレスと感情が，人と環境との間の特定の種類の関係を示しているということである。ある関係がストレスフルとなるには，特定の状況がそろっていなけれならない。人は環境から何かを望まなくてはならない。すなわち，嫌悪的な結果を回避しようとしたり，重要な目標や期待の満足感を得るため，ある結果を得ようとすることである。これらが，心理的ストレスが基づいている関係的意味である。私は，結果に関する期待が依存する，個人の目標と目標の階層，自己や世界に対する信念，個人的資源は，人によって大きく異なることを付け加えておきたい。

人は，ある出来事のために重要で献身している目標や，状況における意図が失敗したり，危険にさらされたり，あるいは大きな価値をもつ期待が破れたときにのみ，ストレス状況におかれる。ストレスの度合いは，部分的には，これらの目標への献身の強度に関連し，また，築き上げられた信念や期待に

関連している。それは実現したりも破られたりもする。関係的アプローチは，環境に加えて個人的特質，そしてこれらの相対的な重要性を考慮している。関係的意味は，出来事に関する個人的重要性についての主観的評価に基づいて，ストレスのプロセスに必要な他の部分を提供してくれる。

バラチャーとノバック (Vallacher and Nowak, 1997) は，最近，いわゆる動力的社会心理学における関係的アプローチについて書いた。そのような見方を古いと考える者もいるだろう。彼らはこう述べている (pp. 75-76)。

> 確かに，状況的要因や刺激が，対人関係の考えや行動に対して，その人の動機，目標，関心，そして他の内部的機能とは独立して，どのように影響することができるのかは想像しにくい。これに関して，心理学者が行動予測の議論の中で［人 X 状況］(Person X Situation) との相互作用の重要性に言及することは，ごく普通のことになった。

すべての心理学 －社会心理学も含む－ によって認められるアプローチとはどのようなものであるべきか，これに関しては彼らは間違っていない。しかし，第1章でも述べたように，相互作用は関係的意味とは同一ではなく，また，確かこの見解は早くて1930年代には主要研究誌で紹介されている。しかしながら，今日においてさえ，リップサービスを超えて，この見解を念頭におきながら研究をデザインするほど，それを十分真剣に受け止めた研究は少ない。そのうえ，科学をうるさく宣伝する心理学者は，いまだに関係的意味における概念や，主観的な測定がデータの根源であることに不安を抱いている。

第2章で，ストレスと情動における認知的-媒介的-関係的アプローチの簡潔な歴史と論点を述べてきた。個人差が提示する問題によってこのアプローチをつくり出す必要性が出てきたのである。これを正しく理解するためには，評価の構成をより深く検討する必要がある。なぜならそれは，評価，対処，関係的意味の観点からみて，心理的ストレスおよび情動の理論的中核にあたるからである。

評価に先行する状況

これ以上進む前に，ストレスと情動に影響する本質的な4つの環境変数 ― すなわち要求，抑制，機会，文化― そして，評価のプロセスを通して我々の反応に影響を与え，これらと作用する人的変数を検討してみよう。

環境変数（environmental variables）

要　求

要求は，ある特定な行動を行わせ，社会的に「正しい」態度を示させようとする社会的環境からの暗黙のあるいは明白な圧力から成る。社会的習慣に順応すること，仕事に求められることを実行すること，勝ること，愛し愛されること，思いやりをもち親切にすること，尊敬されること，子どもを育てること，家族の幸福を願うこと，一貫性と誠実性をもって生きることなど，我々は多数の要求をされている。これらの多くの要求は後で内面化されるため，主な圧力が外面的なものか内面的なものか，しばしば区別がつかなくなる。

環境的要求と，これらが引き起こす心の中の希望と信念との葛藤は，心理的ストレスの最も明らかな原因である。環境的要求とそれらに対する葛藤にどのように対処するか，そしてその努力によって引き起こされる情動は，我々のモラール，社会的機能，身体的ウェル・ビーイングに影響を及ぼす。

抑　制

人がとるべき行動を定義する社会的要求と違い，抑制は人がとるべきではない行動を定義し，罰によって強化されている。たとえば，我々は腹が立ったときに，身体的な暴力をふるうことを禁止されているが，その反面，ほとんどの社会では仕返しの暴力が，社会的地位と自己尊重を保持するため認め

第3章 心理的ストレスと評価

られ，ときによっては必要ともされる状況が存在する。
　私は，アメリカの西部劇の映画で描かれ，また，映画「シェーン」で示されたような暴力の道徳について，イギリス人のジェーン・トムキンス（Jane Tomkins）教授が描写したものをいつも楽しんでいる。それは，複雑な構造とかなりの微妙さをもった暗黙のルールを示唆している。彼女は暴力の正当化について次のように書いている(1989, pp. 33-34)。

> （その映画における）この一連の構成は，無数の小説と映画によって再現されている。そのパターンは常に同じである。ヒーローは，初めに言語的，身体的な侮辱を受け，仕返ししたい願望を慎み，彼をばかにしている者たちに対する倫理的な優位性を証明する。ヒーローは決して敵をばかにしない。するとしたら，それは敵がある一線を越えた後である。もちろん，これがいつもの流れであるが。誰であろうと，悪人は最終的に許されるべきではないことを犯すため，ヒーローは同じようなやり方で報復をしなければならない。挑発が行き過ぎたこの時点で，仕返しの暴力は単に正当化されるのではなく，義務となる。今度は，暴力の禁止にそむかないことが，違反行為となってしまう。この瞬間に感じる最高の正義感はとても気持ちのよいものであり，殺人行為と区別しにくい。この2つはほとんど同じものであるともいえるだろう。

　社会的地位と民族性（エスニシティ）によって，怒りと攻撃に関するルールは異なる。中流階級的な価値観は身体的な攻撃を拒絶するが，自己防衛としては受け入れる(評価さえする)。しかし，挑発されたとしても，ある種の言語的な攻撃は許されない。これらに関する価値観は，親によって子どもに教え込まれる（Miller & Sperry, 1987）。攻撃はそれを生じさせた攻撃に照らして，適切な量を超えてはならない。
　社会的抑制の中で興味深いものは，対処プロセスを容易にしたり，妨げたりするものである。社会的標準（たとえば地域または会社）を逸脱する方法でストレスに対処しようとするとき，個人的に効果がありそうなものでも規制しなくてはいけない行動がある。抑制が葛藤を引き起こすかどうかは，個人のニーズと社会制度の価値観との間の適性に依存する。適性がよくない場合，それらはさらなるストレスの原因となり，ストレスの対処法を制限する。

人々のストレス対処プロセスを促す社会制度は，対処プロセスを阻止してしまう社会制度より高く評価されやすい。

　たとえば，働きすぎがストレスの要因となっている人の場合を考えてみよう。この人は働きすぎのため，家族に対しての責任を果たせず，その結果，ストレスの全体的な量が増えている。普通，働きすぎに対処する最適な方法は，重要度の低い責任を無視することである。しかし，ある人はそのことによって上司の不興を買ってしまうと考えるかもしれない。それは，その労働者の職，昇進や昇給の可能性，または単に職場で認められて，尊敬されたいという願望を脅かすようにみえるかもしれない。働きすぎによるストレスと上司によく評価されたいという気持ちをどう解決するかは，深刻なジレンマである。

　これらのような社会的抑制は，労働者の想像上でとらえられるかもしれない。たとえ，抑制が現実というより想像されただけであったとしても，労働者は物事の見方を変えることができないかもしれない。そして，それゆえ彼らは，職務ストレスを和らげるような行動が，雇用の危険を必然的にともなうようにみえるために，そうした行動をとることができないかもしれない。たとえば，上司に助けを求めたら自分に対する上司の評価が下がることや，上司に偏見をもたれることを恐れて，助けを求めようとしない。このような状況においては，抑制の要因が元々外面的なものであったとしても，そうではなくなる。この人の抑制は個人的な価値観と信念に基づいており，場合によっては間違った推論から導き出されている。

機　会

　評価に影響を与える本質的な環境変数の3つ目には，機会がある。機会は，幸運なタイミングのよさによって生じるが，機会を機会と認識する知恵にもよる。機会を有効活用するためには，適切なときに適切な行動をとることが要求される。我々は機会との出会いとその活用を，準備的な行動によって促すことができる。また，生活をし，働きながら必要なスキルや知識をつけていくために最も適した社会的環境を選べる。たとえば，興味をもっている分野において教育を求めることなどである。このように，運のよさと環境に対

する自分の位置づけとが偶然に結びついた時点が機会である。これは人と環境の要素に焦点をあてて，有益な適応の結果を予測するために用いられる関係的な分析手法の効果を示すよい例である。これに関しては，また後ほど記述する。

文　化

　これは，文化人類学と文化心理学に関する主題である。情動における文化的要因の役割は，この約10年間非常に話題を呼んだ課題である。これは，ルッツ，ホワイト (Lutz and White, 1986)，カギッツベイシー，ベリー (Kâgitçibasi and Berry, 1989)，マーカス，キタヤマ (Marcus and Kitayama, 1991)，メスクィータ，フリーダ (Mesquita and Frijda, 1992)，シェーラー，ウォールボット，サマーフィールド (Scherer, Wallbott, and Summerfield, 1986)，シュウェーダー (Shweder, 1991) などの最近の評論や論文で例証されている。

　その他，文化と情動に関して多くの特殊なとりあげ方も存在している。たとえば，恥，罪悪感，当惑，プライドのような，いわゆる自意識情動のことである。これらの強烈な文化的決定要素は，キタヤマ，マーカス，マツモトやウォールボット，シェラーやミヤケ，ヤマザキ (Kitayama, Markus, and Matsumoto, Wallbott and Scherer, Miyake and Yamazaki) による論述も含まれたタングニー，フィッシャー (Tangney and Fischer, 1995) の教育的な書籍で説明されている。さらに興味深い課題として，個人主義と集団主義の文化の違いがU. キム，トリアンデス，カギッツベイシー，サン・チン・チョイ，ユーン (U. Kim, Triandis, Kâgitçibasi, Sang-Chin Choi, and Yoon, 1994) によって編集された書籍に反映されている。個人主義を強調する文化 (アメリカなどの西洋社会) と集団主義を強調する文化 (日本，韓国，中国などアジアの社会) の違いは，比較文化の研究で何度もとりあげられるテーマである。(独立対相互依存のような) 自己の感覚は社会によって異なることから，恥，罪悪感，プライド，怒りは，比較文化の研究において好まれる対象である。

　タングニーとフィッシャーの書籍のキタヤマ，マーカス，マツモト (Kitayama, Markus, and Matsumoto, 1995) の章は，文化的差異の予測における理論的

根拠を提示している。筆者たちはこのような結論を下している (pp. 458－459)。

　　情動は行動志向であり，脚本のような構成要素が同時に外部状況と内部感覚両方に反応する (Kitayama & Markus,1994)。情動の体験は，社会的関係によって構成され，また，社会的関係を構成している。この観点から，情動は，社会的内容の1つの主な要因に沿って変化するもの，つまり，独立と相互依存の仮説と実践のことである。我々は，進行中の関係の中で，自己に従事あるいは関係する程度において，情動が実際変化すること，そして，それによって他者と自己の相互依存を促進させたり（社会参加），あるいは，このような関係から自己を解放，分離させ，それによって関係からの自己の独立を促進させたりする（社会非参加）ことを主張し，例証した。我々は「自意識」情動や「他意識」情動が，この社会的志向の要素に従って非常に異なった社会的機能をもっているということを提示した。我々はまた，この社会的要素を考慮に入れることにより，文化間で異なる情動的プロセスの構成に，新たな光を投げかけることが可能になると指摘した。

　私はこれらの社会で育った個人のストレス，対処，情動に影響する重要な文化的差異があることに異議は唱えないが，比較的少ない（私の意見では）データが情動に関する文化的差異の主唱者によって，あまりにも楽観的に解釈されたように思える。データの大半は国や人種の文化的価値観を再び述べているだけのようだ。多くのデータは，ストレスを引き起こしたり，情動的相互交流の現実的な原動力を表現するのではなく，ただ自身の文化の正式な価値観を述べた人々の報告に基づいている可能性がある。

　それに加えて，通常報告される文化間の差異は統計的に有意だが，比較対象となる文化の被験者たちの分布が大きく重なっているため，実際には小さいといえる。これらの重複は通常報告されていない。たとえ差異の解釈が正確だとしても，人々の実際の実験範囲と実験への彼らの参加を大げさに伝えている傾向がある。

　マウロ，サトウ，タッカー (Mauro, Sato, and Tucker, 1992) による本質的な研究によると，香港，日本，中国，アメリカの4国民の評価内容や情動を比較し，本質的に否定的な結果を得た。コントロールの評価変数，責任，期待される努力に関する違いは多少あったものの，これらのグループにおい

第3章　心理的ストレスと評価

て差異はほとんどなかった。

　この著者たちは情動プロセスにおいて明確な文化差を見つける予定で研究を始めたが，それに反対の立場をとる意見に確信をもつようになった。その意見とは，評価理論でも分析されたように，さまざまな情動を引き起こす心理的プロセスにおいて人間の普遍的特性を強調しているものである。なぜなら，この研究は表面的な質問紙法に依存していたために，他の多くの研究と同様に，確信をもてる思慮深い回答を提供する理想的なものとしてデザインされなかったからである。

　比較文化の研究結果の典型的な解釈に関する私の疑念が最近になって出版された（Lazarus, 1997）。そこで私は，文化心理学者や人類学者が，同じ文化に育ち，住んでいる人は皆同一の価値観，信念に同意し，あるいは，同じ情動的，対処プロセスを共有しているかのように，文化を完全に統制された1つの概念として扱っていることに不安を示した。アメリカは，多くの他国と同様，多民族国家である。多様な民族やサブカルチャーを包含しているため，確信をもってアメリカ人という1つのグループの人々が同じ出来事に対してどう考え，感情的に反応するか断定できない。

　我々は，明確なドイツ人，アメリカ人，日本人の特性があるという，1940年代，1950年代の「国民性」が批判され，大げさで循環的であることから放棄された，過去の過ちを繰り返してしまう危険性がある。そこでは論述されたことが外的文化環境なのか，あるいはそこに住んでいる人々のパーソナリティによって内面化されたものだったのか区別がつかなかった（社会構成がどのようにして人々の特性の一部になるかは Kelman, 1961 と House, 1981 を参照）。しかし，今日の社会的に正しい立場は，文化や人種間の異なった見解を理解し，保護していくことである。

　多民族社会や多文化社会の概念は，少なくとも以前まで一般的に考えられてきた以上に，韓国，日本，中国などのアジアの国々にもある程度，適用することができるだろう。私は最近，大規模な逸脱した宗派を基準に日本人同士の大きな違いの現れに関心をもった。ここではアメリカのメディアで注目を浴びた2つの日本の宗派，オウム真理教（最高位の真実）と創価学会（価値を形成する社会）のことをいっている。東京の地下鉄で強烈な神経ガスを

使って多くの人を殺したオウム真理教は，最終的なハルマゲドン，そして日本とアメリカの戦争のためにロシアのタンクや細菌武器で軍隊を形成する無分別な任務をもつ宗派として特徴づけられている。

　我々のニュース情報によると，創価学会はより勢力と富を多くもった宗派である。日本では何十年にもわたって活動し，自身の政党をもち，さらに日本では800万人の信者，アメリカでは30万人の信者がいると主張している。この数値が高すぎるとしても，明らかにオウム真理教に比べて大きく，残りの日本人とまったく違う価値観や信念をもっているようだ。

　私がこれらの集団をとりあげたのは，日本におけるこれらの集団の規模と存在は日本文化が我々の思っていたほど一枚岩ではないことを示しているからである。この観念は，文化心理学者が強調した，多くの日本人が多かれ少なかれ，似たような，あるいは共通した価値観や信念に基づいて考えている，ということに異議を唱えている (Kitayama and Masuda, 1995; Marcus and Kitayama, 1991; Shweder and LeVine, 1984を参照)。

　『心理学年報』(*Annual Review of Psychology*) の中のある章で，ボンドとスミス (Bond and Smith, 1996, p. 227) はこの異議を実際論述した。

> 研究者は，[文化X]が特定な価値観をもっているのだから，その文化の中で暮らす者はその価値観に同意していると推定している。「国家やその中のさらに小さな社会システムの中で広がっていく文化的異質」に基づいて，著者たちはこの考察を根拠の薄いものと考える。

　もう1つの複雑さとは，1つの社会の中でも，要求は，確かな社会的偽善とともに，すなわち，口で言うことと行動や感じられていることが矛盾しているときに,矢面しのぎのため敬意を表されることが多いということである。適応のための相互交流で，道徳的基準を維持することは常に単純な選択ではなく，葛藤しているいくつかの価値を比較することになる。これらの事柄に関してナイーブな判断をする人もいるし，より洗練された判断をする人もいる。または，彼らは社会的偽善や価値観の困難に気づいているにもかかわらず，自分で自分に非常に高い基準を設定する。さらに，自分が逃れられる事

柄をきちんと把握しており，自分の行動に対して直接脅威を受けていない限り，自己正当化する必要のないまま実行していく人もいる。

社会的規則や礼儀正しさは，相当な範囲，人々の社会システムの要求や抑制に従う意欲に依存している。これは従順を確実にするものではない。社会は一般的に，文化や法律の違反を罰することで対処している。処罰は時折変化する社会的価値や文化によって軽いものもあれば，厳しいものもある。不承認，収賄禁止，そしてさらに厳しい処罰として，追放，収監，死刑などがある。法律に違反した者には，発見と処罰の脅威が常につきまとい，慢性ストレスの根源となる。

代わりのアプローチは，ある文化の中に住む人々が皆同じ基本的な信念，価値観，目標，対処法をもっているとは考えない。ある文化の人々が同質より異質であるほど，人は特定な見解を共有している個別のグループに一体感を抱き，これらの見解はあれこれの情動で社会的相互交流に反応する傾向，あるいは，特定の対処法を選択する傾向がある。これは，特定の文化の一員であることだけで個人の考え方，行動，情動を決めてしまうことより，優れたアプローチだと私は考えている。

この思考と同じ線に沿って私は，文化学者は，種を基礎にした人間の普遍性を十分に強調していないと考えている (Brown, 1991; Shore, 1996; Tobby & Cosmides, 1990)。私の見解は，私が述べる15個の情動の背後にある関係的意味が，普遍的であり，すべての文化において見つけることができるということである。共通の文化的見解や分岐する個人的目標のヒエラルキーや信念 (Lazarus, 1991, 1995) から生じる挑発的な出来事の評価における差異の結果，各情動が引き起こされる具体的要因は異なることがあるとしてもである。この見解は明らかに論争の的になるものである。

この点について，ついでに私は，比較文化の心理学について論述したカギッツベイシーとベリー (Kâgitçibasi and Berry, 1989) が観察した最近の研究に関する3つの動向を述べることにする。第1に，個人主義対集団主義の主張，第2に，独自の心理学をまだ生み出していない文化の中で適切な心理学を発展させる試み，第3に，文化的普遍性あるいは異文化にわたって人類に共通するものの追求である。

第2部　科学的分析の諸レベル

　　文化人類学者であるショアー（Shore, 1996, p. 8）はこう指摘している。

　　　　対立している利益団体や政治的立場に立つ個人が実在する中，人類学者は，
　　　　あるコミュニティ内で文化がどの程度共有されるか疑問を抱きはじめている。

　　ショアーは，どのようにして環境上の状況である標準的文化がその文化圏に住む人々に伝えられ，内部化されるのかが，人類学の主要な課題であることを認識している。我々はまた，数多くのグループに属し，社交を行っている。それらのグループは，我々がどのように社会的な要求，抑制，機会を処理し，それらを個人的な目標や信念と調和させるのかということを複雑にする。社会システムは1つの声をもって発言することはまれであり，社会の1つの部分あるいはある状況における要求は他の部分や状況においては異なる可能性がある。
　　私は，韓国のソウルでの国際会議を基盤にし，U・キムら（U. Kim et al., 1994）によって編集された個人主義と集団主義に関する興味深い著作を関心をもって読んだ。各章の著者が文化レベルと個人レベルの単調な特質をもった二分法に対して疑問を投げかけていることを，私は喜ばしく思った。彼らは，ある文化の中に住んでいる個人と同様に，文化はその強調点において異なるということを認めているが，個人主義的価値観と集団主義的価値観が非両立的であるという概念を否認した。
　　これら2つの対立した価値観はどの個人においても対立することがあり，状況的背景によって表現されたり，されなかったりする。その場合，反対の価値観に傾いている文化の中においてさえも，どちらか一方の価値観がその個人にとって重要になっている。このような個人にとっては情動的結果が，その人の社会的相互交流から成る特定の人と環境との関係を反映するべきであることをここで加えておきたい。ときには文化的見地以上に反映するべきだが，多くの人は，うわべだが，文化的要求に応じてしまう（個人主義と集団主義の文化的差異に関する見解や研究はDunahoo, Hobfoll, Monnier, Hulsizer, & Johnson, 1998を参照）。
　　何年か前に，私は人類学者であるルース・ベネディクトの今では忘れかけ

られている共働作用の概念にひきつけられていた(Maslow, 1964)。この説は文化制度によって個人が自身やそのグループのための利益をいっせいに確保することができるということまで述べた。アメリカの学校での成績や試験は，曲線で成績をつけられるため互いの得失で差し引きゼロになり，皆互いに競い合う中，Aを獲得する者は限られているため，共働作用に対立している。隣の者がAを獲得した場合，統計上，自分がAを獲得する確率は減少する。

　ベネディクトは，低共働作用文化は非常に積極的で，高共働作用文化は対人関係において慈悲深いということを主張し，アメリカの南西に住む多様なインディアン文化を挙げることによって証拠を提示した。初期研究の特色をもった個人主義と集団主義間の文化的二分法と比較して非常に精巧な見解である。

　情動の覚醒と規制における生物学的な普遍性と社会文化の多様性に関する私自身の提案は，「もしも‐それなら」(if-then)分析に基づいている。それは次に述べるようなことである(より詳細な論述はLazarus, 1991のp. 191~194を参照)。人は特別なやり方で自分と環境との関係を評価すると，認知的対処プロセスによって評価が変わらない限り，評価に結びついた特定の情動が後になって続く。そして2人の個人が同一の評価をした場合，実際の状況にかかわらず，彼らは同様な情動を経験するだろう。私はこれを心理生物学的原理として考える。ここでの生物学的な普遍性とは，特定の関係的意味が特定の情動を導き，各情動が自身の関係的意味，あるいは，私が定義とする核となる関係的テーマ(core relational theme)をもっているということである(この考えのより遺伝子に集中した説明は，Reisenzein, in pressを参照)。

　逆に，文化間の差異やその中に住む個人間の差異は，文化が人間関係をどうみるかという見方の違いによって生じるのである。したがって，ある人にとっては侮辱と解釈するものは他の人にとって違うように定義される可能性があり，文化をわたって多様な情動的反応を引き起こすことになる。怒りを引き起こす状況における関係的意味，すなわち，品位を落とされたり，軽蔑されたりすることは文化にかかわらず同じであるが，同じ社会で育った人々の間でも軽蔑の定義が異なることがある。情動の本質は人間関係がどう評価されているのかに左右される。私はこれを心理社会的原理，あるいは変異性

原理と考える。

　いずれにせよ，私が前述した4つの環境上の要因，すなわち，要求，抑制，機会，文化，そしてそれに加えて人的変数は，害/喪失，脅威，挑戦，対処プロセスなどの評価とこれらから生じる情動に対する潜在的な影響要因としてともに機能する。文化変数は環境上の要因であり，情動を形成することは可能性のみとして存在する。この可能性がどの個人においても現実となるには，文化の価値観や意味が個人の目標や信念の一部として内部化されなくてはいけない。そうでない場合は，コミットメントというよりも単に世間に服従しているだけである（Kelman, 1961）。

　環境上の変数の心理的結果は，評価に関連する状況のいくつかの名目的な　－実質的な内容とは区別されるものとして－　特性によって調整されている。たとえば，出来事の予測性，差し迫る危険，その存続期間，ライフサイクルにおける出来事のタイミングなど，一時的な要因，そして，起こりうることとそれに向けた準備と抑制のためにしなくてはいけないことの多義性などがある。そして出来事のタイミングも1つの要因であるということは，人生の一点で有害，あるいは有益である事柄が違う時点ではそうでないという可能性があることになる。私は差し迫る危険と時間の関係以外，あまり注意を払っていない。

人的変数（person variables）

　環境変数と相互作用する人的変数をここで考えよう。評価を形成するにあたって，3つの人的変数が特に重要になってくる。それらは，目標，目標の階層，自己や世界に対する信念，人間が環境との相互交流にもたらす個人的資源などである。

目標と目標の階層

　動機の特性は，ストレスやすべての情動にとって不可欠である。目標や利害関係なしではストレスや情動が生じる可能性はない。情動とは，適応するための相互交流や人生における人の目標の運命を評価し，価値を見きわめた

その結果である。ネガティブな傾向をもつ情動あるいはストレス情動は，目標への妨げや延期によって引き起こされ，ポジティブな傾向をもつ情動は目標への進歩によって引き起こされる。状況を複雑化するのは，適応するための相互交流に2つ以上の目標が包含されていることであり，それらの目標は互いに対立する可能性がある。そのため，どの状況においても，どの目標が最も重要であり，どれが重要でないか選択しなくてはならない。

　前述した事柄は，情動生活における目標の階層の重要性を指摘している。最も多く，あるいは，最も少なく価値をおいている階層，そして，相互交流でこれらを現実化しようとするときの確率と代価が，あらゆる相互交流の中でその人が達成しようとする目標と，その結果引き起こされる情動を決定する。目標へ向けての競争の敗者に，目標についてのその人の気持ちを質問するべきである。たとえば，その人が達成結果におびえているのか，それとも社会的な結果におびえているかなどについて聞くべきである。情動の結果を理解し，予測するべきならば，この質問に対する返事は重要である。

自己と世界に対する信念

　自己と世界に対する信念とは，我々がどう自己，または世界における自己の立場を考えているかに関連する。これらの考えは，ある出来事との遭遇において何が起こりうるのかという我々の予測を形成している。我々の希望や恐怖を形成することによって，もっともらしい予想と情動を形成する。我々は，相互交流を支配しよい結果をもたらす可能性，目標達成の手段，成功と失敗のための犠牲を考慮しなくてはならない。我々の評価とは常にこういった疑問を取り扱っている。

個人的資源

　人的変数は，欲求の満足，目標達成，そして，要求，抑制，機会により引き起こされるストレスの対処を追求するにあたって，我々に何ができ，できないかということに影響を与える。人的変数は，今日のウーマンリブ運動でいわれている，個人的資源に基づくエンパワーメントと密接に関連している。

　個人的資源とは知的能力，お金，ソーシャルスキル，教育，協力的な家族

や友人，身体的魅力，健康と活力，快活さなどである。多くは生まれつき備わっているが，他は恒常的努力によって得られる。しかし，どちらによるか起源にかかわらず，これらは大いに適応に成功する可能性に影響を及ぼす。

よかれ悪しかれ，個人的資源は安定したパーソナリティ特性になる傾向があり，そのため，我々が人をより適切な方法で対処できるように助けたくても，そのパーソナリティ特性が変化を受け入れにくくする。多くの場合，一変するほど早い時期に変化をもたらすことができない。変化を受け入れられる人は運がよく，受け入れられない人は競争社会の中で不利になる。もしも対処プロセスの知識を利用するのであれば，非生産的な対処方法を生産的なものにする可能性のほうが個人的傾向を資源に変えられる可能性よりも大きいため，ストレスフルな遭遇 (encounter) に直面したときに何が効果的であり，効果的ではないか習得する必要がある。

これを明らかにするには，一般的に人が変えられる特性と，特定の個人が変えられる特性を知ることと，それを達成する方法，または，変化しにくい特性を知ることが効果的である。今までのところでは，これが心理学の大きな謎である。この難題は，近代産業社会とポスト産業社会の，元来の貧困，教育や仕事の失敗，あるいは社会の大部分における適応一般の失敗にかなり例示されている。

評価の構成概念の起源

私が心理的ストレスにおける個人差に関して計画的に考え始めたのは，1950年代，軍をスポンサーとしてストレスの熟練遂行能力に与える影響を研究しているときのことだった。私は，ストレスを引き起こす要因における多様性の根源と，それがどう人の機能に影響するかは，個人がどう出来事の個人的重要性を主観的に評価するかに起因していることに，そのとき気づいたのであった。

私の初期の探究において，私は研究志向の2人の精神科医，グリンカーと

スピーゲル（Grinker and Spiegel, 1945）の研究論文に感心したことがある。その研究論文は，飛行機の乗務員が常時存在する空中戦のストレスにどう対処しているかに関するものだった。私の記憶が正しければ，彼らの著作の中で何げなく一度だけ使用されたのだけれども，私が知る限り，評価という言葉を専門用語として用いたのは彼らが最初だった。彼らはこう述べた。

> 喪失の脅威に引き起こされる情動的反応は区別されていない恐怖と怒りの混合であり，増加する緊張感，危機への注意や認識として主観的に感じられる。全身体は危機を目の前に準備をするが，この生理的構成のプロセスは十分研究されている。喪失の脅威にさらされ，対処法を把握していない限り，恐怖と怒りはまだ区別されず，少なくともそれらは混合されている。喪失を避け，また，脅威を自発的に追い払うか打ち壊すなら，怒りに同伴された積極的な行動が呼び起こされる。この状況における評価は過去の経験に基づいた判断力，行動の識別力と選択力を含む精神的活動を要する。(p. 122)

今でもそうだが，その頃，グリンカーとスピーゲルの研究論文はストレスと情動の理論において最も重要な要素を含んでいると私は考えた。脅威に直面したときに取られうる行動への論及は，対処プロセスも引き起こされる情動を形成していることをほのめかしている。彼らのアプローチは，人々の出来事とそれへの対処方法の選択における解釈に依存していたことから，主観的であったことがわかる。彼らの分析は私のストレスと情動に対する考えに強く影響した。

私はその時，ストレスは，戦闘で今にでも殺されるという危険にさらされている人の，起こっていることに対する個人的意味に関係していることがわかった。しかし，ストレスに対処する行動は，仲間を見捨てる罪悪感や恥を虚弱にする，臆病だと非難される，さもなければ軍の規則に罰せられることなしに危険を逃れることができない，ということに抑制されている。この手にあまる葛藤は，彼らを否認，回避，孤立，神秘的な考えなどや原始的で精神内面的な対処方法に依存させてしまう。

ストレス研究における個人差を再検討，解釈した論説で，私と同僚はこう述べた（Lazarus, Deese, and Osler, 1952, p. 294）。「状況は多かれ少なかれ，

グループ内の個人にとってストレスを引き起こすものになってしまい，<u>状況における意味の違いはきっと（彼らの）遂行能力に現れるだろう</u>」（下線は加えられている）。

　私の，ストレスのプロセスにおける目標や信念の個人差を用いることで個人的意味を説明するという意図は，1950年代の私の著作で何度も述べられている。前後のそれぞれの実例において，私の著作からの引用における下線を引いた語句は，多くの場合かなり明白に，動機，個人的意味，関係的な分析の役割を含意している。たとえば我々（Lazarus, Deese, and Osler, 1952, p. 295），は「特定な状況が，<u>ある目標の獲得に脅威を与えた場合</u>，ストレスが引き起こされる」（下線は加えられている）と述べた。

　関係的な主張は Lazarus and Baker（1956a, p. 23）においても述べられている。ここではストレスと情動が「<u>状況と動機の状態との関連性の度合い</u>」（下線は加えられている）に依存しているという考えを提示した。これは関係に関する論述である。出来事との遭遇に対する主観的評価の個人差には再び Lazarus and Baker（1956b, p. 267）で言及し，「<u>個人間で異なる</u>かもしれず，また，<u>個人による状況の定義を決定する内的心理的プロセスという見地からストレスを定義する研究は，比較的少ない</u>」（下線は加えられている）と論述している。

　しかし，残念なことに，私の初期の論述の中で，私は情動と行動の因果関係における方向性についてウィリアム・ジェームスと同じ間違いをしている。我々2人は「評価」という表現の代わりに「知覚」という表現を使ってしまっている。たとえば，Lazarus and Baker（1956a, p. 22）の中で我々は，「ある動機の状態を，状況が妨げている，あるいは妨げる可能性があると<u>知覚されたとき</u>に心理的ストレスは引き起こされ，したがって，その結果，情動的喚起とその影響の管理を目指した<u>規定プロセス</u>が引き起こされる」（下線は加えられている）と述べた。

　これらの論述と，状況における評価のような解釈は，ストレスのプロセスの動機要因と対処要因も指摘し，ストレスが常に人間と環境の特別な種類の関係を表現していると暗示している。「規定プロセス」という表現は対処概念の別の言い方でもある。

「知覚」(perception)という表現は，その人のウェル・ビーイングにとって何が起きているかという個人的重要性の評価を内包しているとは限らないため，不明瞭である。「意識的知覚」(apperception)という表現のほうが，出来事の含意していることまで暗示しているため，より適切である。ウィリアム・ジェームスの理論的反対者であるジョン・デューイ(John Dewey, 1894)は，この真相に対して後々非常に明白であった。ジェームスは，知覚が単に事実を把握するだけのものではないという考えを明瞭に表現することができなかった。

その当時，私はジェローム・ブルナー（Bruner, & Goodman, 1947）が説明したニュールック運動（New Look movement）に影響を受けた。彼の認知における概念は伝統的な取り扱いと比べ，より広範囲にわたる指示対象があった。たとえば，目標や信念の機能，すなわち，知覚されている事柄の「個人的意味」を暗示した。これが私の考えていた知覚という表現の正確な概念である。つまり，人がどう出来事を解釈するかは目標や信念の多様性に依存している，ということである。

マグダ・アーノルド（Magda Arnold, 1960）の情動とパーソナリティに関する印象深い研究論文に影響され，私は，これを Lazarus(1964)と Speisman, Lazarus, Mordkoff, and Davison（1964）で初めて「評価」（appraisal）と呼んだ。評価は知覚より明瞭であり，出来事の個人的重要性の評定を内包している。私が知る限り，評価を中心的な構成要素においた，情動に対する認知的・媒介的アプローチにおいて，計画的な実例を形成するのは，アーノルドが初めてだった。

評価はそのうち，私の心理的ストレスにおける理論の要点となった(Lazarus, 1966)。この研究論文の当時，ほとんどといっていいほどまったく，ストレスに関する課題は心理学の論題の中で特徴がなかった。しかし，この事実は1970年代，大きく変わることになる。ジャニスの最初のストレスに関する論文(Janis, 1951)と，その後の手術の脅威に関する論文（Janis, 1958）は，その当時はまだ注目されていなかったが，その後，模範的なものとして考えられるようになった。メカニック（Mechanic, 1962, 1978）のストレスにさらされた学生に関する研究は，1970年代になってようやく，最終的に注目を浴びるようになった。1970年代以前，心理学は認知的媒介に関して考える準備を整えてい

たころであった。いつものように、タイミングがすべてである。

　同じことが情動に関してもいえる。1980年代以降、情動の論題は急に発展した。1960年代以前にも真剣な取り組みはあったものの、リーパー (Leeper, 1948) とマクレイノルド (McReynolds, 1956) の情動に関する研究と、カルホーンとソロモン (Calhoun and Solomon, 1984) によって編集された書物の中に含まれた情動に関する論述以外は、認知的、動機的な焦点があてられなかった。

　ここで、評価の構成と機能を検討していくことにする。評価理論の前提とは、人々（人間以外の動物も含めて）は、常に自分のウェル・ビーイングに関連することにおいて、自己と環境との関係を評価しているということである。まず、ストレス理論における評価の役割をとりあげ、その後、情動理論における評価の役割をとりあげることにする。しかし、これら2つの関心事は、概念上、そして事実上一緒であるべき事柄なので、最終的には組み合わせる必要がある。

ストレス理論における「評価する」ことと「評価」

　先に進む前に、評価に関連した専門用語に対して、あまり用いられないが、役に立つ区別をしておこう。名詞形の「評価」(appraisal) は価値を見きわめた産物を対象に用い、動詞形の「評価する」(appraising) は価値を見きわめる行動を対象に用いる。こうすることによって「評価する」ことを、ある個人が意識的に、あるいは無意識的に実行したプロセスにあたる認知的行動として強調することができる。

　私は、社会科学者の間の最新課題に関する討議に専念した研究誌の中で、この区別を暗示する論文 (Lazarus, 1995) を発表した。1人の批評家が私の論文に一貫性がないと批判したが、これは区別することの価値を損ねないだろう。マックアダムス (McAdams, 1996) は、自己に関する概念について同じような区別をした。彼は人が発達上、自我 (selfhood) を構築するプロセス

を"selfing"という動名詞で表し、構築の産物を"self"という名詞で表した。

「評価する」(appraising)には一次的と二次的の2種類がある。これらは常に相互依存することで機能するが、別々に論述するほうが適切であろう。

一次的に評価することと評価

「一次的に評価する」とは、出来事と個人の価値観、目標への献身、自身と世界に対する信念、状況的意図が「関連」しているか、あるいはしていないかについてのことである。我々は価値観を所有しながらもそれらの価値観に基づいた行動を起こさないこともあるため、価値観と信念は目標への献身に比べ、行動や反応に対する影響が弱い要因になる傾向がある。たとえば、我々は富に恵まれていることはよいことだと考えるが、それを得るために大きな献身をするほどの価値はないと考えるかもしれない。反対に、「目標への献身」という表現は、落胆や逆境にもかかわらず、その人が目標達成に向けて懸命に努力することを意味している。

ここでの重要な原理とは、目標への献身がない場合、出来事に適応する重要性が危険にさらされることがないため、ストレス反応を引き起こす要因がないということである。どの相互交流においても、個人の安全性を揺さぶる危険性がないと、ストレスとその情動は引き起こされない。その人はさらに重大な適応すべき徴候がない限り、いつもどおりの日課についている。その徴候が現れた場合、その害/喪失、脅威、挑戦の可能性があるため、日課は中断される (Mandler, 1984)。

どの相互交流でも一次的に評価するときにどのような疑問をもつべきなのか。まず危険にさらされているものは存在するのかという疑問があり、結果、「自分には危険にさらされる目標はあるのか、あるいは中核となる価値観は何かに対処していたり、脅威にさらされているのか、そして危険性があるならば、結果はどのようなものなのか」、という質問をする。もしも基本的な一次的評価の質問に対する答えが「いいえ」なら、すなわち、この相互交流は自身の安全性にはかかわらないことであるなら、この出来事をさらに探究する必要はなく、結果的にはストレスは引き起こされない。

逆に，もしも起こっていることがストレスを引き起こすものであると評価した場合，相互交流から選択したものは，害/喪失，脅威，挑戦になる。「害/喪失」はもうすでに起こった損害から成る。「脅威」は将来におけるそのような損害の可能性から成る。「挑戦」とは，多少セリエの快ストレスに似ており，挑戦を受けた人は熱心にその障害に立ち向かい，それに続く奮闘を解放的に感じたり，喜ばしくさえ思う。すべての種類のパフォーマーは，音楽家，エンターテイナー，俳優であれ，公的な話し手であれ，挑戦の解放させる効果を愛し，脅威の抑制させる効果を憎む。

二次的に評価することと評価

「二次的に評価する」ことは，特に一次的評価で害/喪失，挑戦が現れた場合だが，人間と環境の関係に生じているストレスに対して何ができるかという認知的・評価的プロセスに焦点がおかれている。このような評価は，対処方法の選択肢における価値判断に過ぎず，実際に対処することではなく，多くの場合，対処することの認知的土台となるのである。それでもなお，もしもそれが行動の基礎となる情報と意味の積極的な探求の一部であるならば，対処と呼ぶことは不適当ではない。それをどう呼ぶかはあいまいな課題であり，何度も記したように，評価することと対処の区別は経験上，非常に困難である。

脅威と挑戦は未来に焦点がおかれているため，多くの場合，実際何が起こるのかがわからないから，我々は不確かな状態にいる。脅威と挑戦は，だいたい一方が他方を支配しているが，双方とも同じような状況，あるいは連続した関係で起こりうる。ある状況においては，我々は挑戦されているというより脅威を感じ，他の状況ではその逆が起こることがある。

我々は，障害や危険を乗り越えられる能力に自信をもっていればいるほど，脅威を感じるより挑戦されていると考える。そして，能力が不十分であるという考えが脅威を促進させるため，その逆もいえるだろう。自分自身に対する自信に関しては人によって大きな違いがあるため，個人によって脅威を感じる傾向があるのか，それとも挑戦を感じる傾向があるのかは異なる。この

傾向はパーソナリティ特性として，また自己効力（Bandura, 1982, 1997）が適用されるような概念として考えることができる。

しかし，脅威か挑戦のどちらに流れるかは状況に大きく起因している。ある状況においてその人の資源に過度な要求が押しつけられた場合，挑戦的ではなく，脅威的になってしまう傾向が大いにある。一方で，他の状況は利用可能なスキルや持続性により寛容度を与えるため，脅威ではなく，挑戦を促進させる。評価に影響する環境変数の実質的内容とは，個人が認識している状況の要求，抑制，機会で構成されている。評価に影響する形式的な環境変数とは，斬新さと親しみのような状況的特性，予測性と非予測性，意味の明瞭さとあいまいさ，そして，切迫感，タイミング，期間などの時間的なもので構成されている。これらの変数は評価に影響する内容変数の効果を調整することができる。

これをさらに熟考すると，強度の親しさ，予測性，明瞭さは挑戦を引き起こし，切迫感，タイミングの悪さ（多くの他のストレスが存在するとき），期間の長さは脅威を引き起こす。それでも，ストレスにおける関係的な見解と一貫して，どの相互交流においても環境的事情と人的変数が結合することで脅威の評価が起こるか，それとも挑戦の評価が起こるかが決定される。

1960年代になると，私の研究の関心は，ストレスのプロセスにおいて評価と対処がどう機能するかに強く集中していった。対処はストレス反応を軽減することができる。それには，その人間と環境の実質的関係を変化させる行動によるもの（問題中心の対処）と，単にその関係について定義を変化させるもの（情動中心の対処）とがある。私はまた，対処が人間と環境の関係を「再評価」することだけでストレスと情動に影響を及ぼすことができるということを表現するために，「認知的対処」という言葉を用いた。元々これらのプロセスを自我防衛と考えていた私は，その後，ある段階で防衛的になる可能性もあるとしても，必ずしも自己欺瞞としてではなく，一般的に，評価と再評価の形態として考えることが最適であると思うようになった。

しかし，私にとってはますます評価と対処が概念的に結びつき，重複しているということも明らかになってきた。この結びつきと重複の結果，どの状況においてもストレスに関係する考えや行動が評価なのか，対処プロセスな

のか、それとも両方なのか、はっきりしなくなる。この不明確さは、認知的対処が（自我防衛と同様に）基本的に再評価であることに由来しているが、その歴史を除いても、元々の評価と区別をつけにくい。この問題を十分に検討した者はいないが、相当な注意、精巧さ、知力をもってこの難題について論述したトループ（Troop, 1998）を参照するとよい。このあいまいさがあるとすれば、どのプロセスが起こっているのかということについての答えは、常に、特定の個人の心の中で何が起こっているのかということと、相互交流が引き起こされる状況との十分な探究に基づいていなくてはならない。

「二次的」という適切な形容詞は、やや重要性に欠けているものを意味しているのではなく、一次的に評価することが注意と動員の価値があるかどうかの判断であることを示している。一方で、二次的に評価することは対処するために何がなされるべきかに焦点をおいている。このように、これらの違いとはタイミングが基準ではなく、評価の内容が基準となる。一次的に評価することは必ずしも最初に起こることではなく、また、二次的に評価することと独立して機能するわけでもなく、双方による活発な相互作用がある。各評価の明確に異なる内容だけでも、これらを論述するときに区別をしながらとりあげることを正当化している。しかしながらも、実際と研究の中では1つのプロセスの各部分として考える必要がある。

どのようなストレスフルな相互交流においても、対処方法の選択肢における価値判断をし、どれを選択し、それらをどう行動に移していくかを決定しなくてはいけない。問う質問は状況によって異なるが、次のような課題をとりあげている。「行動する必要はあるか。いつ行動するべきか。何ができるのか。それは実行可能なのか。どの選択肢が最適か。自分はそれをこなせるか。その犠牲と利点は何か。犠牲は害を超えてしまうか。そうであるなら行動しないほうがいいのか。行動するかしないかなどといったそれぞれの反応の型を選択した場合、その結果はどうなるのか」。対処する行動における選択は、いったんある決定点を過ぎた後は、変更は不可能だが、多くの場合、石に刻み込まれたものではないため、出来事の流れに沿って変更する必要がある。

前述した質問は非常に一般的な表現で提示されているが、行動や考え方におけるより現実的な選択をするには相互交流に関するさらなる具体性が必要

となる (Janis and Mann, 1977)。状況は多様性に富んでいるため,害/喪失,脅威,挑戦などの各ストレスを引き起こす要因はそれぞれ選択と行動を必要とする特定の課題を抱えている。したがって,効果的な分析のために,これら広範囲にわたるストレスの種類をより具体的なストレス状況の範囲に狭めなくてはならない。たとえば,親族の死に対する悲しみ,生命にかかわる病気,末期の病気,拒絶,軽い侮辱,重い侮辱,出世などがある。後にわかるように,個人差が常に実在するにしても,これらの状況における情動的反応は異なる傾向がある。

対処と情動をとりあげた研究結果によって,人のストレスフルな苦境を示した前述の細目でさえ,さらに詳細に述べる必要がある。親族の死の悲しみや病気の異なった状況,たとえばその人がどうして亡くなったのかなどは,対処するための手段や経験する情動に影響を与える心理的に重要な特性である。個人が評価と対処への努力にこれら細部を考えなくてはならないように,評価することと対処することの科学的研究においても,機能的な原理を追求するために,それらを考慮する必要がある。人がより効果的に対処できるように臨床実験にも適用するべきである。

私が別々のストレスタイプとして提示した害/喪失,脅威,挑戦など広範囲のストレス分析は,同一の相互交流において結合する傾向があり,したがって,分析の利便性を考えたときのみ区分するべきである。たとえば,過去にかかわる害としての評価は,未来にもかかわる可能性があるため,多くの場合,脅威の要素も含蓄している。挑戦としての評価も脅威の要素を含んでいることがある。個人の精神状態が,望む結果を左右させる資源に自信をもっている場合,脅威としての評価は挑戦に支配される傾向があるが,これは移り変わる状況によって急激に変化し,その場合は脅威が挑戦を支配する。

出来事における支配力や抑制力に変えて,脅威と挑戦という表現が用いられるにしても,用いられないとしても,1984年以降,ものすごい量の研究によってストレスと対処の認知的媒介理論,あるいは評価中心理論の基盤が支えられてきた。これらの研究を1つずつ論評すると大量の紙面を使ってしまい,読者と私自身にとって退屈になってしまうため,ここでは単なるリストを活用したい。これに続く長くて単調なリストを許してほしいが,これら評価

の研究は評価理論に有用な貢献をし,この課題をさらに追求したい読者にとって価値のあるものになるだろう。アルファベット順に並んだこのリストは,一次的評価と二次的評価に関心を寄せている本質的な研究を示してもいる。

　アベラ,ヘスリン（Abella and Heslin, 1989），評価のあいまいさ,あるいは不明瞭さにおける有益な分析を研究し,さらに情報と意味は違うものと主張するバブロー,カッシュ,フォード（Babrow, Kasch, and Ford, in press），ボンバディア,ダミコ,ジョーダン（Bombadier, D'Amico, and Jordan, 1990），チャン（Chang, 1998），クロイル（Croyle, in press），デュアによる仕事に関するストレスの計画的シリーズ（Dewe, 1987, 1989, 1991a, 1991b, 1992a, 1992b, 1992c），ヘムノーバー,ディーンスビール（Hemenover and Dienstbier, 1996a, 1996b），ジェコブソン（Jacobson, 1987），ランドレビール,デューブ,ラランド,アライン（Landreville, Dubé, Lalande, and Alain, 1994），ランドレビール,ベチナ（Landreville and Vezina, 1994），ラーソン（Larsson, 1989），ラーソン,ケンプ,スターリン（Larsson, Kempe, and Starrin, 1988），ラベリー,キャンプベル（Lavellee and Campbell, 1995），ロー,ローガン,バロン（Law, Logan, and Baron, 1994），レヴィン（Levine, 1996），ロック,テイラー（Locke and Taylor, 1990），ロング,カーン,シュッツ（Long, Kahn, and Schutz, 1992），ナマティ,ウェイメント,ダンケル・シェッター（Nyamathi, Wayment, and Dunkel-Schetter, 1993），パークス（Parkes, 1984），パターソン,ニューフェルド（Paterson and Neufeld, 1987），ピータース,ブンク,シャウフェリ（Peeters, Buunk, and Schaufeli, 1995），ピータース,シャウフェリ,ブンク（Peeters, Schaufeli, and Buunk, 1995），レペティ（Repetti, 1987），セラーズ（Sellers, 1995），ソロモン,ミクリンサー,ホブフォール（Solomon, Mikulincer, and Hobfoll, 1987），テリー（Terry, 1994），テリー,トング,カラン（Terry, Tonge, and Callan, 1995），トマカ,ブラスコビッチによる計画的シリーズ,すなわちトマカ,ブラスコビッチ（Tomaka and Blascovich, 1994），トマカ,ブラスコビッチ,キブラー,エルンスト（Tomaka, Blascovich, Kibler, and Ernst, 1997），トマカ,ブラスコビッチ,ケルシー,レイティン（Tomaka, Blascovich, Kelsey, and Leitten, 1993），ターナー,クランシー,ヴィタリアーノ（Turner, Clancy, and Vitaliano,

1987），ヴィタリアーノ，ルッソ，マイウロ（Vitaliano, Russo, and Maiuro, 1987）である。ほとんどが仕事と勉強の状況，身体的病気と慢性的苦痛に関するものであり，これらの研究は，ストレスの多様な根源における評価の重要性を支持している。

詳細は第5章で発展させているが，この研究を対処の概念においても考える必要がある。私は，よい対処とはたいていの場合，特定の状況において最適の対処プロセスを選択すること，および，その選択基準が，人の行動，直面している状況の必要条件，個人的要求にふさわしいものであることから成ると推定した（Lazarus and Folkman, 1984 も参照）。さらに，失敗しつつあるストラテジー（方略）をすぐに放棄し，順応的に他のストラテジーに移ることがよい対処でもある。よい対処にとって評価の性質とは決定的なものである。不都合な状況の中でさえ，1つの対処ストラテジーを，それがしっかりと試されるまで，個人の実力と意欲で維持するということも重要なことである。社会生活と対処プロセスの複雑さと多義性を考えれば，よい対処とは軽視できるものではない。確かに，それは多くの場合，相当な幸運に依存する。

長い間，私は，対処よりも二次的評価であるといえる，警句のような質をもつ匿名断酒会の「平静の祈り」に大きな価値をおいた。

　　神様，どうか私に変えられることを変えさせる勇気を，変えられないことに対しては平静さを，そしてこれらの違いを見分ける知恵をください。

なんといっても，成功するか失敗するか堅実な判断をしなくてはならない困難さを与えられた場合，これらの知恵深い言葉が提供するのは，主に漠然とした哲学的ガイドである。各事情やストレスフルな相互交流の細部までを考慮した確実な助けは与えない。

評価はどう構成されるのか

マグダ・アーノルド（Magda Arnold,1960）は，評価することを，熟考し

たものではなく，即座的な行動としてとらえた。彼女は次のように述べている(p. 172)。

> 情動を引き起こす評価は理論的なものではなく，熟慮した結果起こるものでもない。即座的であり，計画的ではないものである。もしもある人が我々の目を刺そうとした場合，その人が故意に我々を痛めつけたり，接触するつもりがなくても，我々はその脅威を瞬間的に避けようとする。しかし，このような瞬間的な反応をするには，それ以前に目に指が刺さったら，どうやら痛いということを判断していたに違いない。指の動きは瞬間的であり，故意的ではなく，また，我々の期待と反した行動をとることもあるため，この潜在的な脅威との評価も同じく瞬時でなくてはならない。

私が初めて評価することに関して論述したとき(Lazarus, 1966)，私はアーノルドが，さまざまな情動において必要とされる複雑な判断力を十分に強調していないと考えた。今でもそう考えているが，今は複雑，抽象的な評価でさえ，評価が瞬間的であるという特徴に感心している。評価は通常，環境上のわずかな指示，以前の経験に学んだこと，目標や状況的意図，個人的資源や義務など多数のパーソナリティ変数に基づいている。これらすべてが反応の基盤となることから，評価のプロセスがどれだけ複雑になりうるのかがわかる。

こうして考えると，多くの評価の速さは驚くべきものであるが，これらがどう機能するかはまだわかっていない。ライゼンツァイン(Reisenzein, in press)は最近，認知的プロセスについて推測した。我々がこのような行動をとると仮定したうえでの話だが，これら情報を獲得するためのスキャニングのプロセスは相当な同時性が必要とされるだろう。私は，我々がいわば，おそらくは自己と環境についての暗黙の知識として，必要な情報を手に握っていると信じたい気がする。そうであるなら，コンピュータのようなスキャニングは，必ずしも，あるいはたぶんほとんどの場合，必要ではない。

アーノルドがこの研究論文を書いたのは，心理学がようやく段階的な情報プロセスとして考えられるようになったときだった。そのため，私の「評価する」ことに対する取り扱いは，アーノルドよりも理論的，意識的，計画的

なものだった。冗長な表現であるが，私は，その中の複雑で判断的なプロセスを強調するために「認知的評価」という言葉を用いた。

以後，心理学における注目すべき変化の1つに，無意識のプロセスへの態度と関心が挙げられる。1950年代，心理学は科学が無意識の心を取り扱うことに虚無的な姿勢を向けていた（たとえばEriksen, 1960, 1962を参照）。ストレスと情動の分野で認知的媒介に適用されたのと同じように，当時の疑問とは評価が無意識的であるかどうかにあった。無意識的プロセスとは賢明なものなのか，それともばかげている（フロイトが提案したように，おそらく原始的，願望的思考を含む）のか，いまだに討論されている（たとえば，Elizabeth F. Loftusにより編集され，Erdelyi, Greenwald; Kihlstrom, Barnhardt, and Tataryn; Lewicki, Hill, and Czysweska; Loftus & Klinger; and Merikleによる手短な論説も含む『アメリカン・サイコロジスト』の特集号 (a special 1992 *American Psychologist* journal section)。

1980年代と1990年代に，何が無意識的なのかという疑問，または，無意識的とは何を意味しているのかということに爆発的な関心が寄せられた。そして，評価は無意識的でありうるのかという今日における非常に頻繁に聞かれる質問の答えは，完全に肯定である。一般的に，評価するときはその判断をとりまく複雑な要素を意識していないと考えられている。しかし，瞬間性と無意識性の両方は密接に隣接していないし，単純な，あるいは原始的なタイプの思考を必要としない(Lazarus and commentators, 1995)。

この関心と研究の爆発は，我々がかかわること，かかわれないことや，それらの出来事や考えが，思考，情動，行動に与える影響に関する「認知的無意識」に焦点をおく傾向があった。バーグ(Bargh, 1990)，ボウアー(Bowers, 1987)，ブレウィン(Brewin, 1989)，ブロディ(Brody, 1987)，バック(Buck, 1985)，エプスタイン(Epstein, 1990)，キールストローム(Kihlstrom, 1987, 1990)，レドゥクス(LeDoux, 1989)，レーベンサール(Leventhal, 1984)，シェパード(Shepard, 1984)，ウルマン，バーグ(Uleman and Bargh, 1989)や他の最近の論説や書物は，この再び始まった関心を証明している。思考を形象化したメルロ・ポンティ(Merleau-Ponty, 1962)などの見地，暗黙の知識に関するポラニー(Polanyi, 1966)や，もっと最近ではレーバー(Reber, 1993)

も参照するのがよいだろう。

　私は評価がどう構成されるかについて2つの主な対照的方法があると推論した。第1に，評価のプロセスは計画的であり，大いに意識的なものである。第2に，評価は直観的であり，自動的であり，また，無意識的である。評価の状況は大きく異なるため，この区別は重要である。ときによって評価は，どう反応するかの根拠となる情報を獲得するために，ゆっくりで計画的な摸索を必要とする。特に苦境にどう対処できるかという情報に関してはそうである。他の場合，非常に敏速な評価が必要とされる。

　私は，ストレスフルなものを含めてさまざまな様相をもつ情動の相互交流は，敏速で，瞬間的な評価がたいていの場合適用されているという結論に至った。大人になるまでには，ある情動として現れる状況，すなわち，成功の喜び，目標の獲得，喪失，失望，不確定な脅威，道徳的規律の侵害，侮辱されたり微妙に品位を落とされたりなどを，たいていの人が一度はすでに経験済みである。この人間の基本的な難題は反復的である　−第4章の，核となる関係的テーマを参照。この反復の内容は以前のものと詳細部分まで同一ではないが，基本的な重要性と関係的意味は同様である。

　したがって，評価するたびに，敏速な判断を下すために評価プロセスの全般を初めから再度繰り返す必要はない。類似した関係的な問題を以前経験した場合，熟考や新たな学習がなくても最低限の指示によってストレス反応とそれに関連する対処プロセスが引き起こされる。私はあるときこの原理を脅威の短絡と呼んだ (Lazarus and Alfert, 1964; Opton, Rankin, Nomikos and Lazarus, 1965)。

　しかし，精神分析によって強調されるように，自我防衛プロセスの結果であるさらに異なった種類の無意識がある。これはしばしば「力動的な無意識」(Erdelyi, 1985) と呼ばれる。今日において，いわゆる認知的無意識ほどこの種の無意識は注目されていない。情動に関する研究論文 (Lazarus, 1991) の中で，私は「偶然の不注意」に基づいた無意識的評価と，「防衛的再評価」に基づいた無意識的評価の区別に言及した(Lazarus and commentators, 1995)。Lazarus and Folkman, 1984 では防衛的再評価に関しても論述した。

　自我防衛プロセスによって引き起こされる無意識的評価と，不注意によっ

て引き起こされる評価との違いを考察することは重要である。私のみるところ，主な違いとして，力動的無意識と比べ，不注意による無意識的思考内容はそれらが起こった事態に注意を払うことで容易に意識的なものにすることができる。しかしながら，防衛的再評価を意識的なものにするのは，それらに直面しないようにしようとする強力な意識によってより困難なものとなる。人は脅威的要因にさらされたくないため，その排除は計画的なものである。つまりそれは，脅威に対処する方法として用いられる。自覚してしまうことは対処の策略の目的をくじくことになってしまう。

1つの推論としては，同時に2つの対立する評価が起こっている。1つは意識的であるため，すぐに報告されることが可能であり，もう1つは容易に認識されにくいさらに奥深いレベルにあるものである。したがって，「私は怒っていない」あるいは「私は怖くない」という発言は，「私は怒っている」あるいは「私は怖い」という発言に無意識的に相当しているに違いない。後者は，これらの感情の裏に存在する，排除されたさらに深いところにある意識に直面したくないことを表している。

評価の見地から考えると，自我防衛によって生み出される精神状態は，環境との相互交流について語る意味をゆがめる。そのため，報告された物事を額面通りに受け取れないことから，その人の相互交流における評価を査定する作業が非常に困難になる。これも心理学が無意識的評価の観念を受け入れたくない理由の1つである。心理の真実を解明する作業が1つの挑戦となってしまう。

それでもなお，方法論的に納まるには難しいが，研究者や臨床医が直面する問題は，解決しにくいものではない。熟練した臨床医や一般的な社会行動に含まれる事柄の推論が上手な素人は，自己報告された評価の中での防衛的歪曲行為を警戒し，いくつかの種類の矛盾に注意する(Lazarus and commentators, 1995)。

こういった矛盾の例の1つは，ある人のあるときにおける発言と，その人の別のときにおける発言の間にある。2つ目は，発言したことと，それと反対のジェスチャー，不快感の形跡，身体的な赤面，青ざめ，言ったことを裏切るような意図的な行動などの行動的，生理的形跡の間の矛盾がある。3つ

目の矛盾は，発言したことと，刺激的状況において一番起こりえそうな標準的な反応の間にある。臨床的に，我々は，怒りや恐怖を感じていることを否定した人を再考するときに，大多数の人は同じ状況で怒りや恐怖を感じるという事実を用いる。

しかし，多くの場合，人はある出来事に対して異なった見方をしていることがあるため，我々は間違っているだろう。研究の中でこれと類似したストラテジーは，多様なデータを用いることであろう。つまり，自己報告，行動，身体的変化から成る情動の表れの例などから被験者の心を推測することである。

自己報告がゆがめられうるという認識は，人が本当に考え，欲し，あるいは感じていることについての頼れる情報を提供するわけではないが，それは数々の解釈を確証するため，さらなる研究が必要であることを示唆している。適切な研究や潜在的可能性に対して持続性のある臨床的な配慮をすることによって，これらの力動をより明瞭にすることができるだろう。

自己報告に対して心理学者は，個人的意味における欠陥ある情報として非常に否定的な見解をもっている。しかし，この否定的見解は，間違いを最低限にしたり，正確さを最大限にする努力が少なすぎるか，まったくなされていないため，完全に正当化することはできない。さらに，生理学的，行動的データを用いても，この問題にはたじろいでしまう。この自己報告につきものの問題は，我々が多様なデータをもとに見いだす推測を確認し，また再確認する努力を惜しまないかぎり，我々の妥当な理解への追求を妨げることはない。もしも，人が何を欲し，考え，感じているのかを，そして適応に関連している相互交流についての彼らの評価を徹底的に検討したい場合は，世論研究などで用いられる安易に構成されたアンケート用紙は，特に弱点があるといえる。

心理的ストレスにおける評価の役割をこれまでに論述してきたため，このプロセスを情動において論述する準備ができた。評価の基本的な概念はなお有効であるが，害，脅威，挑戦といった基本的なストレスの種類のみではなく，15の異なった情動を取り扱うため，さらに拡張されることが必要である（第4章参照）。

第4章
情動と評価

　第3章において心理的ストレスにおける「評価する」(appraising)ことと「評価」(appraisal)について論じたうえで，我々は同じ認知的過程とその内容に向かい，さらにストレスと情動(emotion)が結びついていることに留意しつつ，ここでは情動に目を向ける。これは要するに，我々の「評価する」ことと「評価」を，ストレス情動ばかりでなく，安堵，幸福/喜び，プライド，愛のような，通常はポジティブな傾向をもつものとして考えられている情動にまで広げなければならないということを意味する。

情動における「評価する」ことと「評価」

　多くの学者を含む欧米社会の人々の1つの浅はかなこととして，情動が非理性的だと考えているということがある。我々はしばしば情動と理性という2つの心理的機能が常に正反対になっているものとして，これらを対に考える。我々の文化においては「我々にばかげた行動をとらせたり，浅はかな政策に従わせるのは我々の情動だ」と言う。我々は「情動は私に勝って，私に理性を捨てさせた」とも言う。我々は情動が狂気の沙汰であり，それらが論理的規則に従っていないと考える。
　これが正しいのなら，これらを理解する希望はまったくないのかもしれな

い。情動は科学的分析にはそぐわず，予測不可能となるだろう。しかし，この考えは少しも真実であるはずがない。我々が破壊的な情動を抑制するのに理性を用いていること，また情動と理性はよく葛藤状態にある，ということは正しいが，情動の喚起は実際には理性に依存し，明確な規則に従っている。科学的問題はこれらの規則が何かを見きわめることである。まず情動に理性がないという考えについて厳密に考察し，その考えの誤りを晴らしてみたい。

情動の理性

　情動は我々が生活の中で起こる事象をどう判断するかによって起こり，理性の生産物である。要するに，我々がある事象をどう評価するかによって我々がどう情動的に反応するかを決定する。これはまさに認知的調停といえる。人間の浅はかさを情動に帰することは古代ギリシャ時代からのことという強い主張にもかかわらず，現実的でなかったとしても自分自身と世界についての個々人の前提条件という観点からみるかぎり，情動は強力な論理に従う。これについては時代を経て伝統的考え方があるが，以下で私が論じる情動と論理の結びつきについての議論，また情動の強力な論理は，おそらく受け入れられにくいだろう。
　経済学者は理性を，個人的効用を最大化させる意思決定ととらえ，心理学の多くもこの考え方を受け入れているようにみえる。これについての問題の1つは，理性的であるためには我々が我々の個人的効用が何であるかを知っている必要があり，多くの場合我々はそれが言えないし，または我々の推定が不正確であるということである。
　もう1つの問題は，このような理性の定義は，資本主義社会においてよく奨励されている，たとえば寛大さを他人と分かちあうこと，子どものために犠牲になること，危険があっても忠誠を表明すること，公正さ，正義，同情に配慮すること，などのすべての大切な，文明の証しであろう人間的価値を理想的と中傷し，利己主義を尊んでしまうということだ。
　我々は貪欲が理性的で，理想主義が理性的でないと言いたいだろうか。そして，もしそのような世界があったとしたら，我々は実際にそこに住みたい

だろうか。利己主義はずいぶん行きすぎになることがあり，それは首尾一環して少数の人々に大いなる富裕，権力，名誉，そして多数の人々に広範囲にわたる世界的なみじめさを生み出した。

首尾一環して自己の最善の利益に反して行動するのはばかげたことだが，人々はよくこのことをする。たとえば，腹立ちまぎれに我々は強くて脅威的な相手を攻撃したり，愛する人を怒りと辛辣な攻撃で遠ざけたりする。危険が起こるときにそれを判断しないこと，危険がないときに危険に備えることは浅はかで非生産的なことだが，人々はよくそのどちらも行う。私が述べたようにふるまうことは明確にばかげているが，それは我々が非理性的に行動しているということなのだろうか。

私の考えではこれは問題を誤っている。我々は，個人的利害関係のある取扱いにおいて論拠を損ねる場合に情動のせいにすることができる。相対的にまれな場合を除いて，人間の浅はかさの本当の所以は何かについて探求すべきである。我々が愚かな行為をするのは，我々が非論理的に考えているからというよりは，浅はかな，もしくは不正確な推定，動機，信念に基づいて事象を特別な方向において判断したことによる。

多くの場合，これらの推定は我々が直面している現実の状態に不適当な感情に起因している。そこから，我々は個人や社会としてよく浅はかに，または歴史家バーバラ・ツクマンが言った"March of Folly"（愚かさの行進）というように行動することは想像にかたくない。浅はかであることは非理性的であるということと同じではない。我々は1つではなく多くの目標をもっていて，力強い状況からくる意図に基づく行動は我々が大切と考えるほかの目標達成をよく失敗に終わらせる。しかし，我々を失敗させるのは情動ではなくある種の「理性」である。情動は我々が欲しいと思うものを，また我々がそれを取得しようとすべきであるとどれだけ信じているかを主に反映していて，多くの場合我々の選択は浅はかなものである。

情動プロセスが理性を妨害しうる理由は2つある。その2つは単純な失敗に結びついていたり，互いを補強しあっている。1つは激しい情動の熱が一時的に我々の論理能力を圧倒したときのように，我々の注意力がそらされたり，誤った方向に向けられることである。

2つ目としては我々が短期的目標を目指すのを抑制することができずに長期的には失敗してしまうのは，行動する前に考えるという衝動を統制する能力を欠いているためである。選択が迫られているとしても1つの目標でもう1つの同じくらい大切な目標を完全に妨害してしまうことはばかなことかもしれない。おそらくこれは非合理的と呼ばれるかもしれないが，何かを非合理的と言うことは実際に起こっていることを理解する助けにはならないので，私はこれについては留保したい。

そのようなラベルが，なぜ我々が狂気とみなす人，またはより専門的用語で言うと精神障害者を理解する助けにならないかどうかについて探究してみよう。もし人々が我々に危害を与えようとしていると我々が確信を抱いていたとしたら，恐れたり怒ったりすることは合理的だ。これをパラノイア　—迫害や威厳の妄想を含む精神状態—　と指定することは混乱した思考を指すが，そのような人がなぜ恐怖よりも怒り，怒りよりも恐怖，あるいは罪悪感，恥，その他よりも怒り，恐怖を示したり，経験したりする理由を我々に説明できない。

その特有な情動がなぜ起きるのかを知るためには，偏執性をもつ人自身の直接的視点を重視した立場から物事をみる必要がある。おわかりだろうが，その人の心の中に入るようにして，何がその人をそのように非生産的に行動させたのかについて，明確な理由を得る必要がある。単純に妄想としてラベルをつけることはできない。

我々は皆世の中のことについて多くのばかげた推定をして，それによって我々は日常生活の中で非現実的な情動を経験するように仕組まれる。彼らを非合理的と言うことは，他の人がどのような状態に至っていたのかを明らかにする前に彼らの論理を中傷することと同じになる。我々自身の人生において立てられた不正確な前提の性質と，誰が我々にとって大切であるかがわかったら，我々の情動はたやすく説明されることができる。これらの情動はどのように間違っていようとその前提に従って起きる。一度その前提が何であるか把握することができたら，そこから生じる情動には道理にかなった論理がある。

その他においても（Lazarus & Lazarus, 1994），我々の情動に影響する誤

った判断の共通の原因が確認されている。私はそれらをここに5つに要約した。それらはあいまいで軽蔑的な言葉である「非理性的」を使わずに、われわれがばかげた行動をとるときに何が起きているのかを理解するのに役立つ。

1つ目の共通の原因は、老衰、精神障害、知能発達の遅れなどを含む脳の損傷などの「障害」からなる。これらの障害をもつ人は、重症の場合は特に、通常適切に推論することができない。つまり、これは彼らの情動は社会的、物理的現実に対し不十分な根拠をもっていることを意味する。それにもかかわらず、前に述べたように、我々が知る必要があることは、なぜ彼らが人、状況それぞれによって大きく異なる情動を示して反応するのかである。

精神障害者や脳の障害をもつ人々は、必ずしも同じ情動パターンをもっているわけではない。単に彼らの障害について指摘することは答えのほんの一部分である。「なぜ彼らの情動は常軌を逸しているか」の補足にしかならず、特定の社会的状況において彼らがどのような情動を示すかについては答えられていない。

2つ目の原因は、我々が個人的な利害関係をもつ状況についての「知識不足」である。自我の防衛からくるゆがみに似た不透明さとともに、正真正銘の無知は環境との我々の関係をゆがめてしまい、我々が真実だと信じている観点のみによる観念からの情動を導く。たとえば、かつて医者は病気を治したり、軽くすることが期待できるという誤った前提に立って、病気の人からヒルによって血を取っていた。その当時知られていた観点からはこの方法はそれほど理性のないことではなかった　ーそれにはその時代の考えに合った独自の理性があったー。しかし、現在我々が知っていることから考えると、それは単純な無知であり過ちであった。

より辛辣な例を挙げると、病気の原因としての微生物について何も知らなかった19世紀の内科医は、解剖した人間の死体から知らずに細菌を妊娠していた女性の子宮に運んでしまい、それによって産褥熱という致命的な病気を広げてしまった。このような、今日では忌み嫌われる行動を起こさせたのは、情動でも理性のなさでもなく、無知だった。

しかし、我々は今日知っていることについて過信して傲慢であってはならない。この警告の政治的ユーモアはウッディー・アレンの映画「スリーパー」

で描かれている。リップ・バン・ウインクルについての名高い架空の伝説のように長年眠った後，物語の主人公は目覚めてまったく新しい教義上の世界を発見する。日常の食事において飽和した脂肪を避けるかわりに，「ポストモダン」の社会では脂肪を摂取することが健康的と考えられていた。これはもちろん，今後の新しい知識の取得，または今までの推奨が誤りであったということの認識とともに，何度も代わるであろう近代の科学的医学に対する皮肉でユーモアに満ちた軽蔑である。真実と知識はいつも相対的で時限的である。

不適切な情動と行動の3つ目の原因は，我々が社会的関係の正当性に注目していないことによる。多くの関係において考えることはたくさんありすぎ，我々は何が大切であるかを決めなければならず，それは我々に軽率で多くの場合誤った推測をさせる。我々の注意力は，手品師がちょっとした手使いで我々をだますときや，ごまかしで欲しくもないものを売られたときのように意図的に誤らされることもある。我々はまた嘘を真実から見分けられるという誤った推定をもとに，他の人が嘘をついているかどうかを判断するかもしれないし (Ekman, 1985, 1992)，本当の動機を隠している人を浅はかにも信じるかもしれない。

4つ目として，我々が致命的な病気など個人的な危機に有効に対処するとき，我々は真実に向き合えないことから，やたらに否認することがある。我々は不安に感じ，適宜に行動するが，病気は一時的で危険を伴わないものですぐによくなるという考えをとろうとする。この防衛は間違った判断に我々を導き，そして，それによって，人生を延長させるために必要なことについて不適切な情動と行動を経験させる。しかし，否認は気力を保持してくれるし，必要なことをするのに妨げとならないかぎり危険でないことから，この声明をいくらかは認めることは必要だ。しかし，状態を改善するために何も建設的なことができなかったらそれは危険である (Lazarus, 1983)。

5つ目として，判断で誤りをおかすとき，それは理性のなさというよりはあいまいさの結果であることが多い。我々の社会的関係においては人が何を考えているのか，欲しいのか，しようとしているのか，感じているのか，などについて不確実さがたくさんあり，間違った判断をするのは容易である。我々は悪意のないところに悪意を感じ，悪意があるところに善意を感じ，こ

れらは現実とは違った情動で我々を反応させる。原因は不十分な情報と判断にあり，判断を反映させた情動にはない。

私の認知的・動機的・関係的情動理論

　評価理論は，一定の情動を感じるには何を考えているはずかについての提案を示す。この理論に確実な根拠があるとすれば，それは人が感じていることからその人が思っていたことについてよい推論を立てることが可能になるはずであるし，逆も同様に，人が何を思っていたか，彼，彼女がどのような環境状況にいたか事前に知ることができれば，情動的反応を予測することができるはずである。これはまさに私が考えた容赦のない論理だ。そのようなスタンスは，情動を制する相当な力を我々に与えてくれる　－知識は力である－。というのは理論はそれぞれの情動の背後にある評価のルールを提供するからである。以下の分析はこの前提に基づいて，情動がどのように機能するかについての知識を提供する。

　第3章で述べられた評価と心理的ストレスについての理論は，今度は情動に応用されなければならない。我々は害/喪失，脅威，挑戦に，4つ目のタイプの評価　－すなわち「利益」である。それはストレスからくるマイナスイメージの情動だけでなくプラスイメージの情動も含むことを可能にする－　を加えることによって，我々の分析を拡張しなければならない。

　心理的ストレスの場合と同じように，情動は，重要な社会的（環境的）出来事ばかりでなく，個人的な価値観，目標，目標の階層，信念体系，個人的資源のような人的変数(person variables)とも結びついている（第3章参照）。これらの人的変数が環境変数と結合して情動に基づく評価を形づくる。ストレスから情動に我々の注意を移したときに変わるのは，評価の分析に付け加えられるべき，人間と環境の関係と関係的意味(relational meaning)である。

　1980年代，認知・媒介的見通しをもった数名の情動理論家は，さまざまな情動のうちのいくつかを感じるのには，何を考えているはずかについての分析を試みた。評価の構成要素を認識していて，この時期最も積極的で目立った役割を演じた者としては，コンウェイ，ベクリアン(Conway & Bekerian,

1987)，ダークヴィスト，ローレンハーゲン（Dalkvist & Rollenhagen, 1989），デ・リベラ（de Rivera, 1977），フリーダ（Frijda, 1986），ラザルス（Lazarus, 1966, 1991），オートリー，ジョンソン・レアード（Oatley & Johnson-Laird, 1987），オートニー，クロア，コリンズ（Ortony, Clore, & Collins, 1988），ライゼンツァイン，ホフマン（Reisenzein & Hofmann, 1993），ローズマン（Roseman, 1984），シェーラー（Scherer, 1984），スミス，エルスワース（Smith & Ellsworth, 1985），ソロモン（Solomon, 1976）などがいる。

いくつかの情動を形づくる評価のリストを提案した心理学者に加えて，ワイナー（Weiner, 1986）は，認知・媒介的構成に含まれるが，より抽象的レベルにある情動の帰属理論を提出した。ワイナーによって探究された帰属性の特質は，因果関係，情動の安定性，制御可能性，志向性，包括性の所在などがある。それらのほとんどは私が考えている，興奮した，または情動的な評価ではなく，末端の冷静な知識（Lazarus & Smith, 1988）に相当する。たとえば，因果関係の位置は通常，害/喪失または脅威に誰が責任をもっていると考えられているかにかかわるが，非難が直接の情動的熱意のもたらす評価であるのに対して，それは冷静で，距離をおいた因果関係の属性である。

詳細にみると重要な違いがあるにもかかわらず，人がたとえば不安，または何か他の情動で反応するときに何を考えたかについて，評価論者と帰属論者の間には注目すべき一致がある。認知・媒介理論に共通の評価変数は快適さ －私はこれを情動以前の評価（Lazarus, 1991）というよりは反応変数とみなしているが－ を危うくする目的をもっていること，責任の所在，または他の人の責任，妥当性，制御可能性などとして扱っているものを含んでいる。情動における評価変数の役割を評価するために突風的研究が行われた。私自身の評価の構成要素リストは，私がストレス分析に用いたのと同じカテゴリー，すなわち，一次的評価と二次的評価を含んでいる。

一次的に評価することと評価

一次的評価の3つの構成要素は目的関連性，目的適合性と自我関与のタイプである。

表4-1　自我関与のタイプ

> ▶社会的尊重と自己尊重
> ▶道徳的価値
> ▶理想的自我
> ▶意味づけとアイディア
> ▶他者とそのウェル・ビーイング
> ▶人生の目標

＊自我関与は，我々が普通自我同一性を意味するときの範疇に入るところの目的とも思われるかもしれないコミットメントと関連している。
出典：Lazarus(1991)，*Emotion and Adaptation*，p. 102，表3-2。著作権はOxford University Press。許可を得て転載。

　目的関連性（goal relevance）は，ある相互交流（transaction）がある人によってウェル・ビーイングに関連してみられるかどうかにとって必須のものである。事実，目的が問題になっていなければ情動は存在しない，ちょうどストレスがない場合と同じである。

　目的適合性（goal congruence），不適合性は，ある相互交流の状況が，人が欲求するものを容易に得られるようにするのか，妨害するのかに関連している。平たく言えば，状況が好都合の場合，ポジティブな傾向をもつ情動が起こりやすい。その人が求めるものが妨害されたら，ネガティブな傾向をもつ情動が生じやすい。

　自我関与のタイプは，情動を形づくるうえでの，多様な目的の役割と関係がある　－たとえば，社会的尊重と自己尊重(自尊心)，道徳的価値，理想的自我，意味づけとアイディア，他者とそのウェル・ビーイング，人生の目標（表4-1を参照）である。したがって，プライドや怒りは自己尊重と社会的尊重を維持し高めるという望みの結果であり，不安は個人のアイデンティティを実現する実存的かかわりあいをもつ不確実な脅威に，そして生と死に依存し，罪悪感は道徳的価値に依存し，恥は自我理想に依存する，などである。

　ほとんどの評価論者を含めて，情動に関する多くの現代の著者は目的がストレスや情動の喚起の重要な手がかりであると認識している(たとえばStein, Liwag, & Wade, 1996)。しかし，情動の質的内容やカテゴリーを形づくる

うえでの目的の役割についてはあまり注意が払われていなかった。私はこれを一般に認められているよりももっと重要であると信じている。表4-1で私は前のパラグラフで述べたように，怒り，不安，罪悪感，恥などの特定の情動を特定の目的の結末にリンクさせるという，情動の理論では珍しい立場をとる。

二次的に評価することと評価

　ストレス理論において，二次的評価は対処のための選択肢と関係がある。同じことが情動にも応用される。情動の選択については特にそうで，人は3つの基本的で，問題になる点について評価しなければならない，－すなわち，結果についての非難か称賛，潜在的対処能力，将来の期待であり，これらについて私は議論の余地はあると思うが，一次的よりは二次的評価に適合すると確信している。

　非難と称賛の両方が，害，脅威，挑戦，利益などについて，誰に，または何に責任があるかの判断を必要とする。この判断はしかし，簡単に冷静で偏見のないものでありうる。責任を査定することは情報の認知的立場をもつ査定を行うことである。しかし，非難または称賛を査定することは，興奮した，または情動的な評価をすることになる　－もし我々が非難されるとしたら怒るだろうし，もし我々が称賛を受けたらポジティブな傾向をもつプライドを感じる。

　2つのちょっとした付加的知識は，非難か称賛かの判断に影響を与える。その1つは，相互交流の結果は挑発者か加害者のコントロールの下での行動の結果であるということで，たとえば法律を執行する専門家はこの役割を行うものである。もし生じたことが避けられないことだったら，非難か称賛を決することはさらに難しくなる。もう1つの評価の論点は，非難か称賛を評価する傾向を大きくするところの，悪意または意図の帰属である。明らかに誰にも責任がなかったとしても，フラストレーション状態の人々はよく非難できる人か，または団体や機関を探すが，それは伝統的にいわれている罪のなすりつけである。

　「潜在的対処能力」は害か脅威を首尾よく改善または排除できるか，挑戦や

利益を成功させることができるか，できないかについての個人的確信から喚起される。

「将来の期待」はポジティブにもネガティブにもなるかもしれない ―たとえば，困難な個人的環境状態がよくなるか悪くなるか，などである。

すべての評価理論で明白であるように，雑多な評価要素は相互交流において起こる15の情動を形づくる。それぞれの情動は違った評価パターンをともなう。以下で，それぞれの情動の関係的意味の要約を述べる。

それぞれの情動の核となる関係的テーマ

第1章における私の還元分析と統合の論議を想起してみると，個別の評価要素の分析は，通常，情動の完全な理解を充足するにはあまりに基本的すぎる分析レベルで行われている。情動について，それぞれの評価要素は完全なものというよりは部分的な意味である。

私がこう言うのは，基本的な原因となる評価要素を求めているうちに，我々は木を見て森を見ないことになる危険性があるためである。 ―つまり，我々はよく部分を全体の現象として探し求めたり，統合したりすることに失敗する。そして評価の部分要素に注目すると，それらは1つで全体であったかのようによく扱われる。部分的な意味は全体のゲシュタルトをつくるために結合されなければならない。言い換えれば，自然に起こるような情動の現象でみると，関係的意味が最も重要な特徴となる。

私が，私以外の他の評価論者が示そうとしたような，単に別個の評価要素を並べるよりも，核となる関係的テーマ（core relational theme）として包括的に情動の簡単な説明を示したのはこのためである。それぞれの情動の核となる関係的テーマは，それぞれの情動の基礎をなす全体の関係的意味の統合を表している。私の，核となる関係的テーマの内容について，評価論者たちが同意するかしないかはともかく，私はそれぞれの情動の具体的評価要素についての小さな意見の相違よりも部分‐全体関係の原理のほうがより重要

113

表4-2 それぞれの情動の核となる関係的テーマ

Anger：怒り	私や私のものに対する品の悪い攻撃
Anxiety：不安	不確実な実存的脅威に直面する
Fright：恐怖	即時の,現実の,圧倒的な物理的危険
Guilt：罪悪感	道徳的要請を逸脱する
Shame：恥	自我理想に従うことに失敗する
Sadness：悲哀	取り返しのつかない喪失を経験する
Envy：羨望	他の人がもっているものを欲しがる
Jealousy：嫉妬	他人の愛情か好意の喪失か脅威から第三者に腹を立てる
Disgust：嫌気	理解しにくいものや考えを取り入れたり,それに近くなりすぎる(比喩的な表現で)
Happiness：幸福	目標の実現に向けて正当な進歩を遂げる
Pride：プライド	その人自身,誰か,または関係するグループについて価値あるものまたは成果によって称賛されることによる,人の自我同一性の上昇
Relief：安堵	よい方向へ変化したか,または見込みのなくなった悲惨な目的に合致していない状態
Hope：希望	最悪を恐れながらも一層よいものを熱望する
Love：愛	愛情を要求したり関係すること,多くの場合報いられるが,必ず報いられるとはいえない
Gratitude：感謝	個人的な利益を提供する利他的な贈り物に対する正しい評価
Compassion：同情	他人の苦しみに心を動かされ,助けようとする
Aesthetic experiences：美的経験	このような経験によって喚起された情動は上のどれにでもなりうる。具体的な図式はない

出典：Lazarus(1991), *Emotions and Adaptation*, P.122, 表3-4。著作権はOxford University Press。許可を得て転載。

であると信じている。

　シェーラー(Scherer, 1984)のような評価論者たちは,それぞれの評価要素は連続的に,別個の意味ある質問のように問い,答えて,検討される必要があると論じている。私の考えではこれは,特に情動が急に(もしかすると瞬間的でさえありうる)起こる場合,本質的に評価が作用する方法ではありえない。

とても速く情動が起こるためには，人は別個の評価に焦点をあてた質問をしたり，答えるのにそれほど時間をかけられないが，一体化した全体としての意味の必要な部分をすばやく統合させなければならない。ほとんどの評価理論は，情動が基礎をおく個々の部分の意味を識別するには長けているが，どのようにしてそれらの部分が，規定する情動にとって適切に，関係的意味に統合されるのかを扱っていない。

言い換えれば，評価することのプロセスの調査は，より高い抽象レベル ー すなわち，それぞれの情動の核となる関係的テーマー へともっていかれなければならないと私は言いたい。個別の評価要素と核となる関係的テーマをもち，それらをより複雑な思考に結合することには矛盾はない。別個の部分的意味と統合された関係的意味という，2つの異質的でありながら接近して関係する抽象のレベルがそこで提供され，それは情動自体を定義し説明する。

それぞれの情動はそれ自体の核となる関係的テーマをもち，それは包括的な関係的意味の簡略化したような要約である。表4-2では私の認知的・動機的・関係的理論による15の情動それぞれの核となる関係的テーマについて，私が合理的だと信じているリストを提供する。

評価理論の批評と弁護

闘争的な行動主義から認知的媒介への心理学の有力な見解の鋭い変化を考えると，評価理論の利点について心理学者の間で大きな不一致があっても驚くことはない。ザイアンス（Zajonc, 1980, 1984）と私（Lazarus 1982, 1984a, 1991b）との間の論争は例証的である（Lazarus, in press; 1998）。

評価理論の批評は近頃，パーキンソンとマンステッド（Parkinson and Manstead, 1992）によって発表されているが，評価論者からの反証の提出はなかった。評価がどう情動と関係しているかについて彼らが控え目ながらも精力的に批判しようと試みていることから，ここで我々の間の不一致の実体を明瞭的に表明することは有益であろう。私はこの機会を借りて私自身の反

第2部 科学的分析の諸レベル

証を提出したい。

　まず初めに，論点は認識論とメタ理論を反映しているという点で，十分に本質的なものであることを指摘したい。第1章で述べたことを想起すると，認識論的違いは世界についての知識がどのように得られているかについての指示と禁止とに関係があり，それは科学の本質とそれがどう定義されているかを反映する。メタ理論は人間と動物の心理の本質について我々がつくる仮定と関係がある (Lazarus, 1998)。

　パーキンソンとマンステッドの議論は特別な関心事であるが，私はそれを少し妙であると思う。なぜならば私の評価理論の批評をしようとしているのにもかかわらず，1つの大きな点以外，それは私がストレスと情動における評価の役割について論じたことについてほとんど受け入れているようであるからだ。同時に，それは中傷される傾向にある心への常識といわれるようなアプローチについて少し中傷している　－科学を弁護せざるをえないと感じている者がよくするように。これは私が1995年に公表した論点である(Lazarus, 1995)。

　いずれにせよ，パーキンソンとマンステッド (Parkinson and Manstead, 1992, pp. 138-139) は次のように述べている。

> 我々はラザルスの，その個人的意味の認識による，何か意図した対象への評価的な関係を必然的に含むものとしての情動の定義を受け入れる。我々は，この正確さは常識的に使われている情動のアイディアをとらえ，我々の理論的考察が，主観的な自己報告による不明確な概念の測定を図式化するのを可能にしていると思う。

そしてこの著者たちは，前の説明に加えて1つの矛盾について書いている (p. 139)。

> 我々はラザルスに，認知的評価が客観的出来事または関係の個人的意味の理解への唯一の道であるかどうかについて異議を唱える。

これらの2つの主張，特に前の文章は私を驚かせた。なぜならばここで彼

らは我々の間の唯一の本質的な不一致は，評価が情動プロセスにおいて単に十分な要因であるというよりも「必要な要因」であるかどうかという点である，と言っているかのようだからだ。これは本質的な不一致を大きく狭める方向へ進めるような気がする。

私が以前述べたように (Lazarus, 1995)，もし情動が認知的媒介なしで喚起されるという経験的なケースが本質的であれば，私は快くその立場を受け入れるだろう。しかし，我々の証拠が現在有効であるように，私はそれを受け入れる理由を見いだせないことから，それを私が選ぶ立場ではないと思う。

限られた刺激のセットに対して生物学的に決定される情動的反応があるという合理的な論議は成り立つだろう 一たとえば，特に幼児や赤ん坊と類人猿の動物においては，ある音楽や社会的シグナルは固有の情動的意味をもつかもしれない。これは，たとえば，母親の承認，不承認への反応に観測されることができる。このような場合に学習を除外することは難しいが。これと関係して何か迫ってくる現象が時折引用される 一すなわち，我々の目に急速に刺激物が近づくと，それにその人が何も危害を与えるような無責任な人でないことがわかっていても，自動的に防御で反応する（機能主義についてはCampos, Mumme, Kermoian & Campos, 1944，また余裕の概念についての説明はGibson, 1966; and Baron & Boudreau, 1987を参照）。それにもかかわらず，経験的ケースは，重要な，認知・媒介的概念化としての単純で意味中心の研究に対する私のより好みを断念させるほど，情動の現象に対して十分に強く広く応用されているとは私は考えない。

どちらかの面についての経験的証拠は，薬か音楽か何かについて起こりうる評価と神経生理学的プロセスの全体的混乱の場合のように，弱いか存在しない。また要因の独立タイプのケースは 一つまり認知的媒介の不在の場合のようにー， 方法論的な理論によってつくられるということは私は納得しない。最小限の仮定しか立てないことが好ましいという前提から，そして原理が有効に根拠をつくるという推定から，情動がどのように喚起されるかについて，1つの原理を立てることが2つの原理よりはよい。ここまでは，私は根拠を有効にもっていると信じる。

評価理論を批評する人たちは神経生理学の実績からの証拠を得なければな

らないし，あるいは評価とは独立のその他の種類の因果関係を得なければならない。彼らが評価理論の創始者たちに対して論議を，パーキンソンとマンステッドが前に述べた「情動的出来事またはその関係の個人的意味の理解への唯一のルート」とみなすための，より多いまたはよい証拠によって裏づけることを促したようにである。彼らの批評のほとんどは，評価の役割に関する証拠が弱いという主張が中心となっているが，その反面彼らは少しの証拠しか引用しておらず，それは二重の規準になるといえる。また著者の研究の引用もとても選択的である。たとえばシャバー，シュワルツ，カーソン，オコーナー (Shaver, Shwartz, Kirson, O'Conner, 1987) などによる研究のように多くの研究を引用していない。彼らは評価を含めて情動やその先人の研究についての研究論文は自己の扱ったデータに依存しているにもかかわらず，今日評価の研究で追求された多くの要因について相当の支持を受けている。

彼らは，我々が評価が情動よりも先立つことについての経験的ケースを用意し損ねたと論じている(読者は評価と情動の時間関係について Lazarus and commentators, 1995の文献も参照すべきである)。私は評価と情動を経験的に分離することの難しさと時間的分離が，思考が他の疑わしい何かの要因，たとえば人によってはより近いと推定されている薬，音楽，または神経生理学的プロセスなどから区別できるほどにはまだできていないことを認める。

情動から評価を分離することは，時間差があることに注目しており，評価に対する情動の反応が実に瞬時に起こる場合は明示するのが不可能だ。もし小さな時間差であったとしても，その因果関係を証明するために必要な別個の変数として扱うには余裕がない。この問題をどのように解決するかについて私には確信がなく，私は一度，微視的分析方法の研究を使うことを提案した(Lazarus, 1995) (しかし，多数の証拠については Reisenzein, 1995を参照)。

パーキンソンとマンステッドはしかし，これよりもより深刻な問題を指摘し，こう書いている (p. 133)。

> 評価研究の分野の立場の人たちは，おそらく直接彼らの現行の経験を解釈するよりは情動の表現をレポートしているのだろう。

第4章　情動と評価

　つまり彼らは，情動についての説明は事実の後に生じ，彼らの情動の合理化を表現しているのかもしれないと言っている。それには確かに可能性があるかもしれないが，それは論理的な可能性のみで私が述べている経験的支持はない。

　もしアリストテレスを真剣に考えたなら，要因には少なくとも2つの種類があり，それぞれは我々が現象をどう理解するかについて，とても違った結果になる（White, 1990）。哲学的専門用語では，1つの種類は問題を伝統的な原因・結果分析の観点からアプローチする総合的因果作用である　－それはジョン・スチュワート・ミルの大砲の実験（1949; 1843初版）にあるように，一定の先行する変数が反応として結果するということを示す必要があるということである。

　2つ目の因果関係は論理的または分析的因果関係という。この場合では，1つの変数はなんらかの必要な理由づけなしに論理的に別のものを暗示する。つまり，評価はある特定の情動を暗示するが，それは情動の不可欠な面でもある。評価と情動は同じ現象の一群の部分であることから，評価を情動の先行する要因として考えることには意味がなくなる。

　シュウェーダー（Shweder, 1991）はその批評の中でこの点を明確にし，私が評価を総合的意味で因果変数として扱おうとしたことについて批評している。彼は私が両方の考え方を採用しようとしていることについて，私がケーキを欲しがり食べようとしているのだ，とほのめかしている。伝統的な因果論が我々の人生を発展させるのに，実質的な成功をおさめたという説得によって総合的なまとめを取りやめるのは私は気が進まない。しかし，このアプローチは我々の人生における現象を理解する方法としては不完全である（第1章を参照）。というのは部分的プロセス自体を限定し，また自然に現れるような完全な現象に（システムのことも考えることができる）戻るようにはしない。

　パーキンソンとマンステッドは，現代心理学の基準であるかのように因果関係についての実験的根拠を強要している。しかし，私はデータが我々の考えの大切な確証を提供するとしても，長年どんな実験的証拠にも疑問を抱いていた。そのような証拠を求める心理学者は，よく科学としての有効性を誇

張してしまうため，それが仮のものであることと誤りを免れない性質があることを認識する必要がある（Lazarus, 1998）。科学は単なる信念に依存するものであってはならないため，証拠が求められるべきではないというわけではないが，証拠という考えは基本的に欠陥がある。理論は普通特定の証拠によって破棄されるわけではなく，それらは理知的な風土，時代精神が変わると取ってかわられることになる（Kuhn, 1970）。

現代心理学の伝統的認識論は時代遅れである。パーキンソンとマンステッドは，理論はたとえ証明されていないものでも，ある現象について最も包含する有益な考え方であることがあり，そのようなものはより効果的な選択肢が発見されるまで容易に攻撃されるべきではない（Reisenzein, 1995），ということを見損なっている。心理学は長年理論的にはそぐわなかったが，我々が構成することのできる最も正確ですべてを包含する理論的理解を探究することは大切だ。より多くのことについて論じることができるが，私がすでに述べたことを基礎として，評価理論についての私の防衛をここで終わりにしようと思う。

私はこの章の終わりにあたり，情動のない人がどのようになるかを質問したい。ドライカース（Dreikurs, 1967, p. 207）はこれに対し興味深く意義深い解答を提供している。

> 情動のない人間を想像してみれば情動の効果を簡単に発見することができる。彼の考える能力は彼に多くの情報を提供することができる。彼は何をすべきかを判断することはできるが，複雑な状況で何が正しいか間違っているかについて確信できることはないだろう。完全な客観性は有効な行動を誘発できないため，彼は確固たる立場を取り，力で，信念で，行動することはできないだろう。これは論理的に対処する要因に相反するかもしれない一定の要因を排除する，強力な個人的傾向を必要とする。そのような人は冷静でほとんど非人間的であろう。彼は彼の見通しに先入観や偏見を与えるような交際を経験することはない。彼は何かを非常に多く望んだり，それを追い求めることはできない。端的に言えば，彼は人間として完全に無力であろう。

私はこれに対して，情動のない人は生きた人間性のある生物学的動物では

なく，単なる機械であるということを付け加えたい。私は，理想的な人間は感じるよりも考える人であるといったような論理を強調する理論について，人々がもつその印象をひそかに傷つけるためにこのことを言うのだ。情動は評価ではなく，考え，信念，動機づけ，意味，主観的具体的経験と生理学的状態などを含む複雑に組織されたシステムである。これらのすべては，我々が生きている世界を理解することによって生き延び，繁栄するための闘争から生まれたものである。ドライカースの分析は，心の相互交流的結果から個人的な利害をもつことにより生じる情動的熱意を考えることなく，間違って論理を冷静なものとして扱おうとする考え方の重要な訂正となる。

　我々はゴールマン（Goleman,1995, p. 8）が近頃浅はかにも「とても実質的な意味で，我々は考えるものと感じるもの，という2つの心をもつ」と言ったように2つの心　－情動的な心と論理の心－　をもっているわけではない。ナンセンスである。我々は1つの心をもっていて，それは思考と感情の両方を含んでいる。熱情と論理は我々の心で1つに結合する。争いのあるときにのみ別々になるが，それは病状であり健康的な状態ではない。それらは両方とも全体の部分であり，各下位システムはそれが結合したより大きなシステムに埋め込まれている。我々の理性と情動ほど人間的なものはない。我々は複雑性と思考の微妙さ，適応における心と体の役割，また他人への依存性の結果として，地球上に存在する最も情動的存在である。そしてそれは生き残りに関連し，また個人，種としていかに繁栄するかに関連している。

第5章
対　処

　対処(coping)の大切さとストレス，評価(appraisal)，対処，情動(emotion)の統一性について前の章で私が議論してきた4つのテーマを要約することで，「対処」ということに関しての私の最初の正式の議論を始めることにしたい。この議論は私が読者に心に抱いて欲しいことの念のための注意として役立つ考え方を手短にまとめるだろう。

　まず初めに，情動に関しての対処プロセス (coping process) の重要さは，評価が重視されていたために一般的に過小評価されてきた。多くの情動に関しての理論は，対処の概念には反発するわけではないが，実際に対処プロセスを無視する。私の立場は，評価に加え，対処を情動プロセス(emotion process)と情動生活の必要不可欠な側面とするものだ。

　2つ目に，伝統的に対処と情動は典型的に別々の実体として扱われてきた。対処することはストレスに満ちた処理と情動の喚起に従うといわれる。私は対処を概念的な単位，つまり情動プロセスの不可欠な構成要素として扱うほうがよいと考える。情動は動機(個人の目的)，評価，ストレス，情動，対処を構成部分として含む上位の体系である。それは情動プロセスをその構成部分に解体するように本質をゆがめ，そしてそれらの相互依存を確かめてそれらを元通りにすることができない。

　3つ目に，終始一貫して対処するということは情動プロセスにかかわっている。対処することへの準備をする二次的評価は喚起の段階においてでさえ，重要な要因であるというのは，適応するときに直面するもの，特に可能な対

処の選択と人に対する何らかの強制への彼らの理解に影響するためである。評価と並んで対処は，実際には情動的な反応の調停役である（Folkman & Lazarus, 1988a, 1988c）。構成概念 —動機，評価，対処，ストレス，情動— は事実上結合していて，分析と記述の目的のためのみに分けられるべきである。

4つ目に，ポジティブ，またはネガティブな傾向をもつ情動への伝統的な区分は，文字通りに考えるなら，情動プロセスの歪曲につながる。たとえば，不安，怒り，罪悪感，恥，悲哀，羨望，嫉妬，嫌悪などのストレス感情だけに対処することをあてはめるのは容易である。しかし，しばしば，いわゆるポジティブな傾向をもつ情動は対処が必要となる害や脅威に関係する。

対処の歴史

対処はストレスフルな（ストレスの多い）生活の状態を，人が切り開いていく至当なやり方で処理することである。ある程度まではストレスと対処は相互的なものであるといえよう。対処が非効果的であるとき，ストレスの水準は高い。しかし，対処が効果的であるとき，ストレスの水準は低い傾向がある。しかしながら，これを原理として提案するには保守的でなければならない。なぜなら，効果的な対処を行う者は，おそらく非効果的な対処を行う者よりも，自己を成長させようとし，そこで自らのためにより多くの潜在的なストレスをつくるが，たいていはそれを処理することができるようになるからである。どんな場合においても，対処はストレスと情動の反応の必要不可欠な特徴であり，それがどのように作用するかについて我々が確実に注意しなければ，我々は困難な慢性ストレスや変化する生活の状況によって生み出されるストレスに適応するための絶え間ない苦闘を理解することができないだろう。

初めは，対処への科学的な関心が発展するのが遅かったが，1970年代にはこれは変わり始め，そして対処の研究と理論はそれ以後急速に拡張すること

第 5 章　対　処

となった。最近の 4 冊の本は対処の分野の成熟化を証明する　－アルドウィン (Aldwin, 1994) は発展的な論点を取り扱い，ゴットリーブ (Gottlieb, 1997 ab)は慢性ストレスを扱い，エッケンロードとゴア (Eckenrode & Gore, 1990) は社会的なストレスを扱い，ゼイドナーとエンドラー (Zeidner and Endler, 1996) によって編集されたハンドブックは野心的に対処の分野自体を扱おうとしている。

　そのハンドブックの序文の中に，カーバー (Carver, 1996, p. xi) は「この分野において行われた膨大な量の研究は過去20年間の間に生じたものだ」と書いている。コスタ，ソマーフィールド，マクレア (Costa, Somerfield, and McCrae, 1996) によるハンドブックのある章の中で報告された最近の文献的調査では，1974年に113，1980年に183，1984年に639の対処についての論説がある。量は質を表すというわけではないが，それ以降さらに大きくなっている高い関心を確認した（たとえば，Somerfield の注釈書を参照，1997）。

　1970年代以前は対処という単語は余り使われていなかったにせよ，自我防衛の精神分析的概念を強調した臨床心理学や精神医学の現代史の中でも明らかであるように，基本的な概念は確実に新しいものではない。私は自我防衛を対処の広い解釈内のものとして，広く受け入れられるようになったものとみる。防衛についてのフロイト派の見解はプロセスが中心であったが，皮肉にも，それは測定において主に特性を中心とした努力を鼓舞した　－たとえば，抑圧と鋭敏化の対比的な対処スタイルである。

　特性の強調の根拠は，臨床心理学や精神医学の治療策と関係があるので当然興味深い。たとえば認知セラピストは，慢性的な適応の失敗を思考の安定した病因発生の進行の結果と考える (Lazarus, 1988b)。そのため，もし患者がよりよく機能するならば，治療におけるこれらの考え方は変えられなくてはならないと思うのが当然である。

　カール・メニンガー (Karl Menninger, 1954) やノルマ・ハーン (Norma Haan, 1969) などの自我心理学者は，対処と防衛を健康と病状の分類体系を反映するものとみた。対処はストレスやトラウマなどを扱うための最も充実した方法であるとされた。防衛は現実からはるかに大きく離れてしまったため，順応への神経症的または精神病的努力であるとみなされた（近年の歴史

的な概観について，Lazarus, 1966, 1993ab; and Lazarus & Folkman, 1984と同様に Parker & Endler, 1996を参照）。早くから，対処は構造上の，またはパーソナリティの特質（言い換えれば，ストレスを扱う一貫した特性やスタイルとして一般的に考えられてきた）。

対処についての研究とその考え方への私の主な貢献の1つは，ストレスと人が変えたいと願っている不満足な生活の状況の関連があるため正当化される「プロセス」の公式化（たとえば，Lazarus & Folkman, 1984）である。そのうえ，効果的であるためには，対処は変化する関連要求に対して敏感でなければならない。

しかし，それにもかかわらず，私が第1章で述べたように，2つの考え方，すなわちプロセスと構造はともに対処の正当な理解に必要不可欠である。その2つはともに別々の問題，構造や安定性に関する特性と，流動や変化のプロセス(Lazarus, 1993a)を提起するが，これらの特性は1つのコインの表裏一体のものである。つぎに，特性とスタイルとプロセス研究の相違を検討していこう。

特性またはスタイルとしての対処

特性／スタイルの視点から対処をとらえる見方は3つある。1つは，習慣的であると思われる対処の型を記述することである。すなわち，それらが，時を超えて，またはいろんな状況での同じ人間の対処の思考や行為を互いに関連させることによって，ある程度の安定性のあることに我々は気づく。このことは，対処の特性が，時間や状況を超えたその安定性や一貫性によって経験的に定義されるため，1つの理論的な研究法である。この方法では，特性やスタイルは個人の特徴である行動として経験的に定義されるものとして互いに異なるものではない。

2つ目の研究法は，理論から安定した対処の行為の型に影響するであろうパーソナリティの傾向や特性の理論から生ずるというものである。実際，そ

のような傾向，たとえば，目的や信念は時を超えて，相互交流(transaction)を超えての対処の安定的なスタイルの形成につながる。それらはある限度までは直面する環境の条件を超越するスタイルとして，関連づけられる傾向は対処の思考や行動を形づくるために一貫して示される。この研究法では，2つの異なった種類の構成概念となる。この種の特性の研究法は，通常は低い，または最良な(適度な，控えめな)個人間のまた個人内の相関性につながる。

3つ目で，私が最も洗練され，見込みのある研究法であると信じているものは，ライトとミスケル（Wright and Mischel, 1987）や他のいくらかの同じ考えをもった理論家によって擁護されていて，条件づけ特性研究法とみられている。この視点によると，ある特定の環境条件は目標へのコミットメントや信念などの特性によって機能的に等価になるといわれる。その特性は特定の環境条件下 －つまり，人間と環境の関係にとって適切で目立つようになるようにするもの－ で反応を形づくるために経験的に示されなければならない。

この研究法のよい，悪いとする証拠は，これらの条件下での相関性による対処スタイルの妥当性の予想からくる。このように，達成目標はこれらの状況の中での達成努力に影響する。ただ，その努力というものが人の目的の順位の中で高い目標に関連づけられるものとして主観的に定められるものである（McClelland, Atkinson, Clark & Lowell, 1953）。

私は，一つ一つの機会においての対処の思考や行為が，互いに関連づけられているもの，そして，前に示された代案1としたものである純粋に経験的でその場限りの研究法を特に採用しない。特性の準拠枠内で，一般的に（代案2），特性の理論から予想可能な特定の環境の条件下で（代案3），傾向変数は対処方法の選択に影響する。そうでなければ，私は，代案3における機能的に等しい環境条件の原則に基づいた対処の思考や行動に影響するパーソナリティの傾向を，我々が確認しようとするその因果の準拠枠をとりあげる。

対処スタイルに影響するパーソナリティの傾向や特性のいくつかとはどんなものか。第3章では，私は3つ －つまり，目的と目的の階層，自分と世界についての信念，個人的資源－ を提示した。資源とは，知的能力，教育，お金，ソーシャルスキル，協力的な家族や友人，身体的魅力，健康と活力，

快活さである。

　第8章でより十分に説明を加えるが，ストレス，情動，対処の組織的見解は必然的に多変量である。これは，我々が1つや2つの先行する変数によって，対処スタイルに影響する要因を追及する特性中心の研究法をとることができたとしても，もし我々が重要な対処スタイルへ通ずる道を確認したいならば，なるべくたくさんの不確定要素を含むことが研究理論家の義務であるということを意味する。どんな要因も，それのみでは作用せず，それぞれ組織の中の他の要因と影響しあい，適切な，または目立った環境の，個性の要因　―実際には組織がどういうものであったか―　を定義することで対処理論に貢献する。

　対処スタイルの研究の歴史は，1930年代の表出スタイルについての，1950年代の認知スタイルと抑制についての初期の考え方にさかのぼる。今日の研究で使われる対処の類型学や次元に導いた研究の概要をたどっていくことを許していただきたい。

　私が知っている最初の認知スタイルに基づいた現代の研究は，表現活動についてのオールポートとバーノン（Allport and Vernon, 1933）の研究であった。表現豊かなものと機械を用いたものの差を定義するのはしばしばあいまいで難しいにもかかわらず，たいてい目的をつくり上げる明白な意図を含む道具を用いる行動からは区別されている。人間の行動の速さ（たとえば，遅い，または活発に歩く動作），書くときの強さの程度（たとえば，鉛筆に強い力を加えるか，弱い力を使うか），拡張度（たとえば，大きな，自由で滑らかな，または，小さくて窮屈に詰まった字で書く空間の使い方）を研究した。

　適度の一貫性は時間にとらわれず，多様な条件下において表現活動の中で観察されたが，これは，そのような動きが実際にはスタイルであったということを示唆した。そしてもし表現豊かなスタイルがあったとしたならば，適応的相互交流について人々が考え，処理するその習慣的な方法に関係があるために，研究するのにはるかに有益である認知スタイルがあるかもしれない。

　1950年代と1960年代のフロイト派の影響が全盛期の中で，ほとんどが精神分析的自我心理学者であったが，いくらかの他の研究理論家は認知スタイルに関する研究をとりあげた。主だった者の中には，ガードナー，ホルツマン，

クライン，リントン，スペンス（Gardner, Holzman, Klein, Linton, & Spence, 1959）がいる。彼らの研究の被験者は，思考や知覚の一貫したスタイルで記すたくさんの認知的作業を遂行した。ジョージ・クライン（George Klein）に指導された，このグループの最も有名な発見は，「水準化対強調化」として注目された認知スタイルを取り扱ったが（Holzman & Gardner, 1959），これは長期間の研究計画の基礎となった。水準化は対称や出来事の知覚できる違いを見落とす傾向である。このスタイルをもった人はものを同一性や類似性によってみる。これに対称的なスタイル，つまり強調化は，対象や出来事の間の区別をつけることを強調する。

　この対比的区別の実用的臨床的な価値は，水準化派は抑圧の防衛メカニズムを好む一方，強調化派は脅威を処理するための知性化（または，間隔をおく）を好むという仮説である。研究による発見は，何十年間も多くの心理学者による相当多くの研究を促進させた認知スタイルと自我防衛の間の対策をめぐらすつながりを支持した。クライン（Klein, 1958, 1964）は脅威に対して防備するための努力の自動化された延長であると彼はとらえた認知スタイルの発展を煽ったのは，自我防衛の動機的な特性だったと推測した。しかしながら，認知スタイルと防衛の間の相互関係について提示した方向はどちらかの方向にも，また，両方向にも進み，このことは依然として実際に一度も解決されていない公然の問題である。

　一方，ハーマン・A・ウィトキン（Herman A, Witkin）をはじめとする研究グループ（Witkin, Lewis, Machober, Meissner, & Wapner, 1954）は違った方針をとった。この研究室の立場は知覚的に外的環境からの手がかりに頼っている人たちと自らの身体からの手がかりに頼っている人たちを区別する努力をすることであった。暗くした部屋の椅子に座らされ，被験者は，明るい枠の中にセットされた明るい縦の棒の傾き具合を判断した。その椅子はいろいろな姿勢に傾けられ，それはときには棒と同じ方向であったり，ときには違う方向であった。

　被験者が棒が直立しているときの判断に運動感覚的な手がかりか（重力に対して彼らの筋肉の作用を感じながら），あるいは，視覚的な手がかりに頼らなければならないようにその部屋は真っ暗であった。視覚的な手がかりを好

んだ者は「視野依存」と呼ばれ，運動感覚的な手がかりを好んだ者は「身体依存」と呼ばれた。これらの相反する傾向は安定して観察された。そのため，これらをその後の研究の結果によると自我防衛を含めて特定のパーソナリティ特性と関連づけられて示された認知スタイルと呼んだのは理由があった。

またもウィトキンによって編成された後の研究グループは，独自の知覚様式をより広い次元に拡張させ（Witkin, 1965; Witkin, Dyk, Faterson, Goodenough, & Karp, 1962），「心理学的な分化」として言及した。この構成は，対象物や出来事の知覚の中で分析的（身体依存），またはそのかわりに，全体的（場依存）である傾向として定義された。

また，自我防衛がどれほど安定していたか，そして日常の生活の中でそれがどのように明らかにされたのか，ということに強い関心があった。ジョン・ホプキンズ大学での私の学生と私は，2つの種類の脅威，すなわち実行の失敗と痛々しい電気ショックの2種類の脅威に対しての防衛のしかたの傾向が，安定したパーソナリティ特性であるということを立証する実験をした（Lazarus & Longo, 1953）。失敗よりも成功を覚えていた人たちは，電気ショックと関係のない言語刺激より電気ショックをともなう言語刺激のほうを思い出す傾向があった。これらの相反する傾向は，抑圧と鋭敏化間に偏在する防衛的な二分法には類似しているようだったが，ときには付加的な含意のある回避や警戒として言及されることもある。

ラザルス，エリクセン，フォンダ（Lazarus, Eriksen and Fonda, 1951）も，転換反応で苦しんでいると診断された臨床の外来患者は強迫神経症と診断された者よりも，中立的な文章に比べて脅迫的な文章をあまり聞かない傾向が見られた（強迫神経症と診断された者は，中立的な文章よりも脅迫的な文章をより多く聞いた。）ということを示した。実験では文章は白色雑音とともにテープに録音され聞きにくくして，平均的被験者が耳で聞いたもののうち，50パーセントほどしか報告できないようにされていた。自我防衛の精神分析的考えから予想されたように，転換患者は推定通りに抑制的な防衛（または逃避）を用い，その反面強迫観念にとらわれた者は対処の方法として知性化の防衛を好むようであった。

他の人も時折異なってラベルをつけられたり概念化されながらも，類似し

た防衛スタイルの研究に焦点をあて続けた。たとえば，ゴールドスタイン (Goldstein, 1959, 1973) は対処と逃避という言葉を使ったが，それはビーン (Byrne, 1964) の抑圧・鋭敏化の尺度という，防衛スタイルの研究で他の尺度よりも広範囲に利用されていた基準と相当の重複のある概念だった。かなり後ではミラー (Miller, 1987) がモニタリングとブランティングという言葉を用い特有の理論的説明を行った。

　認知あるいは防衛スタイルとしての抑圧‐鋭敏化について，年月をかけた研究が続けられた中で，抑圧的スタイルの相互関係のある，低い特性不安が人の心の実際の状態を象徴するのか，あるいは防衛的であるかについて多くの関心事があった。問題は抑制的スタイルと称されているものが防衛プロセスを反映しているのか，あるいはそれが単に自分を社会的に表す方法なのかをどう決定するかである。もしも後者であれば，高度の抑圧は，実際には苦悩と機能障害を彼らが隠していて，ただその人を心理学的に正常（低い不安度）にみせるだけである (Hock, Krohne, & Kaiser, 1996; Weinberger, Schwartz, & Davidson, 1979; Shedler, Mayman, & Manis, 1993, 1994)。

　これらの測定問題，またその他の（たとえば抑圧‐鋭敏化など）認知スタイルが次元として，または二分的類型学とみなされるべきかについては認知スタイル研究を悩まし，またいまだに議論されている。そのためドイツのマインツにおけるクローン (Krohne) の研究グループのいくつかの仕事はこれらの論点にあてられている（たとえばKrohne 1978, 1993, 1996）。クローンとエグロフ (Krohne and Egloff, in press) はこれらの問題に対して精神測定的に対処するために「マインツ・コーピング・インベントリー」を立案した（マインツは彼らの作業基地で，ヨハネス・グーテンベルグ大学〔Johannes-Gutenberg University〕のある町である）。ホック，クローン，カイザー (Hock, Krohne, and Kaiser, 1996) による最近の論文はこの仕事の第一級の論説を提供しており，それは身体的健康と主観的ウェル・ビーイングを予測するために利用されている対処スタイルに影響を与えるパーソナリティ変数も扱っている。

　ジョージ・クライン，ハーマン・ウィトキン (George Klein, Herman Witkin)，そして精神分析的自我心理学の理論的解釈の下での1950年代と1960年代にお

けるその他の人々によってより早く吟味されていた対処スタイルの研究は，年月を越えて注目すべき活力と維持力をみせた。しかしこの対処に関するアプローチには私が続いて論じるいくつかの深刻な限界がある。

特性／スタイル研究の限界

　特性／スタイル研究の1つの重要な限界は，対処を2つのきわめて広い相対スタイルの間の対比に縮小してしまうことである。それはプロセスアプローチの特色ともいえる，人々がストレスの下で用いるきわめて豊富で多種多様な対処の思考，行動，ストラテジー（方略）などを過度に単純化してしまう。

　第2に，対処スタイルの研究は人々が害，脅威，挑戦などによって対処するために使う，動機づけられたと定義されることができる目的志向的意図や統合的ストラテジーを無視している(Laux & Weber, 1991; Weber and Laux, 1993)。これらの限界は抑圧－鋭敏化（または他の関連した用語では逃避－覚醒，監視－鈍感になる）を二分法としてとらえるか次元ととらえるかなどの場合に適用される。

　第3の限界は，対処スタイルが一般的にスタイルの分布の中心の大部分を無視してしまうことだ(Goldstein, 1959, 1973の研究では例外が発見されている)。言い換えれば，特に次元としてみた場合，スタイルの予言的な力は分布のどちらかの端にある，小さな問題にならない点に基づいており，したがって中心グループは結果の分散には役立っていない。

　この分布の極への依存関係は，2つの防衛スタイル　－すなわち逃避－抑圧，覚醒－鋭敏化－　の極に位置する人々は対処のアプローチが神経症的な固さと考えることができるという批評を招く。すべての可能性としては，対処の有効な研究は柔軟性に依存する。言い換えれば，最良の対処は直面しているストレスフルな状態の求めているものに対して鋭敏でなければならず，それによりこれはプロセス中心のものとなる。

　特性／スタイル研究の4点目の限界は，対照的な対処の性質の適応結果への効果の差異が，統計的にかなりあっても，弁別的能力において常にあまり大きくないということである。これはこれらスタイルによって予言された分

散の量もあまり多くないに違いないということだけではなく、この対処の研究を選択する者が結局きわめて少ないものを逆に多くしすぎるほどにゆがめてしまうということを意味している。

このように言うのは、私は不適当な文脈上の見解を主張するのではなく、むしろ単純に機械論的でなく、環境状況と個人の個性の両方によって断定されている関係の意味づけの研究である。これは私が前に述べた、パーソナリティ特性が機能的には同等である環境変数を見分けるという、特性理論の3つ目の選択肢と矛盾していない。

この方向で進むにあたって、人は常に特別な何かに対処しているため、圧力について徹底的な評価を行わなければならない。我々は人々がどのように対処し、何と対処するのか、そして個人のバリエーションを考慮した対処の選択の根本にある目的志向性の関係的意味 (relational meaning) を詳細に説明することを学ばなければならない。これは対処スタイルの見地から何が行われているか、の反面である。

素質研究か特性／スタイル研究かを強調している研究者は、特性から生まれたといわれている対処スタイルがどれほど人が実際に異なった状況とさまざまなときに対処する方法を表しているのかを評価している。これは対処への特性／スタイル研究の最も重要な限界かもしれない。私自身の研究(Cohen and Lazarus, 1973) においては、すでに対処の特性測定とプロセス測定の間にはほとんどまたはまったく関係がないことを論証した。彼らの名誉のために言うと、クローン、スランゲン、クリーマン (Krohne, Slangen, and Kleemann, 1996) とコールマン (Kohlmann, 1993) による近年の研究が関係の度合いは最良でもあまり大きくないことを明確にしたが、それは対処のスタイルが特別の状況での特定の圧力に人々がどう対処するかは大いに関係あると論じることを困難にする。

これについてクローンらは (Krohne et al, 1996, p. 328) 以下のことを書き、混成した結論を示している。

> 全体として、我々の結論は手術前の不安と手術中の適応の予告における対処素質変数の重要な役割を明確にしている。

しかし，彼らは直ちに同じページで次のような非常に重要な制限をつけている。

しかしながら，実際の対処行動は対処素質と一対一の関係もっていないことは明確であり，したがって，適応を予測するときと介入を予定するときに，手術中の状況における患者の実際の行動を考慮に入れる必要があることは明確である。

コールマン（Kohlmann, 1993）は対処スタイルの測定についてさらに楽観的ではない。彼は3つの別の評言でこう書いている。

興味深いのは両方の研究において対象の大多数が，違った状況の範囲を越えて柔軟な対処方法を採用していることである。つまり，彼らは変化する状況的要求に応じて対処行動を変えた。(p. 119)
これらの対処スタイルは行動的対処と認知的対処の実際の対処行動と総計的測定のパターンとほぼ関係していないことを証明した。(p. 120)
示された結果は我々が対処スタイルの基準となる対処行動のパターンの正確な予測をするということから程遠いということを示している。(p. 121)

私の不平はスタイルの概念そのものについてではなく，それに対し流行となった測定の種類と，プロセスの立場からこれらのスタイルを実際に人々が行ったものに関連づけることの失敗についてである。極端な対処スタイルの広さは皮肉にも研究でとらえられる対処の思考と行為の極端な狭さを導いてしまう。我々は単一の広すぎる二分法か次元にではなく，現実生活での害，脅威，挑戦，そしてそれらが基づいている関係的意味に使われている無数の対処思考と行為をとりあげ，また統合させることのできる多種多様なスタイルに信頼をおくべきであるというように私には思える。動機的特性と状況的意図は，対処スタイルの新しい種類によい組織化した枠組みを提供するであろう。

単一スタイルの対比に焦点をあてるかわりに，時間にとらわれず，機会を通して一貫して我々が見いだした何か組織的方策を用いて人の集団に (P) 相

関的分析手法を使うことで我々は目標を得るかもしれない。我々は個々の木（対処の思考と行為）を見失うことなく森（組織化された対処ストラテジー）の判断力を保持する必要がある。私は我々が対処スタイルの問題を，今，とりあげているよりもより創造性をもって検討する必要があると思う。

プロセスとしての対処

ラザルスとフォルクマン（Lazarus and Folkman, 1984, p. 141）は次の対処についてのプロセス観点を提案している。「我々は対処を，人の資源に負担をかけたり，過重であると判断される特定の外的または内的欲望を管理するために，常に変化している認知的・行動的努力として定義する。」

これをより簡単に言うならば，対処は心理的ストレスを処理しようとする努力である。対処へのプロセス研究は3つのテーマがある。

普遍的に効果的または非効果的な対処ストラテジーは存在しない

それぞれの対処ストラテジーの効果が正確に評価されるために，対処はその結果とは分離して測定されるべきである。効力は人のタイプ，圧力の種類，ストレスフルな遭遇（encounter）の段階と結果のスタイルに依存する —すなわち主観的ウェル・ビーイング，社会的機能，身体的健康である。焦点が流動的で，または時間と多種多様な人生の状況によって変化することから，プロセスの組織化は固有の文脈がある。

したがって，一時は害があり重大な病状と考えられた否認は，ある特定の状況において有益でありうる。これは生命を脅かす，または障害を与える場合に特にストレスとなる何種類かの病気で例証することができる（慢性的病気の対処についての研究の最近の評論として Maes, Leventhal, and de Ridder, 1996 も参照）。

心臓発作が起きて，もしその人が医療的救助を求めようかどうかを決断し

ようとしていたときに、否認が起きたならば危険である。心臓発作のときには、人が最も影響を受けやすいときであり、否認の結果による治療の遅延は致命的となりうる。反対に、入院中における否認は、患者が過度に突然死を恐れるという症候群、いわゆる心臓神経症の解毒剤になるため有益である。この恐怖はストレスを増加させ、患者が回復を促進する活動に着手することの妨げとなる。しかし否認は、患者が帰宅し正常の生活活動を再確定しなければならないときに再び危険になる。この臨床段階における危険は、否認により患者が、そもそも心臓血管病の一因となったかもしれないストレスフルな仕事と多くの休養の圧迫感を受けすぎるようになることである。

否認が選択的手術（Cohen & Lazarus, 1973を参照）において傷ついた組織をより早く癒すことを証明する際には有益であるが(George, Scott, Turner, & Gregg, 1980; Marucha, Kiecolt-Glaser, & Faragehi, 1998も参照)、その他の病気、たとえば喘息では非生産的であるとする多くの研究(Lazarus, 1983)がある。これらすべては、我々が否認と他の対処の形がいつ有益でまたは害があるのかを理解する必要があることを提案している。私が好む説明原理は、病気をよくするためか、あるいは害を防ぐために何もできない場合は否認は有益になりうるということだ。

しかし、否定または否認のより健康的な形と考えられる単なる幻想が、必要な適応的行為を妨げるときは有害になりそうである（Lazarus, 1983, 1985, 否認の情報処理と自動的アプローチについてはBen-Zur, in press を参照）。

もう1つの病気、老年の男性によくある前立腺癌を考えてみよう。危険な癌をもっているという考えは、いくつかの特別の脅威を増強する、常に感じる生死の精神的重圧となる背後事情と機能的関心事をもつ。たとえば、病気にどう対処するかを決断することからもち出された脅威がある —特に医師がどうするかについての対立した判断の観点から。同じことは乳癌でもいえる。

他の脅威は、徹底した手術の後でさえも、癌細胞がまだ存在しているのか、または他の臓器に転移したかどうかを判断するための長年にわたる定期検査の必要性と関係する。手術の成功した後、癌の状態の医学的検証のために患者が再検査されるまでは、あまり心配のない時期があるかもしれない。この

心配度の低い期間は，手術を受けて生き残ったことと，あるいは病理レポートのよい知らせから結果したものかもしれない。患者がこの時点で本当にできることは待つことで，そのようなときの警戒と高い不安度は何も有益な目的を果たすわけはないことから，それは逃避と距離をおくことによって対処することの結果によるものかもしれない。しかし，診療のときが近くなると，逃避か距離をおくことはもう効果的ではなくなり，不安は増加する。もし再発か癌の広がりの証拠があれば，患者は変化した生命を脅かすいくつかの選択肢を処理する新しい方法で対処するように強いられる。これは乳癌にも応用される。

　さらにもう1つの脅威は，他の人，たとえば知人，友人，愛する人に自分の状況について何と言うかについての不安である。逃避や沈黙はしばしばある対処ストラテジーである。その反対のストラテジーは誰にでも，または選ばれた人，たとえば知人，友人，愛する人に，ソーシャルサポートを得るため，またはそのような関係において正直で率直であるために，出来事の真実を言うことである。

　徹底的な前立腺手術が適切な場合，手術からの回復の後も2つの他の強力な脅威　ーすなわち，失禁と性交不能が常に関係している。手術からのこのような結末，最も多くの70歳以上の男性が性交不能になるのは普通である。たとえ彼らが勃起ができ，それを保持する能力が以前に問題にされたことはなかったにしてもである。新しい勃起の医薬，バイアグラは明らかにこの状況で苦しんでいる多くの男性を助けることができるが，徹底的に前立腺手術を行った者に最も多い不成功の確率は問題として残る。

　性交不能はほぼ個人的な問題だ。しかし失禁は尿のパッドが必要となるため社会的関係とつきあいを邪魔だてし，自己尊重（自尊心）と社会的尊重を低めることになり，より大きな打撃を与える。

　多くの女性向けのテレビ広告が最近明示しているように，女性は失禁がこの世代では，明白な病気でなく普通であるといわれている。

　集団的対処は前立腺癌や乳癌のように社会的に恥辱と考えられるような病気については，長い間，そして世界の多くで沈黙を続けていた。ある社会において医師は，いまだに患者に彼らが危険または末期の病気をもってい

とを伝えることに躊躇している。結果としては，数少ない人とその愛された人が病気についていろいろ知り，ほとんどの人はそれを処理する準備ができていなかった。この秘密厳守はポストモダン社会において急速に減少しつつあり，これはより多くの人とその愛された人々が，病気が強いる厳しい脅威とフラストレーションに，より効果的に対処するのに必要な理解をもつという有用な結果をもたらしている。

　私が触れた脅威とそれが発する対処プロセスは，どんな潜在的に致命的または障害的病気にも応用される。2つの他の病気と関連する次の例を考えてみよう。まず第1に，複数の動脈などの硬化症をもつ未婚の35歳の女性は，つきあっている男性に彼女が進行性の身体を衰弱させる病気をもっていることを言うべきかどうか決めなければならない。そうしないことは彼らの間で不正直になるだろうし，しかしそれについて率直であることは彼を追いはらうことになりかねないことから，病気をもった女性には不公平なことになる。

　乳癌のケースの場合，女性と親密な男性は予告もなく女性が片方か両方の乳房を失ったことを発見したとき，不幸を経験し，その関係から逃げ出すかもしれない。女性の最良の対処ストラテジーは何か？　彼女は彼らに事前に言うべきか？　これはどう評価されるべきか？　これらは決断に直面しなければならない患者にとって，またそのようなジレンマを人々がどのように扱っているのか，何が最適な方法かを確認しようとしている対処の研究者にとっても難しい問題である（HIV/AIDS についての論評については p. 154 と p. 182〜188 も参照）。

　個人がある脅威にどう対処するかが他の脅威に対しての選択と同じであろうと推定することは有効ではない。実際に，証拠が他のことを示している。重要な原理は対処ストラテジーの選択が普通の順応の意義と，それぞれの脅威の必要条件と，時間とともに変化する病気としての状態で変わるということである。

対処の思考と行為は詳細に説明されるべきである

　対処プロセスを研究するためにはそれぞれの段階で人が何を考え，行動し

ているのかとそれが起こる文脈について解説する必要がある。

　1970年代末期と1980年代に同僚と私，そして欧米におけるその他の人々はこの目的のために測定スケールと研究設計を開発した。フォルクマンと私 (Folkman & Lazarus, 1988b) と「バークレー・ストレス・コーピング・プロジェクト」(Berkeley Stress and Coping Project) に協力した他の同僚は，測定法として「対処質問‐面接法」を発展させた。それは「対処様式質問・インタビュー表」(Ways of Coping Questionaire-Interview) と呼ばれ，多くの国の言葉に翻訳され，その後アメリカ，ヨーロッパ，スカンディナビア，中東，南米，アジアなどの間において最も幅広く利用される方式になった(表5-1を参照)。

　それは8つの対処要因　−対決的対処，距離をおくこと，自己コントロール，ソーシャルサポートを求めること，責任の受容，逃避‐回避，計画的問題解決，ポジティブな再評価−　を明らかにする下位スケールについての要因分析がなされた対処項目のセットである。他の者はより少ない要因を見つけたか，もしくはそれらを別々に整理しラベル化した。しかしながら我々が見いだした主な内容は持続してとりあげられ有効である。

　対処プロセスの研究には，同じ個人が違った文脈と違った時点で研究される，個人間の研究デザインと個人の比較に根ざした研究デザインを必要とする。単一のケースに依存することを避けるために数名の個人が比較される必要がある。これは状況，時間を超えてどの個人にも，何が起きているのかについてどれだけの変化と安定性があるのかを観察する唯一の方法である。この種の研究における最良の包括的な研究設計は長期間に及ぶのである。

対処の主な機能

　2つの主な機能は，初めにフォルクマンとラザルス(Folkman & Lazarus, 1980) で論議されたように，ホルツマンの学術論文に基づいて，問題中心，感情中心の機能として説明されている。問題中心の機能に関して，人は困難な人間と環境の関係の現実を変える目的で何をするかについての情報を獲得し，行動を促進する。対処行動は個人か環境のいずれかに向けられるかもし

表5-1 対処様式質問表からの要因と代表的項目

要　因
１．対決的対処 　46．自分の立場を固守し，自分の要求するもののために闘った。 　　7．責任のある人の気持ちを変えようとした。 　17．その問題を起こした人に怒りを表明した。
２．距離をおくこと 　44．状況を軽くとらえた。真剣になりすぎることを拒否した。 　41．私に近づかせないようにした。そのことを考えすぎることを拒否した。 　21．そのことをすべて忘れようとした。
３．自己コントロール 　14．私の気持ちを自分自身で保持しようとした。 　43．事態がどれほど悪いか他の人が知らないようにした。 　35．軽率に行動したり直感に従わないようにした。
４．ソーシャルサポートを求めること 　　8．事態についてより多く知るために誰かに話した。 　31．問題について具体的に解決できる人に話した。 　42．親戚や尊敬できる友に助言を求めた。
５．責任の受容 　　9．自分自身を非難し訓戒した。 　29．私が自分で問題を起こしたことを実感した。 　51．次回には物事が違っていると自分自身に約束した。
６．逃避－回避 　58．事態がどうにか消え去り終わることを願った。 　11．奇跡が起こることを願った。 　40．一般的に人と一緒にいることを避けた。
７．計画的問題解決 　49．何をしなければいけないかわかっていたから，成功させるために努力を重ねた。 　26．行動の計画を立てそれに従った。 　39．物事がよくなるように何かを変えた。
８．ポジティブな再評価 　23．人としてよい方向へ変わるかまたは成長した。 　30．始めたときよりも経験後によい自分になった。 　36．新しい信念を見いだした。

出典：Folkman and Lazarus（1988b）

れない。例証として，癌をもつ人は異なった医療専門家にどの治療を選択するべきか，どの外科医が最も手があいているかについての意見を求めなければならない。このアプローチは問題中心の対処機能を例証していると思う。

情動中心の機能は，ストレスフルな状況の現状を変えることなくストレスの状況に結ばれた情動を統制すること ーたとえば脅威について考えることを避けたり，再評価したりするとー を目指している。再び例証すると，患者は彼らの病気に用心深く，または逃避しようとするかもしれない。しかし，たとえば治療についての決断がなされたのち，もうそれ以外できることがない場合，目前にある潜在的危険から情動的に距離をおくために努力がされるかもしれない。彼らは正しい行動方向が選ばれ，手のあいている最良の外科医が用意されたとき彼ら自身を安心させるかもしれない。ジャニス（Janis, 1968）はこのような約束を支えとして正当化する方法に言及した。このような考えや行動の様式は情動中心の対処機能を説明している。

脅威を「再評価」した場合，我々は，ストレスフルな遭遇の新たな関係からくる意味を構成することによって我々の情動を変化させる。初め患者は病気に気づき不安を感じるかもしれないが，すべての医療検査が局部的な癌を示唆していて，まだ転移していないため，手術に適した患者であると自分を安心させることができる。このような再評価は命を脅かす病気の発見にともなって不安を軽減することができるだろう。

再評価とはストレスを引き起こす状況に対処する効果的な方法であり，たぶん最も効果的なものかもしれない。しかし，否認のような自我防衛策と区別するのが難しいことがある。出来事の個人的な意味が事実にあてはまった場合，自我防衛ではなく，有害な情動を抑制する最も耐久力と活力のある方法の1つである。

たとえば，もしも配偶者が言葉や行動によって我々を傷つけた場合，傷ついた自己尊重（自尊心）を修復するために報復するのではなく，大きなストレスを抱え込んでいる配偶者が現実的にその攻撃に責任をもたされる場合ではないことに気づくかもしれない。ストレスを与えられると，不快感を与える行動は彼あるいは彼女の完全なコントロールに支配されないし，基本的な意図は悪意のあるものとみるべきではない。このような再評価は，配偶者の

苦境に共感することを可能にし，不適切な爆発を許すようにしてくれる。対処の形式としてみるとき，通常だったら感じる怒りを和らげてくれる。我々がプレッシャーの下でうまく行動できないとき，配偶者がうまく対応してくることを期待する。

　こうした方法で生ずる攻撃を再評価するのは，口に出すことは簡単だが，行動に移すことはなかなか難しい。傷つきやすい自己尊重（自尊心）は通常より軽蔑され，品位を落としたりすることに対して過度に敏感になる傾向があるため，再評価は困難だろう。そして，すぐに怒りが生じ，傷を修復するため，報復する強い願望が引き起こされる。しかし，このような再評価が作用した場合，情動に影響するような認知的対処のこの形式の力を説明している。情動中心の対処は実際の人間と環境の関係ではなく，社会的相互交流（social transaction）の関係的意味を変える思考方法であることを覚えておきたい。

プロセス・アプローチの限界

　私が，特性／スタイル・アプローチよりも対処についてのプロセス・アプローチのほうを問題が少ないと考えていることに皆さんは驚かないと思うが，それはなんといっても私は多年一貫してプロセス・アプローチのほうを優位と考えてきたからだ。主な問題を指示する前に，ラザルス（Lazarus, 1993a）の研究の中で，対処の流動性に集中するために測定を繰り返し行う対処プロセス・アプローチが，単に特性方式における対処思考と行動に関して質問することによって特性／タイプ・アプローチに変換できるかどうかについて疑問が生じた。

　この疑問は，「対処様式質問・インタビュー表」の，意図するものでない使用方法によって問題を解決する研究の出版物によって高められた。対処プロセスを理解するために我々が開発したアプローチであるが，実際に経験された特定の脅威に対するよりもむしろ，日常人々がいかに対処するかを質問することにより特性／タイプ測定として利用する人もいる。この問題点は次のようになる。すなわち，プロセスを特性測定法に変換する試みは，その人が

実際どう対処したというより,社会的に好ましく,また理想とみられるものによって,すべての見込みに影響された対処を選ぶかもしれない方法に結びついた漠然とした反応を促進させることである。ストレスフルな遭遇において実際の考えや行動を評価するために,特定の脅威に重点をおく主張が促された (Somerfield, 1997)。

　プロセス・アプローチの主な限界はささいなことではない。人生と向き合うために人が取り入れる全般的で調整されたストラテジー,この調整を生み出す性格的要因,目の前にある状況のつかの間の圧力に対して単に消極的に反応するのではなく,少なくとも一時的に一定した順応的方向に向かう動機となる人生の目標や展望など,大きな役割を犠牲にしながらそのときだけの状況にのめり込んでしまう危険性がある。このような偏狭な見地はプロセス公式化には存在しないが,3つの一般的な解釈違いによって指摘されるように,実質的な危険性を含意している。これらの誤解を,我々や他者の対処の研究における一般概念について説明する次の節で述べることにする。

対処に関する主な研究の概括

　私のストレスと対処の研究の主な理論的,メタ理論的概念を検討した後,今度は1980年代の「バークレー・ストレス・コーピング・プロジェクト」の研究に続いて,5つの実験的一般化を提示しよう。当時,私と同僚は個人内と個人間を結合させた研究によって,対処プロセスを解明する研究プログラムに乗り出した (Lazarus, 1984)。次に述べる一般化はラザルスとフォルクマン (Lazarus & Folkman, 1987) の中でも報告されたが,ヨーロッパ以外ではあまり読まれていない刊行物であったため,ここで再度述べよう。

　我々の研究報告が出版されてからの数年間,他の多くの実験室によって我々のストレスと対処のモデルの妥当性と実用性を支持する証拠が提供された。証拠は多くの場合,多様な変化をする因果モデル手法によって得られたが,残念ながら多くの証拠は研究デザインにおいて縦断的ではなく,横断的であ

った。

　第4章の一次的，二次的評価における研究の取り扱いのように，各研究を1つずつとりあげると大量すぎ，読者が退屈してしまうだろう。そのため，1984年以降に出版され，有用な貢献をすると思われるわずかな国際的研究をここで述べておこう。ここで選択した文献は私の特定の理論的見地によって偏っていることは認めるが，対処についてのラザルスとフォルクマンの理論的研究に基づいて引用したという事実に影響を受けている。

　対処の研究の文献は立派なものである。重要な文献を放置したことをどうか許してもらいたいと思う。横断的研究法をとっているラーソン(Larsson, 1989)，ラーソン，ケンプ，スターリン (Larsson, Kempe, and Starrin, 1988)，オーティス (Oates, 1988) らの研究が，ラザルス (Lazarus, 1990) の研究の中に引用されている。1984年以降のこの特質をもった研究の例を次に提示する。

　広範囲にわたる内容カテゴリーをアルファベット順に並べたが，多くの文献は内容が重なることがあるだろう。

　1つの主なカテゴリーは，さまざまな病気の対処や健康に関連した生理的な影響の研究について構成されている。たとえば，アルストローム (Ahlström, 1994)，コーエン，リース，カプラン，リッジオ (Cohen, Reese, Kaplan, & Riggio, 1986)，クロッカー，ボウファード (Crocker & Bouffard, 1990)，クロイル，サン，ルーイ (Croyle, Sun, & Louie, 1993)，ダンケル・シェッター，フェインスタイン，テイラー，ファルク (Dunkel-Schetter, Feinstein, Taylor, & Falke (1992)，フェルトン，レーベンソン (Felton & Revenson, 1984)，フレイシュマン，フォーゲル (Fleishman & Fogel, 1994)，フロリアン，ミクリンサー，タープマン (Florian, Mikulincer, & Taubman, 1995)，ホールバーグ，カールソン (Hallberg & Carlsson, 1991)，ヘイム (Heim, 1991)，ヘイム，オーガスティニー，ブレイザー，ブルキ，キューネ，ローテンビューラー，シャフナー，バラック (Heim, Augustiny, Blaser, Bürki, Kühne, Rothenbühler, Schaffner, & Valach, 1987)，ヘイム，オーガスティニー，シャフナー，バラック (Heim, Augustiny, Schaffner, & Valach, 1993)，ホラハン，モース，ホラハン，ブレナン (Holahan, Moos, Holahan, & Brennan, 1995)，マン，サブリオーニ，ボブバーグ (Manne, Sabblioni, Bovbjerg, 1994)，

マン, サンドラー (Manne & Sandler, 1984), ヌージン, ウォーランダー (Noojin & Wallander, 1997), スタントン, スナイダー (Stanton & Snider, 1993), スタントン, テネン, アフレック, メンドーラ (Stanton, Tennen, Affleck, Mendola, 1992), バン・ヘック, ビンガーホッツ, バン・ホート (Van Heck, Vingerhoets, & Van Hout, 1991) などの研究や分析がある。癌の対処に特に興味をもっている読者にとっては, 上で述べたヘイムと彼の同僚たちによる研究は, 私の判断であるが非常に内容豊かである。

また, 別のカテゴリーでは精神的な健康における対処と多様な側面をとりあげている。これに関連する文献は次のものを含んでいる。すなわち, アルドウィン, レーベンソン (Aldwin & Revenson, 1987), セスロヴィッツ (Ceslowitz, 1989), ジェラサレム, シュワルツァー (Jerusalem & Schwarzer, 1989), モース, ブレナン, フォンダカーラ, モース (Moos, Brennan, Fondacara, & Moos, 1990), ノーレン・ホークサマ, モロー (Nolen-Hoeksema & Morrow, 1991), シュッドバーグ, カルワキー, バーンズ (Schuldberg, Karwacki, & Burns, 1996), ヴィタリアーノ, デウォルフ, マイウロ, ルッソ, カートン (Vitaliano, DeWolfe, Maiuro, Russo, & Katon, 1990), ウェルス, マティウス (Wells & Matthews, 1994), ツートラ, ラベッツ (Zautra & Wrabetz, 1991) である。

ある特別なカテゴリーは戦争の死傷者に関する研究を含んでいる。フェアバンク, ハンセン, フィッターリング (Fairbank, Hansen, & Fitterling, 1991), フロリアン, ミクリンサー, タープマン (Florian, Mikulincer, & Taubman, 1995), ソロモン, ミクリンサー, アヴィッツァー (Solomon, Mikulincer, & Avitzur, 1988), ワイゼンバーグ, シュワルツワルド, ウェイスマン, ソロモン, キリングマン (Weisenberg, Schwarzwald, Waysman, Solomon, & Klingman, 1993), ゼイドナー, ベン・ツァー (Zeidner & Ben-Zur, 1994) がある。上記を除いて私がここに載せなかったイスラエルの心理学者によって遂行された多くの他の研究もある。

私が出会った研究の中で, わずかなカテゴリーが仕事に関するストレスをとりあげている。たとえば, ハミルトン, ホフマン, ブロマン, ラウマ (Hamilton, Hoffman, Broman, & Rauma, 1993), ジェコブソン (Jacobson, 1987), ク

ールマン (Kühlman, 1990)。これらはほかにもたくさんある文献の中の代表的な作品といえる。

この先，それぞれ少数の文献しか含まない特定のカテゴリーにまとめると非効率的になってしまう。したがって，非常に多様な内容をもついくつかの研究を1つのグループにまとめることによってこの問題に対処したい。それらの内容とは測定，方法論，前提と結果的相互関係，対処の凝り屋 (aficionados) に関係する多様な課題を含んでいる。すなわちアルコール中毒，うつ病，老化，ソーシャルサポート，学問的能力，戦争と投獄，評価，仕事のストレスと失業，自己認識，対処法の有効性，免疫プロセス，運動競技，ネガティブな人生上の出来事などである。

この大きくて複雑な無定形のカテゴリーに,オールバック (Auerbach, 1989)，ブラムセン，ブレイカー，マタンジャ・トレイムストラ，バン・ロッサム，バン・デル・プログ (Bramsen, Bleiker, Mattanja Triemstra, Van Rossum, & Van Der Ploeg, 1995)，ディリー，ブレンキン，アギュウス，エンドラー，ツィーレイ，ウッド (Deary, Blenkin, Agius, Endler, Zealley, & Wood, 1996)，デ・ライダー (De Ridder, 1995)，エドワード，トリンブル (Edwards & Trimble, 1992)，ホラハン，モース (Holahan & Moos, 1987)，ラングストン (Langston, 1994)，マーテリィ，オールバック，アレキサンダー，マーキュリー (Martelli, Auerbach, Alexander, & Mercuri, 1987)，マセル，テリー，グリブル (Masel, Terry, & Gribble, 1996)，マクレア，コスタ (McCrea & Costa, 1986)，オルフ，ブロスコット，ゴダート，ベンショップ，バリュクス，ヘンネン，デスメット，ウルシン (Olff, Brosschot, Godaert, Benschop, Ballieux, Heijnen, de Smet, & Ursin, 1995)，ピータース，ブンク，シャウフェリ (Peeters, Buunk, & Schaufeli, 1995)，プラクノ，レッシュ (Pruchno & Resch, 1989)，セイフゲ・クランケ (Seiffge-Krenke, 1995)，セラーズ (Sellers, 1995)，タイト，シルバー (Tait & Silver, 1989)，テリー，トング，カラン (Terry, Tonge, & Callan, 1995)，トマカ，ブラスコビッチ，ケルシー，ライテン (Tomaka, Blascovich, Kelsey, & Leitten, 1993)，ウェストマン，シローム (Westman & Shirom, 1995)，ウォルフ，ヘラー，カンプ，フォーセット (Wolf, Heller, Camp, & Faucett, 1995) などの論述が含まれている。

これらの研究の大部分は，フォルクマンとラザルス (Folkman & Lazarus, 1988b) の「対処様式質問・インタビュー表」を取り入れている。我々や他人に何度も再現された5つの実験的一般概念は以下に述べる。

種々のストレスフルな遭遇に用いられる対処要因

どのようなストレスフルな遭遇に直面したとしても，一般的に言えば人は自分が利用可能な対処ストラテジーのほとんどすべてを利用する。それはつまり，因数的に判定された8つのタイプ (Folkman & Lazarus, 1980) のうち，7つ以上になるが，人は特定なストラテジーを好む可能性もある。この点について1つの説明としては，ストレスフルな遭遇は複雑であり，ストレスにさらされているときに代わりの対処ストラテジーを探検するには時間がかかるということがある。実際，そのときに何が最適なのかによって，対処の思考や行動の選択には多少の試行錯誤がある。

もう1つの理由として，複雑でストレスフルな遭遇は，危険にさらされている目標や目標への脅威などのような，数々の心理的側面を保有している。そして，それぞれの対処ストラテジーは特定な側面にずさんな形で結びついている。これらの観念を明白にするための，正確で十分な研究はなされていない。

特性とプロセスとしての対処

対処ストラテジーは性格的要因と結びついているか，もしくは社会的状況とかかわりがある。「バークレー・ストレス・コーピング・プロジェクト」は，100人を対象として5回の異なったストレスフルな遭遇を検討した。それは5か月にわたって各月1回の面接調査を行った。対処の主なストラテジーは，異なったストレスフルな遭遇を超えて一貫性，あるいは多様性において異なる要因分析によって見いだされた (Folkman, Lazarus, Dunkel-Schetter, DeLongis, & Gruen, 1986; Folkman, Lazarus, Gruen, DeLongis, 1986)。

困難な5つの遭遇に基づいた自己相関によって，我々はポジティブな再評

価など特定の対処ストラテジーが，遭遇から遭遇へ多様な状況において意義深いが，適度にその内容における一貫性のあることを発見した。言い換えれば，もしある人が1つの遭遇で対処としてポジティブな再評価を用いたならば，再度それを別の遭遇でも活用するであろう。

ところが，他の対処ストラテジー，たとえば周囲からのサポートを求めることなどは異なる状況において一貫性がなかった。つまり，ある人がある状況において周囲のサポートを求めた場合，再度それを行うことはおそらくありえないということだ。

プロセスとしての対処

命にかかわる病気や身体的障害などに対する対処についての論議においてすでに述べたように，対処ストラテジーはある時点から別の時点へ，あるいは1つの遭遇から別の遭遇へ，遭遇が展開するにつれて変化する。これが観察から成り立つ「プロセス」の意味である。事態が変わる事柄の対処プロセスを検討するため，我々は大学の試験における変化を考察してきた。(Folkman & Lazarus 1985)

心理学的に言えば，多くの他のストレスフルな遭遇と同様に，試験は単一的な出来事ではない。しかし，そのストレスフルな要求は，いくつかの段階を超えて拡大される。それは，教授によって決められる試験の出し方に深くかかわるものである一定のテストに結びついている。試験の一般的な段階は，試験前の警告の段階，次に試験後，成績が出されるまで待つ段階，そして成績が発表された後の段階である。そして試験を受けるという対面的な段階があるが，成績が気になる試験勉強中の学生はこの調査に協力してくれないため，直接これを研究するのは現実的ではない。

我々は，体験された情動と対処ストラテジーは，それぞれのストラテジーがとられた段階で変わることが報告されていることを知った。たとえば，情報収集やソーシャルサポートなどのストラテジーは警告の後にしばしばみられる。しかし，後の段階では，これらのストラテジーはめったに使われない。また，試験後の成績を待つ期間では，試験の話題を避けることによってスト

レスから解放されようとする。しかし，成績発表後はそうはいかない。成績がよくなかった学生は，不快な知らせに対処するように努力するだろう。

これら集合的対処パターンは各段階で順応するための必要条件とうまく合致していることを示しているため，意味がわかる。警告後の期間に試験が念頭から離れてしまうのは好ましくない対応である。生徒ができるかぎりのよい点数を取るために必要な情報収集と有効な活動を妨げてしまうからである。これに対して，試験終了後は，試験のことから頭を切りかえてしまうのが役に立つ。活動とその情動的刺激が，この段階において結果に影響を与えることはないからである。

以上からわかるように，もしも我々が，試験が引き起こすストレスフルな遭遇を単独なものとしてみなし，遭遇の段階を配慮せずに対処が結合され，要約されていたならば，調査結果は価値がないものになっていただろう。それどころか，対処の現実のプロセスについての我々の理解がゆがんでしまっていただろう。ストレスとその対処の研究の多くは，このプロセスの原理を十分真剣に取り入れていないが，正確に取り入れている研究があるとしたら，我々の発見を再現していることになる (たとえば，Smith & Ellsworth, 1987)。

二次的評価と対処

ストレス状況が変化可能として評価された場合 —つまり，その人のコントロール下にあると考えられた場合— 問題中心の対処が優勢となる。しかし，状況が変化不可能であると評価された場合，情動中心の対処が優勢となることになる (Folkman, 1984; Folkman, Lazarus, Dunkel-Schetter, DeLongis, & Gruen, 1986; Folkman, Lazarus, Gruen, & DeLongis; Lazarus & Folkman, 1987)。

この発見は，対処のための選択と関係のある二次的評価と，対処ストラテジーの選択とを関連づける。

仲介役としての対処

　対処は，ストレスフルな遭遇における情動的結果の有力な仲介役となる。対処プロセスは人間と環境の間の相互交流に新たに生じるため，対処は調整役ではない。つまり，遭遇が発生する以前からパーソナリティ傾向として存在していない。

　我々の研究は，ストレスフルな遭遇の初まりにおける情動的状態とその終わりの情動的状態は変化し，この変化の方向性は用いられた対処ストラテジーによることを示している（Folkman & Lazarus, 1988; Folkman, Lazarus, Dunkel-Schetter, DeLongis & Gruen, 1986）。たとえば，計画的問題解決とポジティブな再評価は，ネガティブからポジティブへの情動に変化を導き，対決的対処と距離をおく対処は反対方向への情動の変化を導いた。この研究における1つの弱点は見込みのある研究デザインを使用しなかったことである。しかし，我々の発見は別の実験室で将来性のある再現がなされた (Bolger, 1990)。

　我々はわずかな研究成果による対処ストラテジーの効果を簡単に一般化することには，2つの理由により慎重にならなくはいけない。第1に，すべてではないが，対処を特定の情動的結果と結びつけている研究は自己報告データに依存していることから，結果が対処プロセスと結果測定を混同している確率を大きくする。これは認知・媒介理論の論争中の方法論的問題であり (Lazarus, 1995)，混乱について結論が出ない討論になった (Dohrenwend, Dohrenwend, Dodson & Shrout, 1984とLazarus, DeLongis, Folkman, & Gruen, 1985の間の討論を参照)。

　第2に，私が述べたように，距離をおくことなどの対処ストラテジーは，結果に影響できないとき，後は待つだけなどといった特定な状況において有益である可能性がある。しかし，人が出来事に出会いまたそれを変える努力をしなければならないとき，他の状況において有害であることもある。この内容におけるテーマの細部を認識するには，同じ対処ストラテジーがその有効性に影響する多種多様な状況下で観察することが必要とされる。

この論点をより一般的な方法で言い換えてみたい。対処ストラテジーの有効性は，直面している環境状況に提示される状況的要求と機会とに継続的に依存し，そして有効性を評価する結果基準に依存している。「継続的」という限定した表現は，状況が変化するとともに，以前の対処法がすたれ，新たな人間と環境の関係に妥当なものが必要となるという考えを表している。

対処プロセスに関する誤解

　最後に対処を理解するうえでのいくつかの誤解について触れたい。これらは心理学の分野において，何年も内在してきた。それは，心理学が精神または行動を分析するにあたって，縮小化する形式で先行する因果変数を探求したこと，それらの要因を現象的全体として再合成することに失敗したからだと私は考える。このことは対処に関する我々の考えと，またいかにそれを測定するかに影響を及ぼし，また自然の中でいかに対処が作用するかに関して重大な勘違いも引き起こす。ここで2つの主な誤解を探究したいと考えている。(a)対処機能を別個の行為タイプとみなすこと，(b)対処する人のパーソナリティから対処を分離すること（Lazarus, 1993ab; 1997），である。

対処機能を別個の行為タイプとみなすこと

　問題中心の対処と情動中心の対処に関する私の論説のしかたは誤解あるいは悪い考え方を招いたであろう。あるいは問題中心と情動中心の対処の間の相違について誤解を招いたかもしれない。この差異は，対処の研究や調査などの幅広い範囲で活用されており，これがその処理を別個の行為のタイプに導いた。これは対処の作用を簡略にし，また非常に理屈に則した説明にしかすぎない。前に，問題中心の対処または情動中心の対処の例を挙げたとき，私は，それらの例は対処法の2型を例証しているようであると述べたが，読者はそれに対して疑問を抱いているかもしれない。「〜のよう」という限定し

た言葉はこれらのカテゴリーに若干の疑いを感じさせた。これより，これに関する混乱の源泉を検証していきたい。

主に，2つの間違いが生じている。第1に，我々が行動のタイプの概念に合わせてしまうとき，どの思考や行動が問題中心のカテゴリーまたは情動中心のカテゴリーに属するかを決定することは簡単だと話を締めくくることがある。表面的には対決的対処や計画的問題解決のようないくつかの対処要因が，問題中心機能を代表するように思う。一方，距離をおくことや逃避‐回避やポジティブな再評価などは，情動中心の対処であるようだ。

しかしながら，仮に，ある人が試験前に起こるストレスと不安を癒すためにジアゼパムを飲んだとする。少し考えてみるとこの対処法は1つの機能ではなく，2つの機能を果たす。情動や過度の興奮，のどの乾き，震えなどの生理的症状，そして試験に失敗してしまう心配は緩和されるけれども，これらの症状は今や成績を妨げなくなり，遂行能力に影響しなくなる。多くの場合，対処をする者の意図は意識的に2つの目標を達成するようになる。我々は同じ行為が複数の機能を果たすかも知れず，また通常はそうであるということを学ばねばならない。

第2の間違いは，問題中心もしくは情動中心の2つの対処を1対1で比較し，そのうえ，どちらがより有益であるかを決定しようとすることである。環境をコントロールしようとする文化的背景では，問題中心の対処が常に，あるいは通常，有用な手段とされがちである。（これは対処研究の文書にもしばしばみられる）。

情動中心の対処は，特定の状況下では健康とウェル・ビーイングに害をもたらしうるという証拠がある（たとえばCollins, Baum, & Singer, 1983; Solomon, Mikulincer, Flum, 1988; Strentz & Auerbach, 1988を参照）。たとえば，コリンズらの研究では，変えることが不可能な状態を変えようと奮闘し続ける人，つまり問題中心の対処にひどくこだわる人は，現実を受け入れて情動中心の対処をする者より長期にわたって苦痛に悩まされた（限定的な検討であるが，McQueeney, Stanton, & Sigmon, 1997も参照）。それぞれの状況下ではどの対処ストラテジーが最も適切な順応的結果を生み出すかを聞くことは意味があるが，この問題では，ほとんどすべてのストレスフルな遭

遇において，人はたいてい2つの機能に依存することを無視している。
　重要なのは次の点である。事実上2つの対処の機能は区別されていない。両者とも対処努力において不可欠であり，観念上，相互作用の関係にある。思考と行動の深いかかわりあいがあること，　－すなわち，それらと環境の現実の間のバランス－　が対処の効果を左右するのである。とはいえ，どんなに魅力的であるとしても，対処の機能とストラテジーは二者択一の概念で考えてはいけない。環境との困難な関係を改善する目的をもつ複合的に相互連結した思考や行動として考える必要がある。対処はある状況において，可能であるかぎり最も役に立つ意味を求める評価プロセスに依存している。それは最も好ましい可能な方法でその状況をみる一方で，現実的行動を支持する。

対処する人のパーソナリティから対処を分離すること

　対処を測定するための質問紙法は，一般的に，対処に重要な影響を与えるパーソナリティ要因を測定するようにはつくられていない。このことは，対処の研究から，ストレス，情動，対処における最も重要な要因を奪っている。それは個人が適応的相互交流から組み立てる関係の意味である。何度か記述したが，この関係的意味は目標への傾倒，自己や世界に対する信念，そして個人的資源などのようなパーソナリティ変数に依存している。
　私はしばしば，ストレスを引き起こすような関係にある個人的な意味についてロークスとウェーバー（Laux and Weber, 1991; Weber and Laux, 1993 も参照）の研究をとりあげてきた。この研究は夫婦について怒りや不安を引き起こす互いのやりとりを検討している。彼らの研究は，ある口論の主要な脅威をどちらか1人かあるいは2人ともが結婚の解消へ向かっていると評価した場合，互いの関係を救おうとする努力のために怒りの言葉は抑制される傾向がある。それと比較して，脅威が傷つけられた自己尊重（自尊心）である場合，おそらく怒りの増大，精神的ダメージを修復するための報復の対処ストラテジーが好まれるだろう。
　2人の相互交流によって発生する状況的意図は，相互交流における個人的

意義または関係的意味に依存していた。これは，対処ストラテジーの選択を理解するために，対処するという表面的測定・評価を超え，これらの意味を見きわめる必要があるということを示している。また，それは逆に関与者のパーソナリティに依存する。

　フォルクマン，チェスニー，クリストファー・リチャーズ(Folkman, Chesney, and Christopfer-Richards, 1994)の研究は，AIDSで死期に至っている人の配偶者がどのようにして介護からくるストレスに対処しているのかという観察を用い，同じような指摘をしている。このような介護の終わりのない，気力が尽きるような表面的なストレッサー（ストレス要因）ではなく，対処プロセスを形成する特定の意味が最も重要であった。愛する人の死によって1つの関係を失うことに直面しなくてはならないだけではなく，自分自身もHIVウイルスに感染したり，あるいは感染する高い確率があるため，同じような容赦ない，不快な死という形で自分の暗い将来を想像してしまう。そして，その場合，自分自身が介護を必要としたときに，今の自分が配偶者の介護をしているように誰かが自分を介護してくれるのかどうかという不明確な将来に直面しなくてはならない。

　以上のことから引き出せる結論として，対処プロセスの基本となる関係的意味を理解するには，表面的な質問による測定は深層インタビューによって補足される必要がある。このインタビューは，パーソナリティ変数や個人が出来事に対してどう評価しているかをつかめるように作成されている。(この原理に関連する研究の例として，Folkman, 1997; and Stein, Folkman, Trabasso, & Christopher-Richards, 1997も参照)。

第3部
研究の応用

　ストレスと情動の結びつきが強く，ストレスを情動の一種としてその範疇に入れても差し支えないものとして，第6章ではストレスとトラウマに話題を転じ，次いで仕事ストレスと家族ストレス，慢性ストレス，外傷後ストレス障害，そして危機理論と危機管理について論ずる。第7章ではストレスと対処について，高齢者，子どもと青少年，移民の3つの特定集団をとりあげて考察する。

第6章
ストレスとトラウマ

　本章ではストレスに関連するトピックとして，仕事上のストレス，家族内のストレス(そして仕事と家族の双方からのストレスの充溢[spillover])，外傷後ストレス障害(心的外傷後ストレス障害, posttraumatic stress disorders)，そして危機理論と危機管理について紹介する。これらのトピックを理解しやすくするため，まずストレスとトラウマ（外傷，心的外傷）の違いから検討してみる。

ストレスとトラウマ

　ありふれたストレスの場合には，人々は適応努力としての重大な症状に陥ることなく，これに対処することができる。程度の大小はあれ，いわば「圧倒される」ことはあっても「打ちひしがれる」ことはない。しかし，トラウマを受けた場合には「打ちひしがれて」しまう。かなりの援助なしには人は機能することができず，援助によって一時的には機能できても，機能不全の状態はずっと続く。
　私の理論的見解に従えば，トラウマのエッセンスは，決定的な「意味」がむしばまれてしまう点にある。この決定的な意味というのは，無価値の感情，自分は愛されていないのだとか，自分は関心をもたれていないのだといった

信念と関係している。なかでも重要なのは，トラウマを受けた人自身が，自分はもはや自分の人生に対するいかなるコントロールも示しえないのだ，といった信念を抱いてしまうことにある。トラウマを受けた人がかつてもっていた根幹的意味 －彼らにとっての，まさしく生きる理由－ は，たいていのストレスフルな（ストレスの多い）相互交流（transaction）の場合には，脅かされたり挑まれたりすることはないのであるが，トラウマ（外傷）的な出来事の場合には，激しくダメージを受け，破壊されてしまうのである。我々はトラウマを受けた友人や愛する人をケアするときには，そのようなダメージが一時的なものであってほしいと願い，なんとかして精神的に無傷の状態に回復してほしいと望んでいる。

　私が他の章で述べ示したように，トラウマには常に実存的課題がかかわっている。起きた出来事，そして，それが将来どんな意味をもつのかについての評価の個人差は，この実存的問題から派生する。私は，評価中心的概念化（appraisal-focused conceptualization）なくしては，トラウマ的な出来事に対する反応の多彩で偏在的な多様性はうまく理解できないといいたい。

　だからといって，出来事の傷害力が強いほど，精神機能不全症状を呈する人々の割合が高くなることを否定することにはならない。すでに第2章のストレスと戦闘のところで述べたとおり，確かに個人的傷害の脅威が強いほど，主なストレス反応および精神病理現象の発生確率は高まる。しかし，それは統計上の関係にすぎない。出来事に圧倒されてしまう人たちの場合に限ってのみ，深刻な徴候の生じる確率は高いのであって，それはトラウマをもたらすような事態におかれた多くの人々の場合に，必ずしもあてはまるわけではない（McFarlane, 1995）。ここでも個人差は，ストレスの精神力学における有力な要因としてなお作用し続けるのである。

　人と環境の関係についての主観的評価が強調されるわけは，環境側からの要求の強さだけが，出来事への適応的帰結にもっぱら影響するのではなく，人間の側の変数もまた同程度に重要だからである。そのほか，出来事の内容や対処（coping）プロセスもストレス反応の強度を左右する。このようにストレスとトラウマをとりまく問題は決して単純なものでなく，直截的なものでもない。本章ではまず，仕事と家族に関するごくありふれたストレスをと

りあげ，ついで慢性ストレス，外傷後ストレス障害(PTSD)，そして危機とその管理について考察してみる。

仕事と家族のストレス

仕事ストレス（work stress：職務ストレス［job stress］または職業ストレス［occupational stress］ともいう）は，正しくは社会心理学とかなりオーバーラップする組織心理学の中のトピックである。仕事ストレスはその個人的災難を扱う臨床心理学の関心事でもある。家族ストレスは長年，独自のアイデンティティを有してきた（Croog, 1970 は時代遅れなので，本章では Eckenrode and Gore, 1990 および Gottlieb, 1977a の最近の研究を引用する）。しかし現代的意味合いからすれば，仕事ストレスと家族ストレスは実質的に関係しあっているといえよう。

仕事と家族のストレスに関する最近の研究

過去20年ほどの仕事ストレスの研究は，ストレス反応を引き起こす労働環境条件ならびにパーソナリティ変数に焦点をあててきた。たとえば，職務上の役割葛藤と役割あいまい性に関するカーン，ウォルフ，クィン，スノーク，ローゼンタール（Kahn, Wolfe, Quinn, Snoek, and Rosenthal, 1964）の研究，クーパー，カスル（Cooper and Kasl）の編集による単行本，クーパー，ペイン（Cooper & Payne, 1991），コルレット，リチャードソン（Corlett & Richardson, 1981），フレンチ，カプラン，バン・ハリソン（French, Caplan & Van Harrison, 1982）の一連の単行本での諸研究が挙げられる。

過去の多くの研究は，もっぱら企業内の業務配置に焦点を絞り，仕事ストレスの源泉としての個々のパーソナリティ変数にもときには横目を向けてきたが，ストレスのプロセスそのものの内部過程はほとんど見過ごしてきた。これらの内部過程は，人と環境の関係のストレスフルな進行形の遭遇(encoun-

159

ter）－多くの場合，対人葛藤をともなう－　の性質と関係があり，そうした遭遇から生じる対処プロセス，そして多様な遭遇にまたがって刻一刻とストレス水準に影響する対処プロセスとも関係がある。

　私は過去何度も再版されてきた著書（Lazarus, 1991c）の中で異端的立場をとり，企業は相互交流的（transactional）あるいは関係的意味（relational meaning）中心のアプローチをとる必要があり，対人プロセスと，それが生じる機序と，個人差とを重視したアプローチをとるべきだと主張してきた。業務の組織制度の再編，あるいは雇用の精選によってストレスを低減できるけれど，そうした旧来のアプローチではもはや仕事ストレスの問題に効果的に対応しきれないのである。

　今，必要とされるのは，働く人々が自分の能力以上の，あるいは重荷と感じる多重の要求に苦悶している状態を知ることである。最も重要なことは，働く個々人と，職務上直面する多様な要求との間の不適合である。職場環境を変えたり，人を換えるばかりで，特定の人々の日常業務にともなう相互交流を変えようとしないやり方では解決しそうもない。

　こうした標準的アプローチは，短期的には費用効率的にみえても実際的でない。ある人にはよくても，別の人には必ずしもよいとはいえないからである。しかし，きわめて破壊的で人を卑しめるような職場環境は論外であり，そんな職場や仕事は忌まわしくもあり，閉鎖すべきである。これらは異常な特殊ケースであり，ありふれた職場状況ではないのだが，最近増加しているようにみえる。

　私の論文は，総じて私の関係的意味強調の立場に精通し，これを正しく評価していると思われる数人の心理学者によって，穏やかな論調ではあるがさまざまな観点から批判された。(Perewé によって編集された著作〔1991〕の中での Brief & George; Harris; Barone を参照)。彼らのある者は私があまりにも個人を偏重しすぎてはいないかといい，他の者は私が仕事ストレスの源泉を同定するための適切な根拠を提示しえていないと考えている。そして今もなお，体系的枠組みを取り入れた研究を十分に吟味評価してこなかったと批判する者もいるが，私はずっとこの体系的枠組みを主唱してきたのである。

個人差の枠組みをめぐる過剰な不毛の議論に対しては，人々を個人的な目標の階層および信念といった共通のパーソナリティ特徴でグルーピングすれば，より包括的な，したがってより効率的な解決が可能との答弁が成り立つかもしれない。このグルーピングの方法はしばしば（P）因子分析といい，クラスター分析ともいわれる。この分析では各グループごとに，人と環境の最良適合を生みだす労働条件を考えなければならない。そのために各人各様の個人的目標をもつ個々人よりも，むしろ職場環境内のストレスフルな関係を共有する人々を取り扱うことになる。

しかし，今のところそうした（Pベースの）グルーピングに関する研究は少ないし，人と環境の適合性の評価に関する研究もないので，これをどう進めてよいかわからない点が問題である。ある人の仕事の諸側面に関しては人と環境の適合性がよくても，他の人の場合には必ずしもそうではなく，そのことが適合性の考えを非常に複雑にしている。そのため適合性を安定した一般的配列ではなく，プロセスとしてみざるをえないことも忘れてはならない。

仕事と家族のストレスに対するより文脈的な見方

2つの重要な洞察の出現とともに，職務ストレスに関する研究と理論に関して新たなアプローチが浸透しつつある。1つは，仕事は生活の一側面であり，その他の側面から独立してはありえないという考えである。事実，生活という全体的文脈が仕事ストレスの重要な背景として存在し，仕事ストレスは図-地関係における図としての役割を果たしている。働く人々の家族生活，目標，彼らが職業生活と家族の中に見いだしている個人的意味（Locke & Taylor, 1990）を含めた全体的な生活文脈を考慮に入れないかぎり，人々が体験するストレスおよび情動（emotion）はまったく理解できないであろう。

最近出された2つの著書がこの新しい見方を示しており，仕事と家族のストレスの双方からの「充溢（流出）」に焦点をあてている。1つはエッケンロードとゴア（Eckenrode and Gore, 1990），もう1つはゴットリーブ（Gottlieb, 1997）による著書である。彼らの考えは最近の建設的な研究展開の具現と思われるので，この章であらためて紹介する。両著書は第2番目の主題とも関係

161

している。この第2番目の主題は，第1番目の主題からの推論帰結でもあるが，仕事ストレスと家族ストレスは相互作用しあっており，家族は仕事ストレスの地をなし，仕事は家族ストレスの地でもあるというものである。

仕事と家族は現代の成人の生活における日常的ストレスの最も重要な二大源泉である。夫も妻もともに仕事をもち，ともに家事と育児の責任を分担しあう今日の社会では，まったくそのとおりである。これらストレス源に関する図－地関係の文脈的主題に思い至るまでに，これほど長い時間がかかったのは驚くべきことである。エッケンロードとゴア (Eckenrode and Gore, 1990, p. 215) はこの点を，次のように簡潔に明示している。

> この著書がねらいとする原理でもあり，この著書から学ぶべき主要な事項は，人々が担う重要な役割，この場合には仕事と家族に関する役割の文脈の中にストレスのプロセスを位置づけてみると，ストレスのプロセスが最もよく理解できるということである。文脈を大切にする立場はストレス研究領域にとってなんら新しいものではないし，相互に関係しあう複数の環境の中に根ざす人間行動を研究対象とする利点については，発達心理学領域でコメントしている著述家ら(たとえば，Bronfenbrenner, 1986) が雄弁に物語ってきている。

ストレスとその処理は，性同一性，夫婦間の役割関係，双方の従事する仕事の条件など無数の末梢的および中枢的変数(distal and proximal variables)に左右される。実際に，ストレスの「充溢」なるものがあり，これは仕事と家族のストレスの相互作用に対して与えられた用語である。きわめて思慮深く，創造的な学者・研究者による一連の研究報告書と分析結果を収めた秀逸で啓発的な著書の中で，エッケンロードとゴア (Eckenrode and Gore, 1990, p. 217)は，おそらく最も重要な貢献をしている。以下にその箇所を引用してみる。

> 我々が本当に研究したいと願っている，人々の日常生活に肉迫するような研究手順をいくつかの章によって明示した。たとえば，中身の濃い集中的インタビュー，あるいは毎日の日記記録による方法がそうである。ストレス研究におけるこのような徹底した，微視分析的アプローチによって，これまでの表面的

第6章　ストレスとトラウマ

な標本調査で観察されたストレス作用の水面下にある心理的，社会的……プロセスに関する疑問への回答が一部得られつつある。こうしたアプローチにおいてもまず，客観的には同じとみえるストレッサー（ストレス要因）に対する反応の個人差の理由を問うところから始まる。

　私はこれまでに，多様な条件下で　－すなわち，ストレスのプロセスの中枢的変数（第3章を参照）のもとで－　人々が実際にとる行動に迫ることの価値を主張し続けてきた。エッケンロードとゴアの著書にとりあげられた多数の研究では，これらの変数を独自性‐標準性研究デザイン（ipsative-normative research designs）の方法で検討している。つまり同一個人を複数回，継時的に多様な条件下で研究する方法である。
　私のみるところ，エッケンロードとゴアは，行動主義者や操作主義者が口うるさく主張する方法論的正確性を避けた研究者らの論文を収集して章を組み立てることによって，対処に関する過去の愚かな研究パターンに新風を吹き込もうとしたに違いない。伝統的な科学中心の分析手法では，多様な変数をそれらの相互作用に焦点づけてみることなく，個々に分離してしまうため，それらの要素的変数や個々のプロセスを再構成して，我々があるがままにみる全体的現象（またはシステム）に収斂できないのである。
　仕事と家族のストレス，およびこの中心的な生活の文脈の中で人々がとる対処プロセスに関する研究について，2つの著書の2つの章を選んで紹介することをお許しいただきたい。1つはロバート・S・ワイス(Robert S. Weiss)による著作であり，もう1つはレオナード・I・パーリン，マリー・E・マッコール（Leonard I. Pearlin & Mary E. McCall）の著作である。両者ともに，主婦である妻が，仕事をもつ夫に対してとるソーシャルサポートに焦点をあてている。ここで私が紹介する意図は，その詳細な描写を再現するのではなく，これらの研究にうかがえる微視分析的で中枢的研究風の趣を伝えることにある。
　しかし，2つの章の中心主題は「ソーシャルサポート」にある。これは1970年代から80年代に健康関連分野の人たちの間で提起され，浮き彫りにされた概念である。したがって以下では，本題からそれるが，ストレス，対処，情

163

動とも密接に絡みあうこの重要なトピックであるソーシャルサポートについて述べる。それから再び本題の研究に戻ってみたい。

ソーシャルサポートの心理学

このトピックに関する初期の新天地開拓的研究として，カセル (Cassel, 1976)，コブ (Cobb, 1976)，カプラン，カセル，ゴア (Kaplan, Cassel, & Gore, 1977)，ナッコールスら (Nuckolls et al., 1972)，バークマン，シーム (Berkman & Syme, 1979)，ソイツ (Thoits, 1982) の論文を挙げることができる。ソイツのものは有用な総説論文である。ごく初期の研究はほとんど社会疫学研究者が開拓し，彼らは個人がもつ社会的ネットワークを重視してきた。これは，どれだけ多くのソーシャルサポートが得られるか，そしてそれがどのようにして健康の増進につながるのかという問題についての，本質的に環境主義的な考え方である。

しかし，やがてこれが心理的プロセスについてのものではないことが明らかとなった。さらに，社会的関係はポジティブにもネガティブにもなる心理効果をもたらしうるし，個人的な生活危機に接したときに人が与えるサポートの質と量に関する失望さえもたらしうる。そのため，その後の研究では，ソーシャルサポートを対処に関係する心理学的問題として重要視するようになったのである (Thoits, 1986)。たとえば，サポートが得られるかどうかは，社会的関係を培う努力と，ストレス下でそれを引き出す努力に左右されると考えるようになったのである。サポートする人が専門職ワーカーであれ，配偶者，親族，友人であれ，微妙な対人関係にある場合，あるいは受け手側の問題が複雑に絡んでいる場合には，ソーシャルサポートを提供する立場の人はどうしたら真に有効となるサポートを与えることができるのか，よく理解しなければならない。逆に，サポートの受け手もいかに好意的にサポートを受けるべきかを熟慮する必要がある。

ソーシャルサポートに関しては，多数の心理学研究者が関心を寄せてきた。最近のボルガー，フォスター，ビノクール，エン (Bolger, Foster, Vinokur, & Ng, 1996)，ブレウィン，マッカーシー，ファーンハム (Brewin, MacCarthy,

& Furnham, 1989), マン, ドーハティー, ケメニー (Manne, Dougherty, & Kemeny, 1997), ワートマン, レーマン (Wortman & Lehman, 1985)の出版物にそのことがうかがえる。ソーシャルサポートに関連する心理的プロセスをテーマとした9つの雑誌論文を編集したヘラー (Heller, 1986) の論集は特に有用である。過去数十年間に展開されたこの領域の研究はその後もますます増大している。

　サポートの試みがときには有益となり, ときには有害となるという問題について掘り下げてみよう。大学教授は, 学位論文の口頭試問を受験する学生を助けてあげたいと思うことが往々にしてある。試験の成否が学生の専門家としての将来を左右しかねないと考えてのことである。口頭試問では5人以内の審査員が悪ふざけの質問をしてからかう。私がこんな言い方をするのは, 学生の多くがそのようにみているからである。審査員はそれぞれの領域で高名な教授たちで, 彼らの役目は形式的には, 学生が上級の学術水準に到達できる見込みがあるか, 学位授与に値する学識があるかを見きわめることである。こんなとき, 教授は学生に, 君は聡明で見識もあるから案ずることはないと言って安心させたくなるのが常である。試験の出来に差し障るほどのストレスのレベルにあると教授が思って, これを和らげようとの配慮であるが, この思いやりが逆に試験に対する不安感を高めてしまうことがよくある。

　どうしたらいいか？　たとえば, 学生とソーシャルサポートに関する初期の研究の1つでもあったメカニックの研究 (Mechanic, 1962/1978) では, 学生の妻たちが夫に, 思い悩むことはないと言って安心させようとする場面について述べている。「今までに試験が何回もあったけれど, うまくやってきたじゃないの。今度も堂々とパスできるわよ」というのが, ごく一般的な言い方である。

　これがどうして学生である夫の助けにならないのだろうか？　まず考えられるのは, 現実がどうであれ, 試験のことで思いわずらう夫へのこの言葉は, 彼の気持ちの正当性を否定しているという点である。不安でいるときに妻のこのような言葉は, そうした彼の感情が彼の誤解から生じた不当なものと彼自身に思わせてしまう。夫自身は自分が不安なことを知っており, 試験が心配なわけも承知しているのである。

これとは別に，安心させようとする試みが，夫へのプレッシャーとなる場合も考えられる。試験に堂々とパスするとの期待は，万一パスできなかった場合には，妻や，同様の励ましをした教授が彼に失望してしまうことを意味する。妻も教授も彼は評判どおりの学生ではなかったと思うようになる。そうなると自分がパスすると思っていても，彼は受験に際して自分の名声が傷つくことを恐れて，試験に失敗することもありうる。いつも成功している人でも，幸運だったと思ったり，だまされたと思ったり，自慢の能力は見せかけのものと思ったりするのである。

ではこのような場合，一体どんなことが，何が彼にとって支持的なものとなるのだろうか？　たとえば教授は学生にこう言ってやることもできる。「試験のストレスのため，最も優秀な学生が試験に失敗することもあるし，逆に一番出来の悪い学生が堂々とパスすることもあるんだから，試験をそんなに重大なものと考えることはないんだよ」。プレッシャーを全部取り除くことは不可能だが，妻や教授が，学生が今，経験していることを知り，そしてプレッシャーが試験の出来具合に悪く作用しかねないことを理解してくれているのだと，学生自身がわかっていれば問題はないであろう。このような場合には，手助けのしかたがどんなものであれ，学生を注意深く見守っていることになるであろう。

妻もまた，次のように言えばよい。「あなたが心配する気持ちはよくわかるわ。私も心配しているのよ。でもこれまで，私たちは重大な局面を何とか切り抜けてやってきたじゃない。うまくいかなくたって，今度もなんとかなるわ。ベストを尽くしなさいよ」。すでにプレッシャーを感じている夫に，さらにプレッシャーを加えるようなことは言わないのが一番よい。

大事な点は意図がよいだけでは不十分だということである。単に助けてくれたというだけでなく，期待以上に役に立つ援助を提供してくれたと評価されるよう工夫し，繊細さをもってサポートすることが必要である。ソーシャルサポートの有効性，無効性について以上の考えに立って，仕事と家族のストレスの充溢に関する2つの章に話を戻し，職務ストレスに直面する男性が求めるソーシャルサポート，そして妻が彼に与えるソーシャルサポートについて考えてみよう。

第 6 章　ストレスとトラウマ

ワイスの研究

　ワイス（Weiss, 1990）は，35～55歳の経営者または管理職の男性で，妻が家事と子どもの養育に専念している75名を対象に研究した。男性は家族の中でただ一人の稼ぎ手である。異なる2つの週に，1回2時間のインタビューを3回以上受けた。下位サンプルの20名の妻たちも個人的にインタビューを受け，一度は夫と一緒にインタビューを受けた。
　夫，妻たちは生活の諸領域での情動的関与，たとえば目的，喜び，ストレッサー（ストレス要因），ソーシャルサポートなどについて話すよう求められた。ワイスは家族生活に充溢する仕事ストレスを具体的に物語る危機的事変に光をあてようとした。そしてその結果を一般的な観察記述や推測，ときには引用を加えて描写している。
　夫たちは仕事のストレスを家庭にもち込むべきではないと考えている。なぜなら，自分が仕事にチャレンジする能力に欠けていると思われたくないからである。仕事は彼らの責任であり，仕事上のストレスをうまくコントロールできなければ夫婦関係は失敗に終わると考えている。男性は妻の援助やアドバイスを求めたがらず，できるだけストレスを封印化（compartmentalizing）しようとする。仕事のストレスを打ち明けると，妻は動転してうまく対応できず，余計にストレスがつのると考えて，夫はストレスを妻に悟られまいとする。ワイスはこのストレスの封印化は壊れやすい防衛であり，防衛として機能しないとしている。
　仕事を終え家路につくときに，悩みごとは置き忘れるのがおおかたの夫の姿である。仕事の成功話を妻にすることはあっても失敗はめったに話さない。妻には自分の愚かさでなく，有能さを自慢したい。妻からの尊敬と賞賛は，何よりも自信を与え自己確信を高めてくれるのである。
　皮肉なことに，多くの男性はまた，仕事のストレスを隠してみても，妻にも子どもにもばれてしまうと思っている。そのとおりである。職場で何かあったに違いないと感づいても，妻は夫が仕事の話をしたがらないだろうなと思い，夫のほうから話してほしいと思う。何の疑いもない無条件のサポート

の提供は恩着せがましくもあり，夫の品位をおとしめることになると妻は思う。これは一見夫婦関係にあるパートナーではないかのようである。夫が嫌がっていても仕事について話してほしいと妻が言い張る場合もあるが，たいてい事態は悪化する。

男性が妻に求めるソーシャルサポートに関して，ワイスは次のように興味深いコメントを加えている。

> サポートとは，何であれ目標の達成での援助であり，目標達成に必要なモラールの維持での援助だといえる。したがって，まさしく結婚の構造そのものがサポートを提供することになり，結婚によって男性は夫および世帯主としての役割を果たす機会ができ，そのこと自体がサポートを提供することになる。男性がこのような役割を果たしているかどうかは，妻や子どもが彼の働きに対して示す感謝の程度で証明される。だからといって，そうした利点のために夫は妻に自分の状況を話す必要はないのである。妻は夫と共有する家庭を管理し，子どもを養育し，さほど重要ではないが夫の世話もすることによって十分サポートしているといえる。夫婦のパートナーシップの１つのポイントは，それによって共有の企てへの互いのコミットメントが成立することにある。妻が買い物をし，料理や洗濯をすることが男性に対してもつ意味は，彼が時間的に自由に仕事ができるための必然的サービスであり，表立つ形ではないが彼を世話し，彼が投資し，彼が代理すべき他者（妻）がいることを思い出させる合図でもある。このようにして，男性は妻を当てにすることができ，そして妻がさまざまな面で自分を当てにしていると実感できるのである。

男性は仕事上のストレスを感じているときには，自分が苦しんでいる事実を妻が理解してくれ，自分が仕事から手を引く，あるいは仕事に没頭することを受け入れてほしいと思う。また，ストレスフルな要求をいっそう高めるようなわずらわしい質問などしてもらいたくない，心配したり，いらいらしたりしないでいてほしいと願うのである。やっかいな問題を話しあわない間は，そうした妻の態度がたとえ渋々でも，自分はサポートされているのだと夫に実感させるのである。ワイス（weiss, p. 37）は次のように述べている。

> 夫婦関係のパートナーである妻は，まさしく男性にとってのサポートの主要

な源泉であるが，ときとしてこれが逆説的な行動をもたらす。サポートの対象として妻を保護しようとして，男性は自分がストレス状態にあることを隠そうとする。援助を求めることは －極端なストレス場面ではそうするかもしれないが－ それ自体が有害である。しかし，求めずして援助を得るには，妻の側の高度の理解と辛抱を要するのである。

　ストレスがひどくなり，子どもとの距離が遠ざかり，不眠に悩まされて，ようやく助けが必要な事態とわかった段階で，夫は妻に問題を打ち明ける。しかし，言葉を介さない理解のしかたも往々にしてありうる。たとえば，男性が真夜中に妻を起こさないよう，こっそりとベッドから離れて台所に行く。そして妻も起き上がって，彼のところに行く。彼が抱える問題を話しあうことなく，ただ寄り添う。このような形で，夫は妻のサポートを感じて安堵するのである。

　別の夫そして妻もまた，ワイスのいうさりげない問題解決法で問題を処理しようとすることもある。たとえば，夫は自分の選択肢を妻に聞いてもらい，それぞれの長所，短所を話し，妻に選択を迫る。この場合，自分は理解されていなかったと妻は感じることになる。

　ワイスの研究全般を通して最も際立つ点は，徹底した中枢的観察にあり，仕事ストレスの苦悩に夫婦がどう反応しあうか，夫婦関係での相互交流を支える態度や感情，そして仕事ストレスが家族生活に充溢するときに，それらの態度や感情がパートナー双方の情動的状態に与えるインパクトを，この中枢的観察の手法によって把握していることにある。

パーリンとマッコールの研究

　パーリンとマッコール（Pearlin and McCall, 1990）の章の中では，ワイスと類似したサンプルが用いられ，同様の微細過程の問題が扱われ，ワイスの知見に重要な点が追加されている。そしてワイスの示唆に矛盾することなく，夫婦間のサポートに関して検討されている。サンプルは20～50歳，およびそれ以上の年齢の25組からなり，ワイスのサンプルと同様に夫が唯一の稼ぎ手である。夫と妻は個別に，仕事と家族ストレス，および夫婦間のサポー

トについてそれぞれインタビューを受けた。夫婦間のサポートについて著者たちは次のように述べている。

> サポートの社会的,相互作用的特徴は,個人がかかわる関係のすべてにうかがえる。しかし,いくつかの理由で,サポートのプロセスは夫婦関係の中で特に明瞭になる。……(なぜなら)夫婦関係はもろくもあるが,他の関係よりもたいていは持続的であるから。そして夫婦関係はより包括的であり,互いの感受性と理解を高める一連の共有体験を,時間経過とともに積み重ね,包み込む関係である。そうした関係の中に親密さと信頼が刻み込まれて,それらが夫婦を互いの情動的サポートの慈悲深き源泉と化しているのである。(1990, p. 10)

パーリンとマッコールは,観察的研究を通してサポートのプロセスの4段階を見いだしている。第1段階は「発覚-認識」である。ここではサポート提供者,つまりこの場合には妻が,仕事に関する夫の情動的苦悩を認識する。第2段階は「評価」であり,この段階ではサポート提供者が問題の正当性と可変性を判断する。第3段階では「サポートの方法」を決定する。どのようなサポートをどのような順序でするのかを決める。そして最後の第4段階では「サポートの成果」が明らかとなる。たとえば,妻の行為が夫婦間の葛藤の解消にどのくらい支持的であり,役立ったかがみえてくるのである。これらの4つの段階について順を追って以下に概観してみよう。

発覚-認識の段階でみられる事柄についてパーリンとマッコールは,ワイス(weiss, 1990)の知見をより強固なものにしている。夫が自分の仕事上のストレスに関する情報を話したがらない理由の1つは,妻が問題に耳を傾けたがらないと信じていることにある。夫が仕事に没頭し,そのため家事の負担が増えることに妻が腹を立てるとすれば,そう信ずるのも無理からぬことである。あるいは,過去の経験から,妻が自分の仕事上の状況を理解していないため,サポートの試みも失敗に終わるだろうと夫は思い込んでいるのかもしれない。そうであれば彼は妻のアドバイスを拒否し,その結果,妻との葛藤が高まってしまうおそれがある。あるいは,他の男性の場合には,仕事上のストレスに加え,家庭のストレスにまで対処せざるをえなくなる事態は避けようとして,仕事上の問題を表沙汰にしたがらない。さらには,ストレス

第6章　ストレスとトラウマ

反応がネガティブに判断されて，自分に対する尊敬の念が弱まるのを懸念することも十分考えられる。

　その結果，多くの場合，妻は仕事上のストレスについての情報を夫から得ることはなく，別のしかたで得る。仕事上のストレスを隠そうとしても，妻はパートナーの情動的苦悩を悟ってしまうと，著者らはここでもワイスの指摘を確認し展開してコメントを加えている。妻は詳しい事情は知らぬものの，何かよくない様子を感じ取る。夫は無口になる，テレビの前にいる時間が長くなる，よそよそしく，いらつく，気短になる。これはちょうど，医者や家族が，治る見込みのない癌，差し迫った死にも等しい癌の存在を，患者に悟られまいとしているときの様子を思い起こさせる。患者は病状の悪化，死の切迫を感じ取っているのである。隠ぺい戦略は成功しても長続きはしない。

　妻にはオプションがいくつかあり，その中にはパートナーが話し始めるまで待つ手がある。著者らは，この張りつめた雰囲気の中ではこのやり方は問題に立ち向かう力にはならなかったり，ときには爆発的に問題に立ち向かう結果にもなると述べている。

　第2の評価段階および評価プロセスにはさまざまな判断が関与するが，正当化の判断が主要なものになるとパーリンとマッコールは述べている。すなわち，仕事を抱えている配偶者（夫）に，苦悩すべきもっともな理由があるかどうか，そしてそれが妻の側の特別な関心とサポートを受けるに値するものかどうかの判断である。たいていの場合，抱える問題と情動的苦悩との対応感に基づいて判断が下される。苦悩が不釣り合いに大きければ，悩み込まぬよう，あるいは大げさに考え込まぬようにと，アドバイスすることになるであろう。しかし苦悩それ自体がサポートの必要性を正当化するため，どんな場合であれサポートを与えようとすることになるであろう。

　妻がサポートを手控える場合には，互恵（reciprocity）の問題が絡んでいる。たとえば，妻が夫の苦悩を理解しながらも，婚姻関係の中で培われた感情から，憤りが生じてしまうこともありうる。あるいは，妻もまた家庭問題，たとえば子どもの養育問題と悪戦苦闘中かもしれない。さらには夫の仕事の問題がその性質上，慢性か再発性のものであったり，夫の側に問題再発の傾向がある場合には，サポート燃え尽きにもなりかねない。

171

第3，第4段階における夫婦間のサポートの方法とその成果についていえば，妻の行為によって夫の問題の意味が明瞭化すれば，たとえば仕事上の出来事にそんなにも夫が悩んでいる理由が理解できれば，妻の行為はきわめて有意義だといえよう。しかし，アドバイスは往々にして危険であり，役立たないことが多い。アドバイスが適切であっても，受け手の側がそれを受け入れ，活用する準備状態にないときにアドバイスが発せられることが多いのである。

　思慮深いサポート提供の努力の失敗例は，メカニック(Mechanic, 1962/1978)の，学生である夫の学位審査口頭試問のストレスに対する妻のサポートのあり方に関する分析で例示したとおりである。どの時点でのサポートがサポートとして機能するかという重要な疑問に対して，パーリンとマッコールは実質的な回答を示している。彼らの研究対象のカップルにおいては，妻は家庭でそれ以上の余計なプレッシャーを加えないことで夫を守ろうとする。あるいは抱えている問題を夫に忘れさせたり，何か楽しい気晴らしを勧めて，悪戦苦闘の夫の気をそらそうとするのである。それでうまくいくかどうかはある程度までは提供者と受け手の両者の個人的な問題である。

方法論上の諸問題

　研究の方法論に関してパーリンとマッコール（Pearlin and McCall, 1990, p. 58）は次のように述べている。

> 　規模が小さく集中的な質的研究によって真相をみることができる。この種の研究の柔軟性と探索的特性により，何か重要なヒントを得て追求し，より構造的な調査では不可能なやり方で，そのヒントをさらに展開することができる。この方法で宝にありつくこともあるが，外れてしまうこともある。特に，データの比較分析がきわめて困難なために，どんな条件下で，どんな人々が，どのようなサポート行動をとるのか明らかにならない。たとえば，仕事の状態，家族のサイズ，妻の有職・無職といった条件がどのようにサポートのプロセスに影響するかといった点が分析できない。

第6章　ストレスとトラウマ

　微視分析的研究は，ジェンダー，民族性，年齢，社会的経済条件，妻が有職か無職かといった家族パターンの違いなどの巨視分析的，末梢的変数を捨象しているとの批判あるいは懸念には十分配慮しなければならない。長い間私は，ストレスとその対処に関する研究方法として，少数の代表制のないサンプルの使用を主唱してきた（Lazarus, 1981, 1990, 1998）。同一個人を継続的に，そしてさまざまな条件下で測定を繰り返してデータを得るためには，この方法が優れていると考えたからであり，もちろんその限界はよく承知している。この研究スタイルを好む研究者には，とりわけ方法論上の問題が重要性を帯びてくる。
　多くの読者諸氏，わけても若い方々には，ワイス，およびパーリンとマッコールの研究サンプルである人々が時代遅れのオールドファッションたちと思われるだろう。女性保護に価値をおく性差別主義者，オールドファッションのマッチョのステレオタイプ，あるいは結婚生活における女性とその役割をないがしろにするパターンの男性に偏っていると思われるかもしれない。しかし，偏りがあっても，彼ら特定カップルの示すパターンおよび，彼らのストレスと対処プロセスの現実性が，それによって損なわれることはない。だが，このサンプルでの結果を他のサンプル，たとえば今日では主流を占める共働きの家族に一般化してあてはめることはできない。一般化するには，このサンプルとほぼ同年齢で仕事のレベルが同じような共働きのサンプルでの結果と比較しなければならない。
　このサンプリングの問題は，別のサンプルを用いて同様の研究を繰り返すことで克服できる。このやり方は，今まで私が調べてきた研究者たちの共鳴するところである。重要な比較すべき末梢的あるいは中枢的特性に基づいて選んだ別のサンプルで研究を繰り返せばよい。単独の微視分析デザインの研究でもってすべてを網羅することは不可能である。大規模で代表性のあるサンプルを用いた疫学研究では物事を表面的にしかとらえられないので，大規模のサンプルは避けたいという場合には，私もそうしてきたようにシステマティックにサンプルを追加使用し，研究を反復しつつ，一般化を適切にしていけばよい。
　微細社会的かつ中枢的な分析レベルに止めおいたほうが，ストレスフルな

173

社会的関係の中でのストレス，情動，対処プロセスに関する，生態的に妥当かつ実際的な知識を得る見込みが大きいと私は確信している。しかし，中枢的か末梢的かのいずれのアプローチをとるかは研究者の自由であり，どちらが有用な情報と深い洞察を提供できるかを問うべきである。

もっと重大な検討すべき方法論上の問題がある。それは，主な研究対象としている相互交流（transaction）のあった後でデータをとる点にある。仕事と家族のストレスについてのエッケンロードとゴアの著作，慢性ストレスについてのゴットリーブの著作の中で，興味深い，優れた研究が紹介されているが，それらの多くにこの方法論上の不安がつきまとっている。つまり，相互交流の発生後にデータをとっているため，資料提供者が，実際に起こったことを正しく思い出せなかったり，故意に偽っていたり，あるいは，彼らが自分の言動の真の動機や原因を見きわめられずにいたという可能性を残す。これはパーキンソンとマンステッド（Parkinson and Manstead, 1992）が，評価理論への批評の中で指摘したのと同じ点であり，これに対しては，私は第4章で反駁しておいた。

この方法論上の問題に対してとるべき手だてとして，研究者は少なくとも観察者として独立した立場を維持し，進行中の出来事については，懐疑的解釈を加えて推論すべきである。上に述べた特定の研究者らは経験豊富で思慮深く，この種の研究にとって大切な専門家としての知的高潔さを認めるにやぶさかではない。ワイスの研究とパーリンとマッコールの研究も，それぞれの知見と説明の点で矛盾なく整合しており，そのため我々は両方とも的を得た研究であることを確信しないわけにはいかない。

私はまた，当面の研究課題に関しては，実験室での実験のメカニカルな手順よりも参加者観察（participant observation）のほうが適していると思う。実験室の手法にもそれ固有の方法論上の問題点がある（たとえばLazarus, 1998aのストレス，情動，対処の研究の中で，私は実験室的方法を放棄した理由を説明しているので，参照されたい）。ともかく方法論上の問題点をどう処理すべきか常に検討し続けなければならない。

ワイス，およびパーリンとマッコールの研究は，研究者が参加観察者としてかかわった，社会儀式に関するアービング・ゴフマン（Erving Goffman, 1959,

1971)の優れた研究を思い出させる。彼の観察所見とその解釈は核心をついていると，私は常に思うのである。証拠は何もないのだが，確信できる。大規模な疫学データは測定統計量を提供してくれるが，抽象的すぎて，我々の主要関心事である相互交流の意味ある感触が伝わってこない。末梢的変数を扱う研究からの知見で欠けているのは，個人的ストーリーである。個人的なストーリーは我々の心の中で容易に理解でき，広く共鳴できる事柄である。

先述の方法論上の問題は大げさかもしれないが，それでもなお，弁護は難しい。参加者は事実が過ぎた後に，自分の行為や反応に対する弁明を思いつきで述べているに過ぎないのであって，実際に生じたプロセスについてのより妥当な解釈に気づいていないという可能性も確かにありうる。しかし，被験者である参加者が，生じた事実について語り，そして事実の経過後に感じた事柄を述べているかぎり，これらの批判に対して満足のいく反論を加えるすべを私は知らない。同様のプロセスを別の方法で研究してみても同じような不正確さが残るし，もっと不正確になるかもしれない。

たとえば，研究対象の男性と女性のすべて，あるいは多くが，疫学データにみられる標準的な描写（portrait）に適合することはありえないはずであるが，疫学研究では個人のバリエーションまたは個人差についての注意深い説明を省略してしまっている。このような個人変動こそ，研究対象の人々に生じた事柄についてのバランスのとれた描写を得るうえでとても有用である。疫学研究の弱点は，ストレスと対処プロセスについての微視的描写を提供できない点にある。この種の描写こそ我々が求めているものであるのならば，対人事象とその心理的インパクトに関する，小規模の，深層的研究を行う必要があり，一定の手続きで導かれた推論を他の方法でチェックしながら，方法論上の問題点を克服していかなければならない。

この種の研究では，夫婦を実験室に招いて議論しあってもらい，それをビデオテープに収録して，目の前で生じたありのままのプロセスを研究するという方法も確かに有用である。しかしこのデータ収集方法にも問題があり，たとえば研究者が用意した実験室で議論してもらったという人為性の影響を払拭できない。

データバイアスなど誤ったデータの危険性に対するもう１つの対策として，

得られる記述と導かれる推論について，多面的測定道具でその一般性を評価する方法が考えられるが，これにも後で述べるように問題がある。しかし，あえてここで要点をかいつまんでいえば，それぞれの測度は先行条件に敏感に反応するので，測度間の相関は当然低いものとなってしまう。絶対的証拠を求めてもそれは無理難題であり，完全な解決方法はない。

仕事と家族のストレスの充溢から話題を転じる前に，仕事燃え尽き (job burnout) の問題について少し述べてみたい。仕事燃え尽きは，ここしばらく文献数の伸びが目立つストレス領域であり，マスラック (Maslach, 1982)，およびパインス，アロンソン，カフリー (Pines, Aronson, with Kaffry, 1981) らが開拓し，積み上げてきたストレスの問題である。このストレスの一側面は，夫から妻，妻から夫への充溢の観点から挑戦できる課題領域でもあり，仕事と家族のストレスに関する夫婦関係の研究にも関係する問題である。

ウェストマンとエチオン (Westman and Etzion, 1995) による最近の研究がそのよい例である。彼らは充溢の代わりに「交差連絡」(crossover) という言葉を使っており，深層インタビューでなく質問紙調査の方法を用いている。この研究では，イスラエルの軍隊に入隊している夫婦を対象にして，一方の側の燃え尽きが他方に強い影響を及ぼしていること，また一方の側の職務ストレスに対する主観的コントロール感が，他方の側のストレス抵抗力の源泉となってよい影響を与えていることを示している。これと関連する研究（たとえばEtizion, Eden, & Lapidot, 1998) では，職務ストレスからの一時的退避が，休暇であれ，予備役のような活動であれ，またそれらが強制的であれ，燃え尽きを緩和する効果があることを示している。

このように，仕事での燃え尽きのトピックが夫婦関係へと拡張されたのは，研究者や理論家の間で，職務ストレスはストレスを感じている人の社会的ネットワークの内部にいる人々に広範な影響を与えるということが，認識されるようになってきたことを反映している。さらに重要なのは，十分に理解するためには，現象を生活のより幅広い文脈の中で考える必要があるということである。

第6章 ストレスとトラウマ

慢性ストレス

　急性と慢性のストレスの重要な相違点についての認識が，ストレス研究者および理論家の間で最近深まってきている。「慢性ストレス」は人生の有害で脅威的，しかし安定した状態から発生し，仕事あるいは家族の中で人々が持続的に果たしているストレスフルな役割から派生する。「急性ストレス」は逆に，生活の特定の瞬間あるいは比較的短期間に，有害で脅威的な，時間限定的な，大なり小なりの出来事によって引き起こされる。しかしながら，両者の定義区分は必要であるが，ストレスフルな出来事，特に大きな出来事は新たな別の日常的ストレスあるいは慢性ストレスを生み出すことが多く，そのため急性と慢性の区分を主唱する人たちが理解している以上に両者の区分はあいまいで難しい。

　この問題はさておき，慢性ストレスの重要性を明示したのは，ベンジャミン・H・ゴットリーブの編集による見事な著書である (Benjamin H. Gottlieb, 1997a)。それは対処プロセスに的を絞った研究志向の論調で構成されている。これは先に述べたのと同じゴットリーブである。この著書の各章は実力ある独創的な研究者集団が執筆し，相互交流的または関係的な意味中心的分析の利点を生かして慢性ストレスの解明に迫っている。ほとんど二者関係の多種多様な慢性ストレスを，徹底した微視分析で検討している。

　ゴットリーブの著書で紹介されている研究にも，仕事と家族のストレスに関するエッケンロードとゴアの著書に関して私が指摘したのと同じ方法論上の長所と限界があてはまる。ここでも同じやり方でそれらに応えようと思う。私は以下に2，3の記述箇所を取り出して，内容的にも方法論上からも特に重要な原理を例示してみる。私の好みから引用しなかった著者や，その研究が受けるに値するよりも粗略な扱いをしたかもしれない著者の方々にあらかじめお詫び申し上げておく。

　ゴットリーブ（Gottlieb, 1997b, p. 3）は，序章の中で慢性ストレスに対す

る対処は時間のかかる息の長い課題であることを示唆している。たとえば序章の最初のパラグラフで次のように述べている。

> 急性で短期のストレスフルな出来事への反応，および時間経過にともなうその変遷を分析した研究は山ほどあるが，絶え間なく続く要求のもとで展開される行動および情動の調整過程については，ほとんど研究されてない。たとえば近隣の暴力や犯罪の絶えざる脅威を人々はどのようにして処理しているのであろうか？ 脊髄損傷による長期の障害あるいは心臓発作・卒中の後のおぼつかなさに，家族の人たちはどのように折り合いをつけ，管理することを学習するのか？ 最近に離婚した人々が自尊感情を取り戻す，あるいは保持するための確実な心理的方策はあるのだろうか？ 多重の社会的役割のバランスと，しばしば生ずる役割間の対立葛藤とがせめぎあう持続的な日常生活の緊張のもとで，人々が平衡を失わないためにとるべき社会的相互作用の日常ルーチン，パターンはあるのだろうか？

ゴットリーブ (Gottlieb, 1997, p. 4) はウィートン (Wheaton, 1994, p. 82) による慢性ストレスの定義を次のように引用している。

> 日常生活において役割を果たし活動する中で常につきまとう問題と課題であり，持続的に個人に作用するものである。

この考え方によれば，重大なカタストロフィ（災難）に限らず，日常生活のささいな混乱 (hassles) もまたストレスである。重大なライフイベントからだけでストレスを定義づけてしまうやり方は，ストレス対処の方法を解明するうえで適切なストラテジー（方略）ではない。この数年間，混乱絡みの思考および感情の日常的監視にかなりの関心が集まっている。

頻発し，慢性的なストレスの重要性に関するゴットリーブとウィートンの指摘に基づき，1980年代の「バークレー・ストレス・コーピング・プロジェクト」(Berkley Stress and Coping Project) では，「日常的混乱」(daily hassles) を重大なライフイベントと対比させて検討してきた。日常的混乱とは，モラール，社会的機能，そして健康をも害するような，外見的にはささ

第6章　ストレスとトラウマ

いにみえても，ときには非常にわずらわしさを感じさせる，日常のいらだち事のことをいう。そして驚くべきことに我々は，この日常的混乱のほうが重大なライフイベントよりも，健康障害にとって重要な要因であることを見いだしたのである (Kanner, Coyne, Schaefer, & Lazarus, 1981; Lazarus, 1981; Lazarus, 1984b)。

　この意外ともみえる結果をどう説明すべきか苦労した末に，我々は次のような点に思い至った。つまり，配偶者の死あるいは離婚のような重大なライフイベントは，モラール，社会的機能，健康をかなり害するのだが，その理由は，こうした出来事によって日常的ストレスのすりつぶしが中断し，変化し，そして新たな要求とフラストレーションが加わって，多くは再発的あるいは慢性的な日常的混乱の新たな源が生じてしまうことにあるのではないだろうか。死別と離婚という2つの重要な喪失は，それぞれが日常的混乱を生みだす過程にはオーバーラップする部分がかなりあるが，両者はまったく異なった帰結にもなりうる。たとえば，離婚からの荒廃状態と配偶者の死による喪失状態が引き起こす心理的反応には，天と地の開きがある。それぞれは異なった心理的ストレスの種を生み，再発的あるいは慢性的な，新しい適応要件とそれに対する対処プロセスへと展開する。

　配偶者の死と離婚とのオーバーラップに関連していえば，死別した人もまた孤独，交際，子どもの世話，金銭管理や自動車の点検・修理の学習など，幾多の共通する新しいストレス経験に四苦八苦しなければならない。しかし，両者の相違に関連していえば，離婚してひとりっきりになった人は結婚への失敗感情に対処し，その後も同じ地域に住む離婚相手とのつきあいを続け，離婚後の子どもの後見問題や金銭問題も処理していかねばならない。一方，死別した相手が物理的にいなくとも，結婚が岩のように強固ではなかったり，持続的でストレスフルな社会的接触がなかったわけではないのなら，失敗感情は大して重要なものとはならないであろう。

　ゴットリーブによると，対処は時間とともに変化するので，対処プロセスを明らかにするには慢性ストレスを経時的にサンプリングしなければならない。ストレスが重大なライフイベントに由来する場合には，はっきりしているので，対処の変化に注意を払うための特別なストレス指標は不必要である。

ゴットリーブは次のようにも述べている (p. 12)。

　　ある出来事に対するストレス度の評定が人によって違うのは，日常茶飯事的に自然に資源を利用して出来事のインパクトを吸収する能力が，人によって違うからであろう。ストレスが少ない，あるいはないと報告する人たちはおそらく，特定の態度をとったり，日常の決まりきった仕事に励んだり，特定の人たちと親しくすることで，当面の要求を難なく切り抜ける能力の持ち主なのであろう。不幸な出来事とスムーズに融和するスキルと資源をもち合わせる人もいれば，絶えず分裂と苦悩にさいなまれる人もいる。

要するに，ストレスと対処を研究する場合には，ストレスがスムーズに処理されて大きな情動的苦悩がみられないようなときでも，要求に対する反応をサンプリングしなければならないのである。つまり，対処をストレス解決の観点だけで決めつけるべきではない。ストレスの慢性的な源は，病悩期間の長い心臓病や関節炎のような場合には，たいていはそれと一緒に生活しなければならず，そんな場合には解決ではなく管理が求められる。アルドウィンとブラストローム (Aldwin and Brustrom, 1997, p. 95) はこの点について次のように述べている。

　　(ストレス事態が解決できそうにもない場合も考慮して)，フォルクマンとラザルス (Folkman and Lazarus, 1980) は対処の定義の中に「ストレスを管理する」の句を注意深く挿入している。

つまり，対処によってストレスを終結できない場合でも，管理することはできる。ストレスや苦悩に耐える，あるいはこれを受容することもできるのである。

アルドウィンとブラストローム (Aldwin and Brustrom, 1997) も，慢性ストレスの現存モデルに関して基本的問題点を3つ指摘している。第1に，慢性ストレスと急性ストレスの間の対処のしかたの相違について体系的研究がなされていない。第2に，貧困，加齢，慢性疾患の慢性ストレスに人々がどのようにして管理ストラテジーを組み立てるのかという点について研究がないか，あっても不明確である。第3に，慢性ストレスの多くは対人的なも

第6章　ストレスとトラウマ

のであり，社会的苦境にある人が，ソーシャルサポートによって問題の重大さや反応の妥当性にはっきり気づくことが多いのだが，この点に関してソイツ (Thoits, 1986) が有用な考えを示しているにもかかわらず，今のところ慢性ストレスの対処の研究にこの考えが生かされていない。

　ゴットリーブ (Gottlieb, 1997) およびパーリンとマッコール (Pearlin and McCall, 1997) と同様に，オブライエンとデロンギス (O'Brien and DeLongis, 1997) も慢性ストレスにおける二者対人関係の側面を強調している。驚くに足らないことであるが，パートナーの関係にある一方の人の対処プロセスが，他方の人の対処努力を妨害する，あるいは他方の人のウェル・ビーイングに悪く働くというように，慢性ストレスへの対処が対人葛藤を高めることを彼らは述べている。また彼らは，配偶者あるいは恋人同士のミスマッチの問題，および対処の社会的束縛の問題を論じているが，いずれの問題も，慢性ストレスの興味深い重要な課題である。

　オブライエンとデロンギスはまた，対人対処のこれまでにない新しい特徴を問題にしている。これは強い社会的結合 (social bonds) をつくり，維持しようとする努力であり，「共感的対処」と彼らは称している。たとえば，他者に成りかわって事や役割を行ってみるとか，相手の身になって物事をみようとする努力である。他者の気持ちや関心をなりかわって経験する，考えや気持ちを理解するために他者の言葉や非言語的コミュニケーションをいろいろに解釈してみる，相手に気遣い，気働きする，受容的で非判断的なやり方で配慮と理解を表現してみるなど，さまざまな努力，工夫がありうる。

　こうしたさまざまな努力，工夫は，大学院生が数年間の大きな個人投資の後に，自分の専門家としての将来が決定づけられる試験を前に緊張しているときに，どんなソーシャルサポートがよいかといった，前述の論議を思い起こさせる。すでに述べたように，自然観察的な研究態度では，対人関係における社会的，個人的適応に大きなインパクトを与えるような重要な対処のしかたを見落としてしまうことになる。

　レペティとウッド (Repetti and Wood, 1997) もまた，家族ストレスの対処が大部分は対人プロセスであるとみており，非意図的で気づきにくい対人プロセスに焦点をあてて注目している。この対人プロセスは，微妙なとらえ

181

にくい社会行動または対人行動の変化から成るものであり，そうした変化がストレスフルな体験のもつ重要な社会的手がかりを提供するものと著者らは考えている。さらに，慢性ストレスの多くは気づきにくいものなのだが，特別の対処努力を必要としている点にも彼らは触れている。慢性ストレスは対処を駆使している人々さえもほとんど気づかずにいるが，家族の他の成員の対処プロセスにも影響を及ぼす。たとえば，慢性疾患にかかっている子どもの親は，自分たちの苦悩や罪悪感に対処しようとして，知らず知らずにその子に特恵待遇を与えてしまい，その結果，家族の他の成員，特にその子の兄弟にも影響が及ぶことになる。著者らは研究結果をまとめて次のように述べている。

> (我々の研究は)慢性ストレスへの対処がまさに対人プロセスだということを如実に物語っている。家族の他の成員の連座は予想外であったが，慢性的ストレッサーに対する親の反応が子どもに影響すると同時に，子どもが親の反応を生み出してもいる。

シグナックとゴットリーブ (Cignac and Gottlieb, 1997) は，多種多様の対処を例示し，入念で有用な解説を加えている。彼らはアルツハイマー病の痴呆患者の介護にあたっている身内の者のストレスの問題に焦点をあてている。対処ストラテジーのそれぞれを定義し，問題中心の対処と情動中心の対処とを対比させて，因子分析で8因子を見いだしたフォルクマンとラザルス (Folkman-Lazarus, 1988b) による「対処様式尺度」(Ways of Coping Scale) の分析結果を添えている。表6-1に示すとおり，対処ストラテジーのリストには定義と例示があり，わかりやすい。表6-2にはシグナックとゴットリーブ(Cignac and Gottlieb, 1997) により観察された評価の種類と対処の効果を示した。

私は，死にゆくAIDS患者のパートナーであり介護者でもある人々が体験したストレスと対処についてのスーザン・フォルクマンらによる研究について，重要でユニークなものとして前に言及したが，この研究では，長期間にわたるインタビューから学びえた事柄，最後の死別に対する介護者の反応も含めた事柄を記述，評価する際に用いた詳細なコード表を作成しており，こ

表6-1 対処の分類と定義

意味づけ(Making meaning)：介護者は，親族の行動が，彼のかかっている病気に由来しており，本来のその人らしさに基づくものではないと自分に言い聞かせる。

受容(Acceptance)：介護者は，親族の病気や行動，ないしは介護継続の必要性を受け入れる。または受け入れようと努める。

ポジティブ志向(Positive framing)：介護者は，介護のポジティブな側面に着目し，ネガティブな反響（repercussion）は小さく評価する。

希望的思考(Wishful thinking)：介護者は，病状の変化ないしは介護責任の変化を願う。

回避/逃避(Avoidance/escape)：介護者は，物理的に短期間介護を手控える，ないしは自分の介護責任を考えることを認知的に避ける。

用心(Vigilance)：介護者は，たえず親族に注意を払う。ないしは精神的に患者に思いをめぐらせる。

情動表出(Emotional expression)：介護者は,情動を外に表出して対処する。

情動制止(Emotional inhibition)：介護者は，情動を抑えて対処する。ないしは情動を表出せぬよう自分に言い聞かせる。

楽観的未来期待(Optimistic future expectancy)：介護者は，自分の介護責任遂行能力について楽観的で希望的である。

悲観的未来期待(Pessimistic future expectancy)：介護者は，自分の介護責任遂行能力について悲観的である。ないしは自分も親族と同じ目に遭うのではないかと恐れる。

ユーモア(Humor)：介護者は，親族が痴呆症状を示したときに，おもしろがったり，または冗談を言う。

援助希求(Help-seeking)：介護者は，他の人たちに実際的または情動的支援を求める。

言語的症状管理(Verbal symptom management)：介護者は，親族の行動を管理するに際して，説明する，問題を切りかえる，親族を安心させ安静にさせる，親族に求めたり教えるといった,言語的なストラテジーをとる。

行動的症状管理(Behavioral symptom management)：介護者は,親族の行動を管理するに際して,親族の仕事を手伝う,親族の取り乱した活動を中断させる,仕事や決断を代行するといった,行動的なストラテジーをとる。

出典：Cignac and Gottlieb (1997), pp. 249-251。著作権はアメリカ心理学会。Plenum Publishing Corp. の許可を得て転載。

表6-2 対処の有効性に関する評価のタイプ

評価のタイプ	定義と例示
対処の効果的帰結	対処がうまくいった場合の評価 [例]「(行動で示す) このやり方が一番よいとわかった」,「やれることはすべてやってみたが, (話題を変えてみるのが) 一番よいようだ」
対処の非効果的帰結	対処がうまくいかなかった場合の評価 [例]「我々が話したことなど彼女は一晩で忘れてしまうから, 何度も最初から話さなくてはならない」,「それはよくない。おしゃべりをあおるようなことはしないで, 彼女に黙るように言って, 早く取りかからせたほうがよい」
対処のオプションなし	これ以上ストレッサーによる要求をマネジメントするすべはないとの評価 [例]「彼女は問題を抱えているのだが, 私にはそれをどうしようもない」,「お手上げだ」
コントロールの評価	ストレスとそれにともなう情動を抑えようと努力しているとの評価 [例]「どうにもしようがない。ここはとりあえず自制しよう」,「動揺した気持ちをなんとか抑えられた」
ノーコントロールの評価	ストレッサーに影響を及ぼせない, または情動をコントロールできないとの評価 [例]「自分ではコントロールできない状態なのでいらだっている。たいていのことなら抑制できるのだが」,「(介護者の怒りは) しまい込んでおくことはとても難しいものだ」
弱いストレッサー反応	ストレッサーに耐えうるとの評価 [例]「ある程度は神経を使うんだが, でも今ではもう慣れてしまった」,「ちょっと気に障るんだが……, 気分はいいよ。我慢できるようになったから」
強いストレッサー反応	ストレッサーに耐えられないとの認知 [例]「いつになく取り乱してしまった。あなたは慣れっこかもしれないが, 私は慣れていないんだ」,「あんなに一生懸命に窓からのぞき込む人は見たことがない。ちょっと変だよ。彼女はすっかり変わってしまったようで, おっかない」
エネルギーの枯渇	エネルギー減少の評価 [例]「最初は何がなんだかわからなかったが……, 何とかしようとしているうちにヘトヘトになってしまった」,「自分には力がないんだとわかった。闘いみたいなもんだ。疲れ果ててもう闘えない」
対処能力の向上	対処向上の評価 [例]「前より対処が上手になった。以前なら腹を立てていたが, もうそんなことはない。対処技術がよくなったせいか, 今の, あるいは将来起こりそうな徴候にも気づくようになった」,「気分の悪いストレスを, もっと建設的なやり方でマネジメントできるようになったように思える」

対処への自己批判	対処に関する自分の短所の評価 [例]「何か悪いことをしてしまったと思って，ここに座って考えている。『ああちくしょうめ……。もっとあの人を思いやってやればよかったな。そうしたら後日……もっと気分よく過ごせたのに』」
目的/手段の洞察	対処努力とその結果の関係についての評価 [例]「いやな話題を変えるなり気に入る話題を続けるなりして，彼の満足いくようにしてあげればよかった。そうすれば彼は自分が今していることを忘れて，気分よくしただろうに」，「私は怒ってしまい，それで彼の気分を害してしまった。そんなことを二度も思い起こしていた。彼を怒らす気などなかったのに」
戦略的計画	それぞれの対処努力の費用・便益の評価 [例]母親の混乱に関して，「今度再び同じような羽目になったときには自分のすることをよく見つめて……，それを詳細にノートするようなことはしないで，よく覚えておくよう自分に言い聞かせておこう」，「彼女は思い出そうとしないに違いないが，私はそれを彼女に話して説明するなり，示すなりしてみることにしよう。きっと気分もよくなるし，それが怒りをぶつけずにすむやり方なのかもしれない」

出典：Cignac & Gotlieb(1997), pp. 250-251。著作権はアメリカ心理学会。Plenum Publishing Corp の許可を得て転載。

れはとても我々に役立っている(Folkman, Moskowitz, Ozer, & Park, 1997)。

この研究から得られたいくつかの知見は希望(hope)，無力(hopelessness)，絶望(despair)，抑うつ(depression)などの概念と関係しており，希望こそ最良の対処プロセス，より正確にいえば対処の最良の結果であることを最もよく物語っている。もちろん，直接的に「希望」を測っているわけではないので，間接的ではあるのだが。意味あるポジティブな出来事は，長引く厳しい慢性ストレスの状況下にあって，代償不全を回避し，希望と楽観を持続させるための方法たりうるといった，今までにない斬新な見解をこの研究は打ち出したのである。ポジティブな出来事を座して待つのでなく，つくり出す，あるいは誇張することは，まぎれもなく重要な対処ストラテジーである。

着実に無力化し，やがて死に至る病気の潮流に抗するすべは何もない（致死的進行を緩徐する新薬は，この研究当時には未開発だった）。パートナーの死が迫るにつれて，介護者に降りかかる要求は，精神的にも身体的にもますます残酷なものになり，介護者を虚弱化する。愛する人を亡くすという絶望的な観念に直面するだけでなく，多くの場合介護者，特に HIV 感染陽性の介

護者は，今度は自分を献身的に世話してくれるパートナーもなく，自分も同じ恐ろしい道をたどることであろう。

　このようなトラウマ的状態の最も一般的な心理的帰結は，抑うつである。介護者は「うつ病（抑うつ状態）自己評価尺度」(Center for Epidemiological Studies Depression Scale, CES-D)（Radloff, 1977）での抑うつ得点が高い。この尺度は広く用いられており，一般集団の平均9点に対して，介護者では17.8点と高い。驚くことに，介護者は不全状態にあるにもかかわらず，時々ポジティブな情動体験をすることができる。これは「バークレー・ストレス・コーピング・プロジェクト」のいう「高揚」の状態であり，混乱（hassles）とは反対の状態である。抑うつ状態下でのポジティブな情動体験は不可能と思う人々にとっては驚きである。ポジティブな感情とネガティブな感情が互いに独立して存在するとの見方が最近とられつつある。

　フォルクマンらが研究を始めた頃は，このような状況で，人々がいかにして心理的に自己を維持し，精神病理的な意味での代償不全に陥らないようにするのか，ほとんど知られていなかった。「バークレー・ストレス・コーピング・プロジェクト」の一貫として行われたこの AIDS 研究よりもずっと以前に，ラザルス，カーナー，フォルクマン (Lazarus, Kanner, & Folkman, 1980) は，ポジティブな傾向をもつ出来事が，ストレスの対処プロセスにおいて，次の3つの点で助けとなることを示した。(a)「息抜き」として役立つ（休暇，昼寝，コーヒーブレイクのように）。(b)ストレス下の人が対処をし続けるよう動機づける「支え」として役立つ。(c)個人的資源を補充し，新たな資源の展開を促す「強壮剤」として役立つ。（ストレスフルなライフイベントへの遭遇における，ポジティブな出来事と血圧との好ましい関係を示したCaputo, Rudolph, & Morgan, 1998の研究も参照。）

　フォルクマンらは，介護者であることのストレスフルな特徴に研究の関心をおいていたのだが，幸運にもネガティブな出来事だけでなく，ポジティブな出来事も測るようにしていた。これは研究当初に参加した介護者の勧めによるものであった。介護者1人当たり平均6つの出来事があり，1人を除くすべての介護者が，それぞれポジティブで意味ある出来事を報告していた。ポジティブな出来事は9種類に分類され，35％は社会的なものであり，18％

はエンターテインメント，15％は会話に関するもの，12％は仕事に関するものであった。フォルクマンらは，出来事の75％には他の人々がかかわっていたが，介護者のパートナーが関係するものはほとんどなかったと述べている。概して，ポジティブな意味合いの最も一般的な要点は，他者と結びついた感情であり，介護の中休みであった。

ポジティブな出来事あるいは高揚の必要性について，フォルクマンらは次のように述べている (Folkman, et al., 1997, p. 308)。

> HIV感染者は自身の健康とウェル・ビーイングへの絶えざる脅威に直面している。この研究の参加者たちは，極端な慢性のストレス状態下で，抑うつ気分はひどく，持続的だったにもかかわらず，彼らは意味のある，そしてほとんどの場合ポジティブな出来事を報告することができた。実際，彼らは出来事を報告できただけでなく，自分の人生のポジティブな面をインタビューでとりあげてほしいと要望したのである。自分の人生のある部分において慢性ストレスを体験した人たちは，人生の他の部分ではポジティブな意味を体験しうる －あるいは体験が必要とすら思える－ ことを，この研究結果はともかく明らかに示している。

さて，ここに至って私は，ポジティブな出来事（そして希望）は対処の体をなすという考え，すなわち，厳しいストレスを終息させたいとの積極的探索からポジティブな出来事の多くが生ずるという考えに関して，まさしく最も重要な証拠にめぐり会えたのである。ポジティブな出来事の約半数は介護者から始めたものであった。言い換えると介護者はよいことが起きるのを座して待つのでなく，自分から引き起こしていたのである。どうしてそういえるのか？

研究者たちはポジティブな自然発生的出来事と計画的出来事とを対比区分させている。ポジティブな計画的出来事というのは，本来情緒的に中立的な普通の出来事をとりあげ，それにポジティブな意味を吹き込むことを意味する。フォルクマンらのグループはこうした出来事をコード化し，判定区分の信頼性をチェックしたところ，85％～90％の高い一致率をみている (Folkman, et al., 1997, p. 300を参照）。

一歩進んでいえば，介護者の意図を介さぬ自然発生的なポジティブな出来事よりも，自分から求めて生み出したポジティブな出来事のほうが，ポジティブな感情をよりいっそう引き出す傾向にあった。これはあたかも，「対処様式質問・インタビュー表」(Ways of Coping Questionnaire/Interview) でみられた8つの対処因子のうちの1つである「ポジティブな再評価」のストラテジーを介護者が用いる方向に，トラウマ的状態が導いているかのようである。

　介護者が対処ストラテジーの1つとしてポジティブな再評価を用いることは，背景的な慢性抑うつ気分と一緒に，ポジティブな気分も存在する事を示したフォルクマンらのデータから明らかである (Folkman, 1997; Folkman, Chesney, Collette, Boccellari, & Cooke, 1996; Folkman & Stein, 1996を参照)。介護者たちがポジティブな出来事を経験した結果として，自分のほうこそ多くの世話を受けた，自信がわいたと実感した点をフォルクマンらは指摘している。フォルクマンらは次のように述べている (Folkman, et al., 1997, p. 311)。

　　　ポジティブな出来事を生み出すというまさしくその行為自体に緩和効果がある。この行為はストレスフルな事柄から注意をそらせ，人生のポジティブな側面へ多く関心を向けさせるのである。

　この結論は正しいと思うが問題がある。希望と対処の結びつきが，心の状態としての希望を実際に測ってみた結果から推論されたものではないという問題が残る。介護者がポジティブな経験を生み出すことを示す証拠を，彼ら研究者はいくつか報告してはいるものの，希望は，経験的に依然として対処プロセスに統合されたままである（たとえば，希望と絶望に関するLazarus, in pressを参照）。希望と対処の関係は実際上，また理論上からも重要な研究課題である。

　ゴットリーブの著書の中で，彼が強力に，繰り返し強調しているテーマがある。たとえば，主観的で評価中心の理論的アプローチを引き出す，深層的で微視分析的な研究ストラテジーの価値がそうである。その他，対処プロセ

スの目標への関心，対人プロセスへの焦点，変化と安定，対処の効果なども重要なテーマである。対処に関する最近の研究のつまらなさを正す手がかりが，ゴットリーブの著書の中に散在している。

外傷後ストレス障害（PTSD）

　トラウマ（外傷，心的外傷）および外傷性神経症（traumatic neuroses）の概念は長く精神医学に属してきた（Kardiner, 1941）。前著『ストレスの心理学』（*Stress, Appraisal, and Coping*, Lazarus & Folkman, 1984）の出版時点では，外傷後ストレス障害（心的外傷後ストレス障害, Posttraumatic Stress Disorders, PTSDs）はストレス研究や臨床においてさほど注目を集めておらず，したがって我々もこの問題について議論しないでいた。この概念が注目され始めたのは，ベトナム戦争が終わり，帰還兵が障害を訴えるようになってからのことである。

　厳しく，心因性様でさえある症状をともなうこのストレス障害は，個人の適応不全から生じたものと考えられたので，「外傷性神経症」といわれていた。外傷後ストレス障害は，内的葛藤から発症するそれらの症状の原因を環境下での出来事に移しかえて，1980年のアメリカ精神医学会による「精神疾患の診断・統計マニュアル（*Diagnostic and Statistical Manual of Mental Disorders*,〔DSM〕）」にその名称が初めて使われた。それ以降，PTSDは精神疾患の主要な疾患概念として位置づけられたのである。

　DSMは診断基準を明示しており，臨床疾患を確認するうえで有用であり，精神科医のみならず臨床心理士にも利用されてきた。しかし，この手引は有料の健康産業界で広範囲に利用され，むやみやたらと疾患を増やす結果を招き，その信頼性を著しく損ねている。開業医や専門家の関心がもっぱら保険あるいはマネジド・ケアのビジネスによる診療報酬支払いの弁明に注がれ，そのことがマスコミによる批判の的とされ始めた。

　このマニュアルの学術的観点でのよしあしはともかく，精神病理学的意味

の過剰利用ぶりは明らかに私利的な政治・経済上の策略ともいえる。個人の貪欲をよしとする社会の風潮の下では責められないのだが，臨床家のジレンマを思いつつ強調しておきたい。よい暮らしの確保を患者のニーズに優先させるようなシステムの中で生計を立てざるをえない開業臨床家の諸氏に注意を促しておきたい。

PTSDは，接頭語"post"が名称の先頭についているせいで，しばしばトラウマ（外傷）的遭遇（traumatic encounter）に対する直接的反応とはまったく反対の，遅発性の臨床症候群と理解されてきた。そのような遅発が，通常，暗に意味するのは，状況や，否認のような対処プロセスや，混乱した反応を見せないようにする努力のために，障害がトラウマ的遭遇の最中や直後には示されず，普通は後になって現れるということである。

症状の著しい遅発はたぶん少ないと考えられるので，混乱した情動や心理的機能障害が，トラウマをもたらすような体験の後に，あるいは体験の結果として生じた場合にこの接頭語"post"を用いてしかるべきである。しかし最近，中高年になったベトナム戦争退役軍人で，戦役時には障害がなかった者の間にPTSDの臨床症状を訴えるケースが増加してきている，との報告がなされるようになった。もちろん，長い年数を経た後に症状が突発するケースについてはPTSD以外の説明も可能である。たとえば，患者の注意関心を広い意味での症状に向けさせるその他の問題が作用してそのような結果に至ることもありえよう。しかしそのような場合でも，PTSDの症状遅発に関する疑問に答えるためには，もっと多くの情報が必要である。

1984年の『ストレスの心理学』出版以来15年を経た今日まで，PTSDについて多大の研究，理論および治療が積み重ねられてきた(Brewin, Dalgreish, and Joseph, 1996; Nolen-Hoeksema & Morrow, 1991を参照）。著書も多数刊行されたが，なかでもピーターソン，プロート，シュワルツ(Peterson, Prout, and Schwarz, 1991)とクレーバー，フィグレー，ジャーソンズ(Kleber, Figley, and Gersons, 1995) の2冊は特筆される。

私は1992年の国際トラウマティック・ストレス学会(International Society for Traumatic Stress Studies) に招かれ，私自身の理論的立場からPTSDについて講演し，PTSDをどう理解すべきかを述べた。この時の私の考えは

第6章　ストレスとトラウマ

次の3つの主題から成っていた。(a)PTSDは常に人と環境の関係に依拠し，この関係の観点から最もよく理解できる。(b)PTSDは関係的意味に依拠し，表出される情動は適応過程への洞察の重要な手がかりとなる。(c)PTSDがあるかどうか，それが臨床的にどの程度重症かを見きわめるうえで，対処プロセスは必須の要素である。以下にこれらの主題を少し詳しく説明してみたい。

1．これまでの章での記述と一致することではあるが，外傷後ストレス障害は関係的に解釈すべきである。言い換えると，人にトラウマ（外傷）をもたらすものは，単なる環境的出来事に限られるのではなく，その人を特にその出来事に対し傷つきやすくさせるパーソナリティの特質のなせる結果でもある。

　DSM III-R（1989, pp. 250-251）ではPTSDの概念的な診断基準を示し，以下のようにトラウマをほとんど環境的条件に限定している。

　　通常の人間的体験の範囲を超える出来事，それに対してほとんど誰もが著しく苦しむ出来事を体験した場合。そのような出来事として，たとえば，生命または身体の保全に対する重大な脅威，自分の子ども，配偶者，親しい親族または友人に対する重大な脅威または傷害，自分の家庭またはコミュニティの突然の崩壊，あるいはその他の人が事故や身体的暴力によってひどい傷を負う，あるいは殺されている，あるいはそのような目に遭っているのを目撃したことが該当する。

　この定義では残念なことに，どうもPTSDにおける個人差の要因を無視しているように思われる。個人差は，トラウマに陥りやすい傷つきやすさおよび症状発現傾向に関して常に一定の働きをする要因であるが，この定義は，個人の傷つきやすさを犠牲にしてトラウマ的環境条件の役割を誇張しており，そこにはトラウマによる犠牲者を責めまい，人の弱点に過度に焦点をあてまいとする姿勢がうかがえる。これは賞賛すべき社会の意向でもある。すなわち，トラウマ的反応のゆえに人を非難の対象とする精神医学の恥ずべき伝統（それは神経症の場合にもうかがえる）を改めさせようとする社会の声でもある。

しかし，トラウマ的環境条件にさらされた人々のうち，ほんのわずかな人だけが症状を呈するにすぎないことは，実際の研究データから明らかであり (McFarlane, 1995)，上に述べた社会的意向は研究結果からかけ離れているといわざるをえない。比較的弱い傷や脅威でも，大きな情動的混乱や機能障害をもたらすかもしれないことは多くの人々にみられるとおりであり，逆に，非常に強力なストレスでも，それを効果的に対処し管理する人々では，さほど問題にはならない。要するにこれは大きな個人差要因の原則である。どんな理由であれ専門家がこの点を否定するならば，我々はそれこそ単純な環境主義に，あるいは不適当なS-R心理学に逆戻りしなければならない。このDSMに対する厳しい批判についてはアルビー (Albee, 1998) を参照されたい。しかしDSM-IVでは，表6-3のPTSDの診断基準の記述にうかがえるとおり，定義はかなり和らいだものとなっている。

ここでフィクションではあるが，オペラ『カルメン』のドン・ホセと『マダム・バタフライ』の蝶々さんの苦境について考えてみたい。1人ではなく2人が，つまり愚かな犠牲者とそして誘惑者とが悲劇をもたらしているのである。『カルメン』ではタバコ売りの娘が誘惑者で，スペインの兵士は犠牲者である。『マダム・バタフライ』ではアメリカ人海兵のピンカートン中尉が誘惑者で，彼と結婚し，そして見捨てられた若い日本婦人は犠牲者である。彼女は自分のおかれた現実をよく理解せぬままに，けなげに生きている。

これらの虚構の物語につきまとう難点は，それらが作り話に終わることではないところにある。現実生活にも同様の悲劇が満ちあふれている。問題はそれらが精神病理気味 —つまり説明としての一方の側の傷つきやすさ— でありすぎ，人と環境の関係というもっと大きく重要な主題を展開させる中で，説得力をもたないという点にある。苛酷な環境的出来事を体験するとき，その人についての何が犠牲を促進しているのかという疑問こそ絶えず問われるべきである。

生じたことを説明する場合，とかく犠牲者のことを「彼または彼女は病気である」と言ってしまいそうな誘惑に駆られる。これでは本当の説明にはならないし，全部ではないにしてもほとんどの犠牲者が，心の病気が原因で災難を引き起こしたとする憶測は正しくない（第5章の合理性についての議論

表6-3 （DSM-IV 309.81)外傷後ストレス障害の診断基準

A．その人は，以下の２つが共に認められる外傷的な出来事に暴露されたことがある。
　(1)実際にまたは危うく死ぬまたは重傷を負うような出来事を，１度または数度，または自分または他人の身体の保全に迫る危険を，その人が体験し，目撃し，または直面した。
　(2)その人の反応は強い恐怖，無力感または戦慄に関するものである。
　[注]子供の場合はむしろ，まとまりのないまたは興奮した行動によって表現されることがある。
B．外傷的な出来事が，以下の１つ（またはそれ以上）の形で再体験され続けている。
　(1)出来事の反復的で侵入的で苦痛な想起で，それは心像，思考，または知覚を含む。
　[注]小さい子供の場合，外傷の主題または側面を表現する遊びを繰り返すことがある。
　(2)出来事についての反復的で苦痛な夢。
　[注]子供の場合は，はっきりとした内容のない恐ろしい夢であることがある。
　(3)外傷的な出来事が再び起こっているかのように行動したり，感じたりする(その体験を再体験する感覚，錯覚，幻覚，および解離性フラッシュバックのエピソードを含む，また，覚醒時または中毒時に起こるものを含む)。
　[注]小さい子供の場合，外傷特異的な再演が行われることがある。
　(4)外傷の出来事の１つの側面を象徴し，または類似している内的または外的きっかけに暴露された場合に生じる，強い心理的苦痛。
　(5)外傷的出来事の１つの側面を象徴し，または類似している内的または外的きっかけに暴露された場合の生理学的反応性。
C．以下の３つ（またはそれ以上）によって示される，（外傷以前には存在していなかった）外傷と関連した刺激の持続的回避と，全般的反応性の麻痺。
　(1)外傷と関連した思考，感情または会話を回避しようとする努力。
　(2)外傷を想起させる活動，場所または人物を避けようとする努力。
　(3)外傷の重要な側面の想起不能。
　(4)重要な活動への関心または参加の著しい減退。
　(5)他の人から孤立している，または疎遠になっているという感覚。
　(6)感情の範囲の縮小（例：愛の感情を持つことができない）。
　(7)未来が短縮した感覚（例：仕事，結婚，子供，または正常な一生を期待しない）。
D．（外傷以前には存在していなかった）持続的な覚醒亢進症状で，以下の２つ（またはそれ以上）によって示される。
　(1)入眠または睡眠維持の困難
　(2)易刺激性または怒りの爆発
　(3)集中困難
　(4)過度の警戒心
　(5)過剰な驚愕反応
E．障害（基準B，C，およびDの症状）の持続期間が１カ月以上。
F．障害は，臨床的に著しい苦痛または，社会的，職業的または他の重要な領域における機能の障害を引き起こしている。

◆該当すれば特定せよ：
　急性：症状の持続期間が３カ月未満の場合
　慢性：症状の持続期間が３カ月以上の場合

◆該当すれば特定せよ：
　　発症遅延：症状の始まりがストレス因子から少なくとも6カ月の場合。

出典：*Diagnostic and Statistical Manual of Mental Disorders, Fourth Edition.*
著作権はアメリカ精神医学会（1994）。許可を得て転載。
訳文の出典：高橋三郎，大野裕，染矢俊幸［訳］，DSM-IV 精神疾患の診断・統計マニュアル，医学書院，pp. 435-436，1996。著作権は医学書院。許可を得て転載。

を参照）。基本は常に同じである。ごくありふれたストレスと同様にして，トラウマまでも外部的出来事として片づけることはできない。トラウマを受けるということは，出来事とそれに反応する人との間の結びつき，言い換えると人と環境の関係の特異性に依拠しているのである。

2．外傷後ストレス障害については，具体的な環境条件を単一の原因として追及することだけでなく，さらに2つの原理の承認が必要である。1つ目は，トラウマ（外傷）の主な原因は自分の身に起きた事柄について構築する「意味づけ」にあること，2つ目は，そうした意味づけから，普通の分析では見過ごす障害からの情動が派生し，それが大切な役割を果たしていることである（トラウマに固有の基本的意味に関する同様のアプローチとして，Janoff-Bulman, 1989, 1992; Silver, Boom, & Stones, 1983; Silver & Wortman, 1980 も参照）。

トラウマ的体験についてのむしばまれた関係的意味が，PTSDの基本原理として重要であることに対応して，トラウマへの対処プロセスの各段階でトラウマによって引き起こされる情動は，当事者および心理療法家の双方にとって，それらの関係的意味の内容を知る手がかりとなる。さらには当事者がどのようにしてトラウマに対処してきたかを知る手がかりにもなる。

先に述べた核となる関係的テーマ（core relational theme）と一致して，また喪失後に本来の自分の姿と気力を回復する過程でもある悲哀がその役割を果たしているように，それぞれの情動はトラウマの個人的意味に関する固有のメッセージを伝えているのである。怒りは自身の自己尊重に対するダメージを指し，不安は死と消滅の実存的脅威を物語る。悲しみは取り戻すことのできない喪失を意味している。喪失を受容するに至る悲哀の期間中，この悲しみは続く。抑うつは無力と絶望を伝えており，罪悪感はトラウマをもたらした出来事のさなかにコミットした非道徳的行為または思考を意味する。

この罪悪感は生存者の後ろめたさの問題を表している。恥は自分の自我理想に恥じない行動をとれなかったことを物語り，希望は自身の本来の姿と機能の回復への願望を示している。その他の情動にもそれぞれ同じように，固有のメッセージが込められているのである。

PTSD研究の効果的アプローチについていえば，トラウマに関する諸文献ではほとんど無視され広く軽視されてきた「情動の流れ」，およびそれに関連した思考やイメージの分析が今や必要である。これらの情動は，生じた出来事とそれに付随する意味，そして本来の自分を取り戻す努力の当面および最終的な成否に関連して我々に多くを教えてくれるのである。

3．上記の後半部分の文脈から，外傷後ストレス障害における「対処」の役割が第3番目の主題として重要味を帯びてくる。ホロヴィッツ（Horowitz, 1976, 1989）の臨床観察研究の所見とそれについての理論的考察から，トラウマに対する混乱した反応の流れの中で，対処プロセスで生じた事柄に的を絞り込んだPTSD症状への有力なアプローチがみえてくる。ホロヴィッツは，トラウマ的出来事自体は脇において，2つの対照的な対処プロセスについて記述している。1つは否認であり，1つは侵入的思考とイメージである。

この2つのプロセスは一般に相互交替的であり，障害の段階に応じて交互する。一方から他方へ移行する理由は明らかではないが，このような変化は，苛酷で複雑なトラウマ的出来事に特定の意味を構築する際の振幅動揺のあらわれと考えられる。トラウマ的体験以前にすでに構築され機能していた自分の人生の意味は，その出来事によって脅かされ，あるいはむしばまれてしまう。そのために，起きてしまった事柄についての新しい，より強力な解釈を展開する必要性が出てくるのである。

「否認」の段階はたいていの場合トラウマの直後から始まり，一種の精神的な鈍化によって特徴づけられる状態である。心は不活発で無反応的で，有意味な意志的活動を準備することができない状態にある。これは起きてしまった事について考えることを避けようとする試みと解釈できる。否認の後には「侵入的」な思考とイメージが続く。これはトラウマを再体験する過程と解釈できる。まるで受難者は，思いもよらぬ事柄をこれまで築いてきた心理的構造に取り込もうと試みているかのようである（おそらくはこの機能的要求を

理解しないままに)。

　トラウマを受けた人はこれらの思考やイメージをコントロールできないようである。ホロヴィッツはこれを「招かれない」(unbidden) と称している。すなわち，体験者が避け，否認しているにもかかわらず生じてくるものなのである (Krupnick & Horowitz, 1981)。この侵入的段階で体験する情動として，激怒，悲哀，大きな弱点に突如気づくことから生ずる不安，災難時に自分がとった役割に対する罪悪感と恥，抑えきれない恐怖，頻発する悪夢が挙げられる。失ったものを取り戻すことをあきらめ，受け入れようとすることと関係する悲哀を除けば，これらの情動は喪失の永続性に対する抵抗を意味し，悲嘆（grief）の場合と同様のものである。

　否認と侵入的思考との間の揺れが治療の実際面にもつ1つの意味合いは，次の点にある。それは治療にあたって患者の心の状態を考慮しないならば，つまり患者が今，否認の状態にあるのか，それとも侵入的思考・イメージの体験状態にあるのかを見きわめないならば，治療的介入は失敗に終わるかもしれないということである（この考えを支持する経験的証拠については, Martelli, Auerbach, Alexander & Mercuri, 1987を参照）。適切でない心理的時機に助言をしても，それは聴力に障害のある人に話しかけているのも同然であるように，どんな治療であれ治療目的が通じそうもない状態にある心に向けてみても，それは失敗に終わる。

　私の書いたものはPTSDに関する文献にはあまり引用されていないようだが，それはおそらく以前の著書（Lazarus & Folkman, 1984）ではPTSDの症状についてまったく触れていなかったからであろう。しかし最も影響力のある，そして広く認められてきたいくつかある公式的見解の中から，認知・媒介的概念が浮かび上がってきている（PTSDへのいくぶん異なるアプローチに関しては Brewin, Dalgleish, & Joseph, 1996を参照）。評価と意味づけの重要性を強調し，対処の用語を使わずに対処の概念を示したマーディ・ホロヴィッツ（Mardi Horowitz）は，その著作の中で評価理論を提示しているが，認知・媒介的概念はこの評価理論と一致している。

第6章 ストレスとトラウマ

危機とその管理

　トラウマとストレスの対比に加え，もう1つの言葉「危機」も，ごくありふれたストレスの状態と区分して用いるべきである。かなりオーバーラップする部分もあるが，外傷後ストレス障害では，人と環境の関係を強調すべきところでも，トラウマ（外傷）的環境上の出来事のほうに関心の比重が移ってしまう。これに対して，危機理論では反応に焦点があてられる。つまり，カタストロフィック（破滅的）な出来事の結果生じる当事者内の変化およびプロセスに関心がおかれ，危機に対する対処プロセスで必要なパーソナリティ構造の再構築に関心の目が向けられる。危機がもたらす障害の意味は，このパーソナリティの再構築がないかぎり既存の構造では人生管理（managing life）という課題に立ち向かっていけなくなるということにある。
　危機理論，その歴史および治療的介入方法について，スレイコー（Slaikeu, 1984）が彼の最新改訂著書の中で明快に解説している。それによるとジェラルド・カプラン（Gerald Caplan, 1964）が危機理論の生みの親の1人である。一方カプラン自身は，新たな心理構造レベルへの発達移行の一連のステージとしての，生涯にわたる心理的発達に関するエリクソン（Erikson, 1950/1963）の有力なネオ精神分析的アプローチを引用している。エリクソンによると，人生には幼児期から老年期に至る8つの移行段階があり，それぞれの段階において苦闘（ときとしてトラウマ的な苦闘）が待ち受けている。
　カプランの著作の以前に，危機管理に注目が向けられ始めていた。それは，1942年11月28日にボストンのナイトクラブ「ココナッツ・グローブ」で起きた火災で493名が死亡した事件の後に，著名な精神科医のエリック・リンデマンが臨床報告と解説を著したことによる（Eric Lindemann, 1944）。リンデマンの研究はもっぱら，死亡した人々の遺族・親族の「悲嘆の作業」（grief work, 彼の用語）に向けられていた。彼は地域の人的資源を結集して，同様に悲劇に遭った人々を短期間に臨床的に援助することに成功したのである。危機介

197

入はそのあり方が実にさまざまであるが，今や臨床心理学ならびに精神医学におけるスタンダードな手法となっている。

　人生の危機は，それが1つの心理的ステージから次のステージに移行させる圧力であれ，トラウマ的出来事を処理させる圧力であれ，人生のターニングポイントになりうることが基本的前提としてあり。そこで前進するか，それとも後戻りするかは，その人がその危機をどう管理するかによって決まる。スレイコー（Slaikeu, 1984, p. ix）は以下のように述べている。

　　　危機をすべて回避できる人はほとんどいない。神経症的か正常か，健康的か病的か，楽観的か悲観的かの違いはあれ，大人の人生は，転校，両親の離婚，生命を危うくする大病，初めての失恋など，以前の危機をどうやって乗り越えてきたかの積み重ねによって決まる。
　　　今やいわゆる「すべては一直線上に並ぶ」ときである。諸問題に対処し管理してきたことのこれまでの意味づけは，新たな脅威と挑戦に直面して瓦解する。よい結果となるか悪い結果となるか，その可能性は危機の再構築性と不均衡性とにかかっている。過去に蓄積された臨床データによれば，危機発生後の数週間以内に何らかの再構築が始まる。

　PTSDの場合に，効果的な対処を促進するための専門的介入が必要とされるように，危機管理の場合にも，心理的退行が進まぬようにする手だてと，当事者を再構築過程に向かわせる働きかけが臨床専門職に求められる。再構築への働きかけは「二次予防」ともいわれる。トラウマや危機が発生した後ではあるが，当事者の心の状態がひどくならないように臨床的サポートを与えることが二次予防である。心の悪化がパーソナリティの再構築の妨げとなる点が，二次予防を重要視する主な理由である。

　言い換えれば，危機が実際に起きた後の専門的介入は，危機が生じる前の「一次予防」と区別する必要がある。表6-4には，一次・二次・三次予防を同時に比較しながら，危機介入の専門的対応を俯瞰して示した。

　PTSDの場合と同じように，危機管理の場合でも一般的な臨床アプローチとしては，既存の心理的構造との連続を認めながら，機能的意味づけを構築するよう働きかけるとともに，よりよい機能に高める新たな構造への移行の

表6-4 危機介入— 一次・二次・三次予防

	一次予防	二次予防	三次予防
目　　標	精神障害の発生を減少させる・ライフサイクルを通して人間的成長と発達を高める	人生危機の虚弱化作用を減少させる・危機体験を通しての成長を促進する	未解決の人生危機によるダメージを修復する。すなわち精神／情動障害を治療する
技術／ストラテージ	大衆教育，大衆政策の変化―環境ストレッサーに関して・子どもに問題解決スキルを教えること	危機介入―心の救急・危機療法	長期心理療法，再訓練，薬物療法
標的集団	全人類(ハイリスク集団に特に注目)	危機体験犠牲者とその家族	患者，特に精神科患者
時　　機	危機的事態が発生する前	危機的事態の直後	危機的事態の数年後
援助者／地域システム	政府・自治体（立法，司法，行政の各部局）・学校・教会／シナゴーグ・マスメディア	第一線の専門的従事者(弁護士，牧師，教師，医師，看護師，警官など)・家族／社会的ネットワーク・心理療法士，カウンセラー	健康および精神保健の病院地域システム，または外来クリニックに勤務する専門的従事者

出典：Slaikeu(1984)，*Crisis Intervention*，表1.1，p.10。著作権は Ally & Bacon (1984)。許可を得て転載。

働きかけを行っている。評価，関係的意味，情動，対処に基づくストレスへのアプローチは，危機介入で考えられてきたやり方と合致しており，スレイコーの説明は実質的に認知・媒介理論に近い内容である。

第7章
特定集団におけるストレス・情動・対処

　本章では3種の特定集団,すなわち高齢者,子どもと青少年,そして移民の各集団におけるストレス,情動 (emotion),対処 (coping) を話題としてとりあげる。互いに未知の人々の集団でもあるこれらの集合体は,若さや年齢という要因のゆえに,あるいは新たな社会への移住を選択した場合であれ強制された場合であれ居住地転換という特別な問題のゆえに,理論的にも現実的にも注目に値する確かな特徴をもっている。まずはじめに,加齢 (aging) と高齢者について考えてみる。

加齢と高齢者

　加齢に関してここに紹介したい近著が3冊ある。1冊目は対処を発達論の視点からみたアルドウィン (Aldwin, 1994) の著書であり,2冊目は情動と加齢についてのマガイとマクファーデン (Magai & McFadden, 1996) の著書である。そして3冊目は4人の国際共同編者,ノルウェーのノルダス (Nordhus),アメリカのヴァンデンボス (VandenBos),スウェーデンのベルグ (Berg),デンマークのフロムホルト (Fromholt) による臨床老年心理学の著書で,これは加齢にともなうストレス,情動,対処の研究と理論を論じたものである。この3冊目の著書に寄せて私自身が書いた書評を以下に再掲して私の考察と

する (Lazarus, 1998)。

　加齢に関する私の主題は，加齢のため重大な機能の喪失の確率は高まっても，加齢のプロセスはきわめて「個人的」なものにとどまるということである。この分野では横断的研究が圧倒的に多いのだが，こうした研究からは，たとえば65歳の人々，75歳の人々，85歳以上の人々の間には，どの機能をとってみてもわずかな違いしかみられず，これらの年齢コウホート(cohort)の分布は大きくオーバーラップしている。加齢に関する比較研究をみると2つの疑問が湧いてくる。1つは観察された年齢差にどれほどの重要性と代表性があるのかという点であり，もう1つはその差が果たして年齢の違いによるものなのか，それともコウホートの違い，つまり各年齢集団の人々が生きてきた時代の違いによるものなのかという点である。この第2の疑問点については後ほど詳しく論じてみる。

　科学的知識は興味ある現象の詳細な記述によって定説化するというよりも，人々の健康，モラール，社会的機能に影響する原因変数を探索する疫学的伝統に従って定説となる傾向にある。加齢についても例外ではない。人生の終わり頃における機能の年齢差を示す研究が多いのであるが，その差は小さく一過的な程度のものにすぎないため，これらの研究の大部分はこの年齢に達した人々の間にある多様性，および加齢から生ずる喪失のタイミングを的確に記述していない。この種の研究は個人間の多様性にはほとんど注意を払わず，集団標準的あるいは平均的パターンで個人をとらえようとするために，個々人のありさまを記述してもほとんど無用となってしまうのである。

加齢の発達的説明　―大きな論理的誤り

　小児についての発達論的アプローチでは幼児から成人への進歩を前提としており，胎内時あるいは出生時のやや原始的精神状態から始まって，成人期の高度で複雑な精神状態へと進展する。別の表現で言えば，あまり体制化されていない精神状態から，より構造的で機能的な方向に向かって変化は進行するのである。

　したがって，構造と機能の向上を意味しないような高齢による典型的な変

化までも発達論の立場で論ずることは不健全となってしまう。そのような変化がともかく生じた場合にそれを発達とみなすことは，構造と機能の進歩という発達概念の正確な意味を損ねることになる。つまり，いかなる変化もその構造的，機能的意味合いを問わず，それを発達とみるような程度の低い発達の定義に通ずることになってしまう。退行（これは高齢者の敵である）というならイエス，しかし発達というならノーというわけである。

　ストレス，情動，対処に関する暦年齢による差を発達論的説明の立場で理解しようとすると，それは誤ったものになると私は考える。発達論に立てば，高齢時での変化は不可避であり，予測可能なおそらく遺伝または成熟によって予定されていたものとして片づけられてしまうであろう。加齢によって社会的，心理的，健康上の機能を喪失する確率が高まるのは疑いもない事実である。しかし，証拠が示すとおり平均的な年齢効果はあまり大きくはない，あるいは小さいので，そうした確率を個人にあてはめてみても無理が生ずる。なぜなら，加齢による喪失の大きさや質は人によってきわめて大きく異なるからである。

　さらに，こうした変化が起きるときに一般にみられるのは，退行を防ごうとする対処の努力である。すなわち，高じつつある身体的，精神的喪失に直面して危うくなった機能の温存を図る対処努力である。加齢にともなう対処の多くは，構造と機能の最終的かつ不可避の喪失を少しでも遅延させるか，あるいは補償しようとする努力であり，ある種の目標はもはや現実的ではないとあきらめつつも，一方では別の目標への関与を実現しようとする努力でもある。言い換えると，高齢者は高いエントロピーへの下降螺旋状の，そして死への不可避なアプローチに向けて，極力補償し続けながら対処しようとするのである。

　喪失によって強いられるストレスフルな（ストレスの多い）要求への対処の努力によって，部分的には燃料補給できても，新たな創造的機能は生じないといっているわけではない。そうではなく，加齢の対処プロセスは有用な個人的価値や目標の実現を願っての行為である。高齢者には高度の知恵の可能性がある。ただどのようにしてそれを最もよく特徴づけ，測れるか，その方法がまだ見つからないだけである。

満足のいく老年期を願うならば，過去，現在，未来の，存続可能性の感覚が不可欠である。アンコールがもはや望めそうにないときに，過去に全面的にすがって生きてみても自分を維持できない。たとえ栄光に満ちた過去であってもそうである。現在，そして未来こそ大切である。さもなければ後の人生は空虚にしか思えない。ただ自分を慰めながら死を待つようなものである。

機能と構造の喪失が生ずる際の正確な様態や時期はまったく各人各様である。したがって，重要な心理的変化も然りであり，不可避である。死の直前においてもそうであり，死に至る前まで仕事をし，社会的に機能していた人々の場合，あるいは若くして死が迫った場合には特にそうである。ある人々は機能喪失をほとんど体験することなく，病の急速な悪化から突然に死ぬ。誰がみても早死にであり，馬上死のようなものである。65歳から90歳以上の人々の場合でも，統計的平均値は必ずしも彼らの機能状態を適切に表現しえないのである。

加齢研究の方法論上の諸問題

残念なことに加齢研究の大部分は横断的であるため，観察された年齢差がコウホート効果である可能性を払拭できず，たえずこの問題に煩わされる。この種の研究では差が加齢の結果で生じたのか，それとも研究参加者が異なった歴史的背景下で育ったという事実を単に示しているにすぎないのか判然としないのである。たとえば，第二次世界大戦時，1930年代の大不況時代，あるいは1960年代の戦後経済発展の時代に育ったコウホートは，それぞれの時代に固有の経験的，価値的特徴で形づくられた異なる思考様式や反応様式を身につけている。

数年前に行われたエルダー (Elder, 1974) の研究は，異なるコウホートの時代背景の影響力を明確に物語っている。彼はカルフォルニア大学バークレー校の人間発達研究所において，バークレー・オークランド地区に住む子どもの2つのコウホートを研究した。年長のコウホートは1930年代の大不況時代に育ち，年少のコウホートは第二次世界大戦下に育った。彼らはまったく異なる価値，目標，人生観をもち，それらが彼らの生育期におけるまったく

違う家族体験に強く影響されたものであることをこの研究結果は示していた。2つのコウホートの相違が年齢差によるとは認めがたく，彼らが生育体験した時代社会の違いで最もよく説明できたのである。

妻と私を例にしてみると，2人とも1922年に生まれ，1930年代の不況による経済的脅威と困難を体験しており，金銭と貧困に対する不安を共有している。比較的裕福だがお金は節約して使っている。同時代の夫婦の多くにも同様の態度と価値観がうかがえる。コウホート効果は我々にとって最も重要ないくつかの心理的特徴に影響を及ぼす。

縦断的研究が不足していることから，加齢に結びついたモラールと機能の喪失という問題を抱えた人々に与える専門的アドバイスの基礎となる知識を，加齢研究が臨床老年心理家に提供しているとは言いがたい。このような状態で少なくとも大切と思われるのは，精神状態，適応パターン，人生におけるストレスへの対処方法における多様性，そしてさらには彼らの生活のありようや生き方を改善するためになすべき事柄の多様性を理解することである。特に後者についてそうである。

この方法論上の問題について，2つの横断的研究を例にとってみよう。1つは加齢におけるストレスと対処に関する私自身の研究であり，これはバークレー・ストレス・コーピング・プロジェクト (Berkeley Stress and Coping Project) の一部として，フォルクマン，ラザルス，ピムリー，ノバチェック (Folkman, Lazarus, Pimley, & Novacek, 1987) によって刊行されている。もう1つは，カーステンセン，グラフ，レベンソン，ゴットマン (Carstensen, Graff, Levenson, & Gottman, 1996)の研究である。フォルクマンらの研究では，それぞれ100人の男女から成る35〜45歳のコウホートと65〜75歳のコウホートの2群を比較している。参加者たちは月に1回，12か月間にわたって，対処様式を「対処様式質問・インタビュー表(Ways of Coping Questionnaire/ Interview)」(Folkman & Lazarus, 1988) で，そしてストレス源は「混乱尺度 (Hassles Scale)」 (Lazarus & Folkman, 1989) で調査測定した。しかし2つのコウホートは横断的に比較された。すなわちデータは縦断的というより同時的に収集されたのである。

ストレスと対処のパターンに関して，わずかではあるが統計的に有意な差

が認められた。たとえば，平均値でみると，若年コウホートはより対決的 (confrontive) な対処，およびより計画的な問題解決を報告し，主要なストレスに対してより多くのソーシャルサポートを求めるのに対して，高年齢のコウホートはより多く距離をおくこと（およびユーモア）を報告し，うまくいかなかった事柄に対してより責任を引き受け，よりポジティブな再評価(reappraisal) を行う傾向にあった。性差は仕事と家庭生活での役割の差の結果としてほんのわずか認められたにすぎず，以前のフォルクマンとラザルス(Folkman and Lazarus, 1980) による結果を追認する程度のものであった。

2つのコウホート間でみられた対処の差は，オーバーラップはしているが同一ではない両群のストレス源を反映するものであった。若年コウホートは金銭，仕事，個人的生活，家族，友人といった領域での日常的混乱をより多く報告し，高年齢のコウホートでは環境，社会問題，家のメンテナンス，健康に関する混乱をより多く訴えていた。

もう1つのカーステンセンら（Carstensen et al., 1996）の研究は，結婚生活上の葛藤を抱える人たちを実験室のような場で直接観察するという変わった方法を用いている点で，きわめて興味深い。各カップルはその日の出来事を15分間話しあい，次に2人が個別にその会話のビデオを振り返る様子を観察者が見て，情動と対処を評定するのである。そしてストレスと対処のパターンを年齢関数として比較したのである。

観察者の評定では，高年齢カップルの結婚生活上の問題は，中年カップルに比べ，さほど重大ではなかった。中年カップルでは，子ども，お金，宗教，レクリエーションについて不一致の場合が多く，高年齢カップルでは子どもや孫についての会話を楽しみ，物事を一緒に行う，家族生活についての夢を語り，長期休暇を一緒に過ごすことが比較的多くみられた。また高年齢カップルは情動をより上手に抑えているようにみえ，そのことは怒り，嫌悪，好戦性，および泣き言やぐちのレベルがより低いことからも明らかであった。2つのコウホートとも妻は夫よりも強くポジティブまたはネガティブに情動を表出する傾向にあったが，その性差の大きさは両コウホート間で違わなかった。

この2つの研究での知見は加齢に関連しているようにみえるが，いずれと

第7章　特定集団におけるストレス・情動・対処

も研究デザインが横断的であるため，観察された年齢差の解釈は困難である。ストレスおよび対処の違いが加齢の結果なのか，それとも各コウホートが育った時代の違いによるものなのか不明である。さらに，この違いは統計的に有意であるものの，この2つの年齢集団でもって個人を特徴づけうるほど大きいものではないのである。

　暦年齢による横断的比較の主な長所は，加齢のプロセスに影響を及ぼす変数の同定を可能にしてくれる点にある。しかし，見いだされた差異が加齢のプロセスに基づくものだと本当に言いたいのであれば，縦断的研究をしなければならない。同一の人々を時間経過を追って研究し，彼らが高年齢に達したときにどれくらい変化したかを測って比較することにより，結論づけうるのである。しかしこの種の研究はコストがかかるので一般的ではない。

　逆に，情動的生活が健康や病気，たとえば癌とか心臓病に与える影響を調べたいのであれば，長期間にわたる縦断的研究が必要になろう。なぜなら，非常にゆっくりと影響が現れ，20年以上もかかるかもしれないからである。しかし他の研究課題，たとえば変化がすぐに現れるような情動プロセスの変化に富む精神力学を課題とする場合には，そうした情動喚起のプロセス，情動の開示，対処プロセスなどは，長期間よりも短期間の時間枠で縦断的に研究すべきである。

　ここで忘れてはならない大事な点は，研究期間の長短が縦断的研究の要件ではないということである。研究デザインが個人内かつ前向きのものであれば縦断的研究の本質的基準にかなうのであり，期間の長短を問わず，同一の人々を時間経過を追って調べることが肝要である。

　加齢研究に共通してうかがえる2つの問題点を以下に追加して指摘しておきたい（Lazarus, 1996, and Lazarus, 1998b を参照）。1つは多くの研究者たちがきわめて多種多様な観察方法や測定方法を用いたがる傾向である。投影検査法，臨床の場で行う深層面接や問診，あるいは通り一遍の質問紙による測定などさまざまな手法を用いている。ストレス，情動，対処の研究でも実にさまざまな変数を扱っている。

　このような多面的測定の方法は同じ研究において同一の人に関して比較する場合には有用ではあるが，標本集団の異なる別々の研究で多面的測定を行

207

っている場合,加齢に関する妥当な一般化を試みても混乱を招くだけである。なぜなら,それぞれの変数や測度にはそれぞれ異なる心理的意味ないし意義があるので,ブロック (Block, 1961) のＱ分類法のようにデータを統計学的に変換しないかぎり,それぞれの研究を相互に正しく比較できないからである。

　もう１つの問題点は,年齢による差異を中心化傾向のみに基づいて報告する傾向である。統計的に有意だが平均値の差が小さい場合,こうした報告のしかたは不適当である。個人や下位集団のバリエーションについての記述がほとんど,あるいはまったくなされてない場合には,わずかな差異でもその重要性や意味が誇張されがちとなる。

　比較する年齢関連の平均値間に大きなオーバーラップがあっても,一般には無視されてしまう。なぜならそうしたオーバーラップは差異の重要性を低めてしまい,さらには暦年齢の特徴について一般にいわれている事柄を歪曲することになるからである。実際問題,統計的有意差があると,それは高齢者群と若年者群との間の差について,あたかもたいていの人々が暦年齢にふさわしく相似的と思わせるような結論を引き出す軽率なライセンスと化してしまう。加齢の心理学的研究において一般的に観察される普遍的個人差に対して標準的差異と同じくらい注目するようになれば,暦年齢による比較,さらには横断的な比較はより有用なものになるであろう。

　共通のストレス源および対処のパターンに基づいて人々をグルーピングする,あるいは相関分析をすることは,研究ストラテジー（研究方略）として,より価値ある方法といえよう。しかし,このような方法が計画的に用いられた例は少ない。平均でもって年齢比較する従来の方法に比べて,対処および情動的生活に関する諸記述を総合してまとめ上げるような帰納論的な試みは,加齢をめぐる諸問題ならびにそれらの問題に対する対処の方法などに関して,よりいっそう大きな洞察を与えてくれるものと思われる。

加齢研究に欠けるもの

　歩行機器や籐杖の利用,浴室の安全棒,スーパーマーケットへの往復の輸

送手段,電話よる食物や薬の注文配達など,環境改善によって高齢者の機能を高め,安全性を高めるといった動きが社会に高まりつつある。スロープが障害者のニーズに合わせてつくられているのと同じように,これらの環境の改善は多数の要介護高齢者の自立的機能を可能にし,高めてくれる。

このように加齢に関する環境の変化を至るところで見受けるが,年々高まりゆく精神的,身体的制約に対して高齢者がどう対処するのか,この点を考えてみたい。著名な心理学者であるB・F・スキナー(B. F. Skinner, 1983)が,そうした対処努力に関して論考を加えている。彼は80歳代に入って,衰えゆく記憶力を補う方法について実に魅力的な論文を書いている。彼は,今日は雨が降るかもしれないと思うときにはいつも,傘をドアの取っ手に吊るしておくというのである。そうすれば研究室に出かけるときに傘を忘れないですむというわけである。

お年寄りたちが,頭の中では覚えのある著名人の名前をなかなか思い出せない事実にまつわるジョークがよくある(脚注)。覚えているのだが思い出せ

脚注　年をとって,若いときのようには目が見えない,耳が聞こえない,思い出せないといったお年寄りをめぐるおもしろいジョークを2つ紹介する。こうしたことは彼らが若かったときにもありうることなのだが(Lazarus, 1996)。

1つは夫婦が,つれあいの耳が遠いことについて議論している場面である。夫は妻の耳が遠くなったと言い張るのである。そこであらかじめ告げることなく妻を試してみた。最初は妻が忙しく夕食の準備をしているときに,台所から15フィート離れた所に立って大声を上げた。「今日の夕飯は何だね？」。返事がない。そこで次に夫は10フィート離れたところで再び大声で同じ質問を投げかけた。また返事がない。そして3度目には3フィートの所でまた叫んだ。さて今度は妻が答えて言うには,「一体どうしたのよ。3回も言ってるじゃないの。ステーキとポテトですよ！」。

もう1つのジョークはゴルフをしている老いた男性2人の話である。1人がドライバーショットをしようとしながら相手に言うのである。「目がよく見えないので,球がどっちへ飛ぶかよく見ておいてくれよ」。それから球を打って,相手を見ながらこう言う。「どこへ飛んだか見てくれたかい？」。すると相手は巧みにこう答えた。「見てたとも。だがどうしても思い出せないんだ」。

ない。必要なときに引き出せず，意外なときにひょっこり思い出す。また彼らは，今，何を言おうとしていたのかなと，話の最中で筋道を見失ってしまうことがよくある。そんなときには失礼ではあるが，話をさえぎると元の筋道に戻れることがよくある。

こうした短時の失念に対して私のような老教授がとる対処は，たとえば講演に際して，話の最中にど忘れして恥をかかないよう，あらかじめ引用したい人の名前をメモしておくことである。論文を書くときに，私は引用したい人の名前や文献を探すのに，若い時分にはすぐ思い出せたが今では余分な時間が長くかかる。

このような加齢にともなうよく知られた衰えがあるにしても，喪失の程度，喪失が生じ始める年齢，喪失への対応のストラテジー，喪失にともなう情動，あるいはそのときの事態というのは実にさまざまである。死と死にゆくことについての心理的様相も含め，その他の加齢に起因する不可避な諸問題についても，この個人差あるいは多様性を指摘することができる。

サクセスフルな加齢とアンサクセスフルな加齢

先に私が強調した立場は，加齢に関するバルテスとバルテス（Baltes and Baltes, 1990）の最近の見解と実質的にオーバーラップする。彼らはほとんど沈滞していた研究分野に価値ある新風を吹き込んだといえる。老いゆく人は上手に年をとるため，独立性，生産性，社会活動性の持続を可能にする生き方と対処プロセスを習得しなければならないと彼らは主張している。「対処」という用語を彼らは実際には使っていないのだが，基本的には対処について述べているのである。以下にバルテスとカーステンセン（Baltes and Carstensen, 1996, p. 399）からの引用文を紹介する。彼らは私が先に述べた，また Lazarus, 1998b で指摘したいくつかの点を証拠立てている。

> 社会的，心理的，生物的な資源が次第に限られていく中で，自分の目標をめざす人々がとるプロセスを理解することは，その領域の中での深い洞察と進歩につながるであろう。ここに提唱したモデルによれば，サクセスとは目標の達成である。ここでの目標は人によってさまざまに異なり，多様な規準とスタン

第7章　特定集団におけるストレス・情動・対処

ダードに照らして測りうるものである。モデルでは3つのプロセスを確認している。　－すなわち選択(selection)，補償(compensation)，最大活用(optimizaton)である。これらのプロセスがそろえば，お年寄りは喪失に直面しても，年齢に立ち向かってとるべきストラテジーを概念化できるのである。個人が重要と考え，個人的に意味があると考え，そして有能と感じる機能および目標を理解しないかぎり，その人のサクセスフルな加齢とは一体どんなものであるのか予測できない。

　加齢について研究するには，お年寄りたちが用いる対処ストラテジーをカタログ化する必要がある。そしてそれらのストラテジーがどのように働き，どのようにモラールや社会的機能や身体的健康を高めるのかを検討しなければならない。さらにスキル，資源，責任といった適応過程の成果に影響する人的変数，エネルギー水準，利用可能なソーシャルサポート，さらには諸変数と相互作用する環境条件もまた，加齢に関する心理学的研究を彩る重要な課題であり，検討に値する。

　たとえば，正式に引退していようがいまいが今なお生産的に活躍中のお年寄りを研究するとしよう。こうした研究によって彼らが直面する諸問題が明らかとなり，彼らがどのように問題に対処するかを深く探ることができる。その結果，スキナー(Skinner, 1983)の個人的談話にあるようなストラテジーのフォーマルな改訂版ができるであろう。この種の研究では人口学的背景をマッチさせた比較群が必要であるが，うまく機能している人とそうでない人を確認し，収入の有無は別として今なお役立って働いている人たちを見分けることができる。また，この種の研究が，代表サンプルとしてのお年寄りたちを対象とし，そして重要な変数を取り扱うためには，研究者はいろいろな領域別,活動種類別にさまざまな人々を選択しなければならないであろう。

　別のタイプの研究では，同じような健康問題を抱えている人たちをさらに突っ込んで，たとえば，パーキンソン病，心臓病，関節炎，筋無力症の患者群というようにグループ化して検討することもできる。しかし，病気だけでグルーピングしてもうまくいくかどうか疑問である。なぜなら，心臓病あるいは癌というように同じ身体的疾患が，その疾患のどの患者にも一様の心理的負担を与えるとは限らないからである。とはいうものの，特定の病気とそ

211

の病気に由来する心理的ストレス，情動，対処プロセスとの関係，あるいは各々の病気における多様性についての理解は深まりうることであろう (Aldwin, 1994 も参照)。

人生終期における雇用維持に関連した諸問題の原因，およびそれらの問題に対する対処のパターンについての深層研究はこれまでほとんど行われていないが，加齢を理解するうえできわめて有意義である。この種の研究は縦断的デザインで行い，問題がいつ生じ始めるのか，いつ，そしてなぜ生産的努力へのかかわりをやめるのかを確認しなければならない。

お年寄りは何ができて何ができないかを単純に割り切って明らかにしようとすべきではない。もちろんそれもけっこうではあるが，コミュニティに何らかの貢献をもたらす生産的かかわりをもてないようにみえる人々に，もっと注目すべきである。ここで私は経済やGNP (国民総生産) への関心から論議しているのではなく，年をとりつつある人が生産的労働にかかわっていくことの心理的意味合いを論じているのである。アクティブな人生の要求と機会に対してうまく対処するにはどうしたらよいかを，お年寄りの人々に教えることができるというのであれば，仮に失敗があるとしても，それが一体どんな失敗なら改善できるかという点を我々は知りたいのである。

加齢にともなう諸問題に対する対処の中で最も難しいのは実存的問題である。建設的な活動に満足のいくかかわりを求めようとする動機づけのなさがこの問題の特徴である。若い人々の実存神経症 (existential neuroses) は，援助しようとする親そして臨床家にとって非常にやっかいなことを我々はよく知っている。目標をめざして頑張らなければ，とわかっていてもやる気が起きないため，「どう取りかかったらよいのか教えてほしい」とか，「どうしたらやる気がわくのか教えてほしい」と彼らは言う。また，前向きにモラールを鼓舞するために興味関心をもち続け，活動し続けるべきだとわかっているのだが，なかなか実行に移せない。残念ながら彼らをやる気にさせようと働きかけてもまったく効果が上がらないのである。

こうした動機づけのなさにくらべて，機能的喪失あるいは適切な対処プロセスの不足に起因する加齢の情動的問題のほうが臨床的には扱いやすいし，臨床家にとってやりがいがある。ともかく，いかに多くの多様な人々が加齢

にともなう諸問題への対処に成功したり失敗したりするか，知識を積み重ねることによって，成功の見込みの大きな臨床的支援の道が開けてくるのである。

子どもと青少年

　加齢と同様に子どもや青少年におけるストレス，情動，対処に特別な関心を払うべき深い理由がある。その1つは心理的発達のさまざまな段階によってストレス，情動，対処のプロセスが違っているからである。特に乳児，よちよち歩きの幼児，学童，前思春期(preadolescents)，思春期の子たちを比較しようとする場合，このことがはっきりする。つまり，これまでストレスや対処に関してほとんど研究対象にされてこなかった初期発達の全領域を検討してみれば明らかになるであろう。

　認知および動機づけのプロセスは発達段階とともに変化する。そして評価理論(appraisal theory)によれば，ストレス，情動，対処のプロセスは認知と動機づけの双方のプロセスに大きく左右される。したがって，それぞれの発達段階にある人々が生活および社会関係について知りえている事柄の内容に関しては，考慮すべき発達上の大きな相違があってしかるべきである。

　前思春期および思春期でのストレス源と対処プロセスの発達に対して関心が高まりつつあるようであるが，まだこの分野では情動における認知プロセスの研究にみられるほどの成熟には至ってない。子どもと家族の問題に対する関心の高まりぶりは，発達科学の応用を特集したE・メイビス・ヘザーリントン (E. Mavis Hetherington, 1998)による『アメリカン・サイコロジスト』(*American Psychologist*)の一連の論文を読めばわかる。

　これらの論文は，子どもの適応障害における重要な要因とされるストレスおよび社会経済的不利の問題を論じている。私はこれらの論文に提示された事柄はかなり浅薄で疑わしく，政治化されているとさえ思える(Hetherington & Blechman, 1996も参照。これについても私は同じく批判的である)。

　人生におけるこの年頃のさまざまな年齢の子どもたちと大人の間に，対処

および情動のパターンに確固とした差異があるはずと考えてよいものかどうか，仮にあるとしてどんな点が異なるかは明らかでない。これには発達理論上の問題のみならず，測定という実際上の問題もかかわってくる。たとえば，子どもを研究する場合，特にとても小さい子どもの場合，あるいは思春期間近の子どもの場合でさえも，彼らの認知的および社会的能力や考え方に合った測定方法が必要である。また，彼らが心から研究に参加する気を引き起こすような，それぞれの年齢集団に格別な配慮を払った意義ある測定方法を用意しなければならない。

　言葉でコミュニケーションできない，できても十分でない赤ん坊やよちよち歩きの子を除けば，加齢の場合と同様に年齢差は小さく，あっても一過的にすぎないかもしれない。なぜなら個人差のほうが平均的年齢差より大きいと考えられるからである。もちろん，それは比較する年齢幅の大きさにもよる。多数の研究者，学者たち (Ekman & Davidson, 1994; Lazarus, 1991a; Lewis & Haviland, 1993; Stein, Leventhal, & Trabasso, 1990; Tangney & Fischer, 1995) が，評価理論の立場から情動と初期発達について論じてきた。私自身はここでは，前思春期と思春期の子どもたちを対象にした最近のストレス研究に限定して論じてみたい。

　コンパス (Compas, 1987) は小児期および思春期の実証的研究をレビューし，この領域の研究をまとめて次の7つの分野に分類している。乳児期の愛着と分離，ソーシャルサポート，対人的問題解決，学校と勉学にかかわる対処，タイプAおよびB行動，抑制性／鋭敏性（または監視／鈍感）といった対処スタイル，そしてストレスに関する弾力性または傷つきにくさ，の7分野である。これらの領域のいくつかは今や時代遅れの感もあるが，以下にそれぞれの領域について簡単に述べてみる。

　「愛着と分離」に関する多くの研究は，エインズワース (Ainsworth, 1979) による「ストレンジャー・シチュエーション」と称する検査方法を用いている。この方法では子どもを親から引き離した後に再会させ，親との再会に対する子どもの情動反応および対処反応を評価する。広く利用されているこの方法は，愛着，分離，喪失に焦点づけて論じたジョン・ボウルビー (John Bowlby, 1963, 1973, 1980) の理論的著作に基づくものであり，当時この本は大変な影

響を与えた。この方法で観察される子どもの反応は数年にわたりかなり一貫することが知られ，人生のその後における対人関係，情動パターン，気質，対処を予測するうえで有用なことが知られている。こうした予測の成功とその基本概念のゆえか，この種の研究が最近とみに増え，流行してきた。

これらの研究から派生する形で，「社会的結合」の発達論的重要性によって，ソーシャルサポートが健康心理学における焦眉の研究トピックとなってきた。成人のデータに基づく概念を，当然ありうる年齢差の説明づけもなく子どもや青少年にそのまま応用している。おそらくそれは，仲間の働きかけや親のサポートがこの時期には特に重要との仮定があるからだろう。最近の研究は大人と同様に，子どもや青少年でもストレスマネジメントおよび有効な対処にとって，こうした支持的な社会的結合が重要であることを証明している。もっと複雑でやっかいな問題は，一体何が支持的で，何が支持的でないかという点である。これは先の第6章で，仕事上のストレスから家庭生活への充溢を経験した大人の夫婦関係に関してすでに論じた問題である。

対人関係における「認知的問題解決」は，今やスピバックとシュア(Spivack and Shure, 1982, 1985)の主要な研究と理論の守備範囲になっている。彼らの関心は，子どもや青少年が社会適応上の問題を抱えていることを自分自身どのように理解し，どのように分析しているのか，問題解決のスキルはどうやって習得し，それをどのように自分の社会的適応に生かすだろうか，といった事柄にある。複雑な認知過程は発達するものであり，8歳から10歳の子どもにとって特に重要であると彼ら研究者たちは主張している。

問題解決は社会的適応と関係があり，その要点は代替解決法を考え出す能力，社会問題に対する敏感性，自身の社会活動の帰結を想像する能力，思考の手段-目的様式を生み出す能力，および問題に直面したときの変化能力にある。コンパスが指摘するように，認知的問題解決が若者のストレス対処に重要かどうかは明らかではない。論理的にはそうであるはずだし，効果的な問題解決が一般的適応において重要との証拠もあるが，若者の場合には必ずしも明らかではない。認知的問題解決が実際に重要であることは，成人を対象にした認知療法に問題解決訓練を導入したド・ツリーラ (D'Zurilla) の研究(1986; D'Zurilla & Goldfried, 1971, and D'Zurilla & Nezu, 1982も参照)で

第3部　研究の応用

も示されている。

　「学業成績」の分野におけるキャロル・S・ドヴェク（Carol S. Dweck）らの研究（Dweck & Licht, 1980; Dweck & Wortman, 1982）は，やる気のある（mastrery-oriented）子どもとやる気のない（helpless）子どもの間にある勉強の機能的意味の違いを指摘している。この問題は自己尊重（self-esteem）と関係があるのだが，自己尊重はややもすると強調されすぎたり，誤解されたりするきらいがある。自己尊重は今や専門家，素人考え，そして人気とり政治においても非常にポピュラーなトピックになっている（Greenberg et al., 1992を参照）。これらの研究者たちは対処をストレス低減や成績向上の努力とみなし，学業成績の向上に有効な対処と無効な対処に着目し，検討している。

　効果的な対処をとれる子どもたちは，高い動機づけと持続力を保ち，失敗しそうなストレスの状況下でも集中力を高め，成績低下どころか向上を示す。彼らは確かにやる気のある子どもたちである。彼らがやる気のない子どもたちに比べ失敗に対する対処が上手なわけは，彼らが失敗について因果帰属推理をするよりも，成績向上につながる問題解決情報や課題関連情報に関心を向けるからであろう。

　学業成績の問題は，スピバックとシュアの考えとオーバーラップし，加齢のところで私が言及した反芻（rumination）と抑うつに関するノーレン・ホークスマ（Nolen-Hoeksema, 1991）の研究とも関連する。（その他ではNolen-Hoeksema & Morrow, 1991; Nolen-Hoeksema, Parker & Larson, 1994; Rusting & Nolen-Hoeksema, 1998も参照）。さらにはテスト不安と学業成績に関する研究結果とも関係する（たとえば，Covington & Omelich, 1987; Liebert & Morris, 1967; Spielberger, Gorsuch & Lushene, 1970，およびこの問題に関するLazarus, 1991での私の論述を参照）。

　「タイプA」，これはコンパスが1987年にレビューしたときには活気と生気にあふれたトピックだったが，もはやストレスと健康（心臓病）の関係に関して，さほど真剣に論じられなくなった。それでもまったく無視されたわけでもない（たとえば，意思決定とタイプAを論じたBen-Zur & Wardi, 1994を参照）。最近では時間的プレッシャーの存在下での敵意とその管理が注目されており，ジェンキンス（Jenkins, 1996）が最近の研究の中でとりあげた絶

第7章　特定集団におけるストレス・情動・対処

望感にも関心が注がれている。後者については第10章で論じてあるのでここでは触れない。

「抑制性／鋭敏性」(Krohne, 1993, 1996; Krohne & Rogner, 1982、およびこれと密接に関係した概念にMiller, 1981の監視／鈍感〔monitoring and blunting〕がある）は対処スタイルと関係がある。クローネ (Krohne) はこの分野の中心的研究者であり、彼とそのグループは特性心理学者 (trait psychologists) の関心事でもある方法論上および概念上の未解決の諸問題に悪戦苦闘してきた（たとえば、対処スタイルと対処プロセスの区分、状態不安ならびに特性‐状態不安に関する Lazarus, 1993, and in press で述べた私の展望を参照。第5章でも少し触れている）。

子どもを対象にした対処スタイルの研究はほとんどない。この研究テーマには必ずといっていいほど対処スタイルの発達的起源と、生涯にわたる対処スタイルの安定性が絡んでくるはずである。後年の成人になったときの防衛的スタイルに関係してくる幼児期の行動パターンを観察したマーフィーらの研究 (Murphy & Associates, 1962; Murphy & Moriarty, 1976)、防衛の起源に関するミラーとスワンソンの研究報告 (Miller & Swanson, 1960)、そして自我‐発達の段階に関するロービンガーのパイオニア的な理論と研究 (Loevinger, 1976) が関連業績として挙げられよう。

コンパス (Compas, 1987) がレビューの中で最後にとりあげた研究領域、そしておそらく最も重要な研究領域は、子どものストレスに対する弾力性または「傷つきにくさ」である。これはノーマン・ガーメツィー (Norman Garmezy, 1983) とミカエル・ルター (Michael Rutter, 1980) の得意分野であり、2人はこの問題に関する共著本を刊行している (Garmezy and Rutter, 1983; Haggerty, Sherrod, Garmezy & Rutter, 1996も参照）。彼らの共通の関心は子どもを精神病理的に危険な目に遭わせる諸要因にあり、さらにはその逆のストレスに対する傷つきにくさにある。ストレスに対する抵抗力となり、かつ保護的機能をもつパーソナリティの特質、そしてストレスの有害作用に彼らはもっぱら関心を寄せている。

弾力性またはその反対の傷つきやすさの概念は環境変数に依拠し、第3章で私が個人的資源（その逆の個人的責任〔personal liability〕と同様に）と

称したものにも左右されるといわれる点に留意していただきたい。読者は私が要求，抑制，機会を評価に影響する環境変数として列挙したこと，そして知的能力，お金，ソーシャルスキル，教育，協力的な家族や友人，身体的魅力，健康と活力，快活さといった諸目標および目標体系，個人的資源を人的変数として列挙したことを思い出すかもしれない。

　個人的資源の多く（たとえば魅力とか知的能力）は，多かれ少なかれ生まれつきか，少なくともかなり固定的な（時々はわずかに変わりうるとしても）ものと考えられがちである。その他のもの（ソーシャルスキルや教育）は継続努力によって伸びる可能性が大いにある。私はここで氏か育ちか厳密に区分するような過ちをしたくない。そのような区分をしてみたところで，たちまち否定され物議をかもすにすぎない。ここで問うべきは個人的資源（または個人的責任）をどこまで変えられるかということにある。

　個人的資源は比較的固定的なもの，特に成人の場合にはそう思えるので，臨床的および教育的働きかけでそれらを変えることができるものか疑問である。たとえば，成人期に近い子どもがどうやって知能を改善できようか？　どのようにしてよき身体的魅力や財産状態を得，よき民族性または人種，よき家族と友達を得るか？　このようなことはとても困難でチャレンジする気にもなれない。対照的に，やる気のない子どもに対しては，比較的固定した個人的資源または個人的責任を変えようとするよりも，どうしたらよりよく対処できるかを教えてやるほうがうまくいくのではないかと私はいつも思う。

　個人的資源に関して私が正しかろうとそうでなかろうと，何が変えられ何が変えられないかを見きわめることが大切である。ストレスと対処に対するガーメッツィーとルターのアプローチの問題点の１つはここにあると思う。弾力性あるいは傷つきにくさの概念が示唆するところは，精神病理や健康にとって重要とされる事柄が必ずしも容易に変わりうるものではないという点にある。逆に，適応的‐情動的問題が対処の失敗に関係しているというのであれば，臨床家は患者がもっとうまく対処できるにはどうすべきか，その方法を考え出すこともできるだろう。

　どうしたらうまく対処できるか人に教える方法を考える場合に，最も重要な点は，何が役に立ち何が意味がないか我々が十分知っているのかというこ

第7章 特定集団におけるストレス・情動・対処

とであり，そもそも対処とは人に教えられるようなものなのだろうかということでさえある。この点について我々はほとんど知らないので，心理学者の間で激しい論争がきっとなされるに違いないが，いずれにせよ今後の重要な研究課題である。

コンパス（Compas, 1987）は，子どもの対処に関する彼のレビューと分析を，将来の研究展望をまとめる形で締めくくっている。その中で彼は，この年齢段階における対処の包括的尺度の必要性を示唆している。彼自身は青少年のストレスと対処の測定方法の開拓者でもある (Compas, Davis, Forsythe & Wagner, 1987; Compas, Malcarne, & Fondacaro, 1988)。以下に述べるようにその他の研究者たちもこの問題に挑んできたが，コンパスは対処の資源，スタイル，行動が発達過程でどう変化するのか，それとも固定的で不変なのかを明らかにするためには，前向きで縦断的な研究が必要であると主張しており，これには私もまったく同感である。

ヨーロッパでもごく最近になって，子どもと青少年を対象にしたストレスと対処に関する研究が行われているが，この年齢の幅広い層の発達的変化については限られた知見しか得られていない。この幅広い年齢層での真の発達的比較は，ほとんどなされていないと言ってもよいだろう。それだけに関心は高まりつつある。

インゲ・セイフゲ・クレンケ（Inge Seiffge-Krenke, 1995）はストレスの年齢差に着目している数少ない研究者の1人であり，詳細ですばらしく書きつづられた著書，*Stress, Coping, and Relationships in Adolescence* の中で，7つの研究を紹介している。ほとんど横断的研究ではあるが，12歳から19歳までの前思春期および思春期のストレスと対処を反復測定する方法を用いている。セイフゲ・クレンケは，コンパスの研究，そして私とフォルクマンの研究の影響を強く受けたと述べている。

研究では彼女自身が作成した「問題質問紙」(problem questionnaire) と称する64のマイナーなストレッサー（ストレス要因）から成る調査表を用い，インタビューによって対処を測定している。インタビューでは，学校生活における教師，親，仲間，ロマンティックな関係，余暇，自己，将来を中心に，8つのマイナーなストレッサーをめぐる20の具体的な対処ストラテジーが盛

り込まれている。インタビューではセイフゲ・クレンケが用意したリストを手引として用いたが，その他に対人関係に関する分析，家族の雰囲気の認知的測定，日記記録の内容分析といった実にさまざまな方法を駆使した。

　これは私の知るところ，この領域での最も意欲的かつ国際的な研究である。2,176人のドイツの青少年と，1,000人以上のイスラエル，フィンランド，アメリカの青少年を対象にしている。青少年が遭遇するストレッサー，それに対する対処ストラテジーとスタイル，評価，親と仲間の影響，親・仲間・友人関係の便益，対処の成功と失敗を調べ，さらには年齢やジェンダーによる差や経時推移についても検討している。著書の膨大かつ詳細な記述は恐るべきであり，消化不良すら感じる。スペースの制約もあるので，私の流儀に従って最も刺激的な知見と結論を選択してコメントするとともに，研究の限界ともいえる点を述べてみたい。

　若い人たちはストレッサーの多くを脅威的で不快なものに感じており，セイフゲ・クレンケは，彼らが年齢やジェンダーを超えて普遍的に語る，またその一方では正確かつ具体的に語る人生の10の出来事または条件を同定し，確認した。それらは，教師との議論，親とのけんか，友達関係の問題（たとえば不一致，コミュニケーションの困難，のけ者や無視の扱いを受けたときの被害感情），成績の悪さ，屈辱感，愛されている体験または孤独の体験，自分の容姿や行動に対する不満，自分の将来にかかわる政治的出来事である。過去30～40年の間に生活水準が非常に変化したにもかかわらず，将来への不安はどの年齢コウホートにおいてもうかがえ，昔も今もストレスフルに感じられているものは変わらないと彼女は述べている。

　セイフゲ・クレンケは，対処について20のストラテジーを因子分析し，2つの意味ある対処スタイルを見いだした。彼女はその1つに「積極的・内的対処」(active and internal coping) と命名し，もう1つに機能不全的なので「離脱」(withdrawal) と命名した。我々読者には離脱している間に実際何が生じているのか何も知らされていないので，当面の問題がすぐに解決されていないという理由だけでそれを機能不全とみなしている点は理解に苦しむ。とはいうものの，離脱の間に問題が大きくなって，解決するのに長い時間を要するというのもわからなくもない。そしてもう1つ，これほど大規模で多

様な集団を対象にしているにもかかわらず，わずか2，3の対処要因しか検討されていない点も私には非常な驚きである。

著者らの分析結果は，心理的ストレスに対する評価と対処を中心とするラザルス-フォルクマンの理論的アプローチ（Lazarus, 1966, 1981; Lazarus & Folkman, 1984, 1987）を支持する内容のものであった。評価と対処の関係について彼女は次のように述べている（Seiffge-Krenke, 1995, p. 229）。

> 対処のプロセスには本質的によいとか悪いといった単純なレッテルづけはできない。むしろ特異的文脈を考慮しなければならない。……このように，状況的および文脈的な変数は社会的規範や因習と同じように対処の結果に影響し，その影響力は「対処特性」（coping trait）よりも大きい。

そしてさらに，ラザルス・モデルを完璧に説明したうえで，著者は次のように述べている。

> 対処プロセスを分析してみた結果，ラザルスのモデルの妥当性を物語る明らかな証拠を見いだすことができた。評価と対処にはさまざまな異なるステージがあり，出来事というパラメーターの重要性，そして出来事に次ぐ対処についての評価の重要性とを示すことができたのである。このことは，ラザルスのいう日常的混乱に青少年が対処する際のやり方を調べたいという我々の目的にまったくかなうものである（Kanner et al., 1981を参照）。一次的評価に次いで最初の反応が生じる。そこでは混乱が，初めの認知的対処の試みが，そして行動への衝動が機能的意味をもつ。二次的評価では対処資源の正確な査定，行動の見通し，成功の予測がなされる。青少年の間では対処の結果，無数の困難や障壁が生じ，そしてほとんど変化がみられないということから，これらのマイナーな諸出来事についてのネガティブな評価が偏在することを，彼ら青少年の報告から知って，私自身かなり驚いた。

セイフゲ・クレンケは膨大な資料を引き合いに出して，発達論の観点から15歳の年齢を，対処ストラテジーと社会的資源利用におけるターニングポイントと考えた。思春期初期の者たちの報告にうかがえるストレスは，B・ハンバーグ（B. Hamburg, 1974）の観察所見と一致する内容のものであった。ハ

ンバーグによれば思春期初期は格別にストレスフルな時期である。セイフゲ・クレンケの資料からは，思春期の15歳頃は次のように特徴づけられる(pp. 221-222)。

単純で具体的，自己中心的な思考から，複雑で抽象的，関係的な思考へと認知過程が発達する。社会的認知の成熟過程で初歩的レベルにある思春期初期の者たちは，たとえばサポートの資源を見分けることができそうにもない。現在の行動とその行動の長期的帰結の結びつきをさほど理解できない。したがって，自己中心的要求に動機づけられやすいのであろう。これとは対照的に，思春期後期の青少年たちはすでにかなり成熟した社会的認知のレベルに達しており，直面する問題にきわめて適したソーシャルサポートを選択し，現在のオプションを頻繁に考え，自分の行動がもたらす将来の帰結を洞察し，他者の立場を考慮しながら自分の立場を熟慮する。

このように見事な研究報告書ではあるが，特定個々人の対処プロセスについての詳細記述がない点が惜しまれる。ストレスと対処プロセスを明快かつ劇的につづった，ナラティブ（物語的）な記述スタイルを用いたエッケンロードとゴア（Eckenrode & Gore, 1990）やゴットリーブ（Gottlieb, 1997a）の著書の中で，特に私が気に入っているあの微視分析的，相互交流的（transactional）な記述が見あたらず，残念に思う。私の好みからみれば，セイフゲ・クレンケのアプローチはあまりにも抽象的，統計的，調査中心的な要約で構成されており，さまざまな人たちを対処の対象となる環境に結びつけて描写する中心的ナラティブ（proximal narratives）に欠ける。おそらくこのような資料は著者の手元にあるに違いないのだが，それらをナラティブに提示しないため，大量の散漫な所見と一般概念を読者に預けたままで終わっている。具体的事例が駆使されていればもっとまとまりがとれ，問題に対する子どもたちの実際の相互交流（transaction）を生き生きと描くことができたであろう。

ここで思うことは，科学的心理学の分析主義を志向したため，環境的出来事とそれに対する子どもの反応とが切り離されてしまい，著者が相互交流とプロセスの概念に賛意を表明しているにもかかわらず，我々はそれらの概念

を実感できない。人の心というものは，ストーリーのほうが興味深く，刺激的なものと理解し，感じるものである。ともかく，この著書は定価が高いが，それなりの価値はある。これほど広範で詳細な記録をいまだかつて私は知らない。セイフゲ・クレンケはその記録を縦横に駆使して，そこから得た知見の中にある重要な意味を汲み出している。

子どもにおける大病 ーすなわち，癌および再生不良性貧血ー への対処に着目した研究論文が最近出版された。これはプレッツリック (Pretzlik, 1997) によるヨーロッパ風の学位論文（アメリカの学位論文に比べて多大な労力と時間を求められる）である。この中で彼女は，ラザルス-フォルクマン (Lazarus-Folkman, 1984, 1987) の相互交流とプロセスの手法に従って行った6つの研究を報告している。

研究では *Kidcope Checklist* と称する対処に関する子ども用チェックリストを用いているが，これはストレスフルな出来事についての文脈的質問とそれに対する回答選択肢で構成されている。たとえば，「あなたは忘れようとしましたか（気晴らし：distraction），そのまま何もしなかったですか（社会的離脱：social withdrawal），それとも物事のよい面をみようと心がけましたか（認知的再構成化：cognitive restructuring）」といった選択肢が用意されている。こうした設問はこの年齢の子どもの認知能力にさほど負担にならないようである。

5つの研究は病院で行われた。7歳から16歳の子ども53人とその親が研究の対象であり，採血時の様子の観察，有能感 (competence) および自己価値 (self-worth) の認知に関する質問紙評定，あるいは対処ストラテジーに関する準構造的面接など多彩な研究方法を用いている。そしてさらに対処健康目録 (coping health inventory) や家族環境尺度 (family environment scale) によって，親の対処あるいは家族の社会的環境についても調査している。

命を脅かし，削りとるほどの病気をもつ子どもは人間悲劇に満ちた対象であるにもかかわらず，研究結果は私には驚くほど精彩のない，目立たない内容のものであった。たとえば，子どもの対処は，生活と結びついた，つまり日常生活の問題や病気治療に関係したものであった。これは一体どうしたことなのであろうか？　性別，年齢，病気体験，自己尊重による違いは認めら

れず，血液検査中に強い苦痛を受けたと評定した子どもはその他の場面でも苦痛を訴えていた。血液検査は定期的に行われていたにもかかわらず，検査に積極的に関心を示した子どものほうが，関心を示さなかった子どもよりもさほど苦痛を示さず，自己尊重も強かった。

病気関連のストレスの場合の対処プロセスは，学校でのストレスの場合に用いられていた対処プロセスとは違っており，この結果は対処ストラテジーは当面の特定の脅威や害に左右されるという文脈的解釈を支持するものである。子どもの病気に対する親の対処のしかた，家族の社会的風土，および子ども自身の対処のしかたの間にも，相互の関係がみられている。

ある研究では，10の対処ストラテジーとそれらについて認知された有用感(perceived helpfulness)を，(a)自己批判と他罰，(b)認知的再構築，気晴らし(distraction)，および甘受(resignation)，(c)社会的離脱，問題解決，情動抑制，ソーシャルサポート，の3つの主要な対処群に分類整理しているが，私には群内には共通性があるとは思えない。このうちの(c)群は，採血ストレスの場合には用いられることが少なかったが，おそらくそれは，血液検査は自分を助けようとしている医師に役立つものであるに違いないと，子どもなりに考えていたからであろう。別の研究ではストレス行動と年齢の間にネガティブな関係が認められ，年少の子どものほうが年長の子どもよりも苦痛を示す者が多かった。

著者自身が指摘するように，全体的にさほど重要な知見は得られなかったが，家族は子どもの対処にとって重要な要素であった(Compas, Worsham & Ey, 1992)。父親が大切な役割を果たしている場合に，子どもは家族の存在を評価していたようだ。おそらくプレツリックのいうように，子どもは親に対しては平然を取り繕う必要がなかったからであろう。

この研究はその労力に見合ってすばらしいが，その報告は，第6章の仕事と家族のストレスの箇所で述べ，さらにはセイフゲ・クレンケの研究に対するコメントの中でも述べた私の考えを補強する内容のものであった。すなわち，個人的相互交流についての微視分析的ナラティブのほうが，ヒューマンタッチに欠ける大規模な調査研究よりも，はるかにストレスと対処プロセスに光を当ててくれるとの我が意をますます強くする内容であった。相互交流

第 7 章　特定集団におけるストレス・情動・対処

に関するストーリーは科学としての体をなさないとか，実際の人生で生ずる出来事の精細な記述よりも，冷徹な統計的事実のほうが科学的研究にとって必要であると思い込みがちな若い研究者・学者を，意識改革させなければならない（心理学における認識論とメタ理論［epistemology and metatheory］に対する批判についてはLazarus, 1998aを参照）。両者は共存できるのではないだろうか。

　セイフゲ・クレンケの報告をはじめ，若い人を対象とする諸研究を俯瞰すると，ナラティブな記述に乏しく，子どもと親が闘っているそれぞれのパーソナルなドラマの実感を読者に伝えていない。相互交流を記述することなく，データを単に統計的に寄せ集めただけでは，森を見て木を見失う過ちとなる。相互交流の記述は，実際に起こりつつある事柄の中に潜む躍動的で，そして人間にとって大切なものを理解しようとする努力の証でもある。どんなに相互交流の風を装っても，単なるデータの寄せ集めでは真に相互交流的（関係的）な，あるいは意味中心的なものが私にはみえてこない。研究の方法は研究者の認識論およびメタ理論上の立場から生まれ，その立場に適したものであるはずだし，そのような立場は今日の心理学研究の大部分を特徴づけるものよりもさらに幅広くなければならない。

追い立て・移し替え・移住のストレス

　ある社会・文化から別のところへ移住することは，奴隷制の悲劇，戦災時の混乱，民族大量虐殺における移住のような非自発的な場合であれ，よりよき生活を求めて自発的に決定する場合であれ，ストレスの大きな源泉である。世界的に，今日ほど多くの社会において多数の人々が出身地から強制退去させられている時代はない。住所不定の下層浮浪者として生活する人々，新しい国で異なる言語・文化と闘っている人々，よりよい生活を求めて頑張っている人々がいる。

　移民への関心は19世紀末から20世紀初め頃のアメリカにおいて非常に高か

った．当時，貧困な移民者たちの波がヨーロッパからアメリカに押し寄せてきた．我々はしばしば忘れがちだが，実はアメリカはもっと早い時期からヨーロッパ移民によってできた国なのである．移民に関してはある程度の社会科学的研究が蓄積されているものの，研究および理論的関心が急速に発展し始めたのはここ最近になってからである．アメリカやその他の国以外に，最近ではフランス，ドイツ，デンマークでも移民問題が広範な政治的紛争の火種になっている．人種，民族，宗教に関する誤解，あるいは多くは誤った経済的関心の結果，移民者たちが先住者たちと争っている．

ここでデンマークのアーフス（Aarhus）における私の最近の体験を簡単に紹介したい．私には非常な驚きだが，デンマークでは移民者集団の問題で一騒動だった．ストレスの専門家が訪問したということで私はインタビューを求められ，その記事が新聞に掲載された．その記事の翻訳を信じるとして，問題の移民者集団はアーフスという小都市に定住したパレスチナ人の二世の人々である．デンマークの人々の目には，この国に深く根づいた経済的に貧困な先住市民よりも，移民二世のほうが寛大な財政支援を与えられていると映るのである．このような認識から移民者集団に対する大きな憤りが生じ，長い間（バイキング時代から）平和と信頼に満ちていた社会に暴動が起きたのである．

新聞記事を書いたデンマーク人のレポーターとの会話の中で私は，これはテキサス州やカルフォルニア州におけるラテン系，ヒスパニック系，アジア系の事例と同様，羨望と誤解に基づく典型的な問題で，世界のあちこちで起きていると述べた．談話記事の中で私は，移民者たちの多くは，今のところ助けが必要でない様子だから，彼らの適応への自助努力を促すほうがよいのではないかと述べた．私はデンマークに長く滞在しなかったので，読者にどんな反響があったのかはわからない．

訪問者は移民問題をめぐる実際の社会状況を共有体験していないので，私のようなコメントは先住集団にとって不当で危険なものと思われやすい．私の立場は，パレスチナ人問題にどう対処すべきかをイスラエルの人たちに助言するユダヤ系アメリカ人の立場に似ている．助言する人たちと違って，イスラエルの人たちは所定の政策の帰結を背負って生きていかなければならな

いのである。デンマークでの私の体験は、移民者と先住者の間に普通に起きる偏見と敵意のごくありふれた一例にすぎない。紛争は両集団のモラールと統合を阻害し、移民者たちの社会への融合力を低めるので、このような偏見と敵意は事態をますます悪化させる。もって勝者なきのごとしである。

ストレス、情動、対処の理論と実際の問題、ならびに新しい国への適応にともなう文化同化の問題は、ともに心理学における発展性のある重要課題であるとともに、ストレスと困難をともなう課題であるだけに、これらの課題に対しては専門家および研究者の間で関心がようやく高まり出したところである。この分野の研究は最近やっとわずかな量を数えるになったにすぎず、文献数も少ないが、国立精神保健研究所から2つの文献が発刊されている。1つはコールホとアービング（Coelho and Irving, 1981）の対処と適応に関する著書であり、もう1つはコールホ（Coelho, 1972）の精神保健と社会変容に関する著書である。2冊ともやや時代遅れの感じもするが、この分野の文献を知りたい者にはまだ資料的価値を失ってはいない。

あまり認識されず研究対象とされてこなかったトピックに対して、学者が興味をもつ場合の常として、まず初めに新しい仕事、著書、論争が生まれる。私はカナダのオンタリオ州にあるクイーンズ大学のジョン・ベリー（John Berry）の独創的仕事に影響を受けた。彼の著作物は少なくともこの10年間にかなり注目されており、移民、文化同化、適応に関する最近の論文（Berry, 1997）のほか、私（Lazarus, 1997）を含む数人の知名人による諸コメントが発表されている。

ベリー（Berry, 1997）は、文化同化の苦闘がもたらす長期的な心理的影響が、きわめて多様である点を見いだしている。この長期的、心理的影響は、移民者の出身地と定住地の双方の社会において機能し、文化同化の進行中にも作用しつつある社会的属性ならびにパーソナリティ属性の影響も受ける。

ベリーは「心理的文化同化」を強調している。これは移民者が、社会全体の関心事でもあり、自分自身の関心事でもある事柄に適応しようとして奮闘する努力から生ずる心理的変化、ならびに事態適応的結果 —心理的、社会文化的、経済的結果— をいう。ベリーの分析にみられる関係性の諸相は一貫して、対処ストラテジーとその適応結果は、移住者集団と先住者集団の相

互認知・反応のありかたによって決まるとの主題によって説明づけられている。

　移民によって社会は，支配的集団と非支配的集団ないしはマイノリティ集団へというように，文化的に複数化，多様化し始めることもある。しかしながら「融合」(assimilation)は文化同化の4つのプロセスの1つにすぎない。融合という言葉には，支配集団の特徴を帯びるとか，支配集団との日常的交流を求めるといった，ちょうどメルティング・ポット（人種のるつぼ）の概念にあるのと同じ意味が含まれるので，ベリーはこの言葉をあまり好まない。移民者たちには融合への圧力，つまり支配的集団の皆と同じようになるべしとの圧力がかかりやすい。しかしその一方で，支配的集団からはしばしば異なっていて，変で，望ましくないという見方をされる。そのため移民者たちは時には必然的に，融合以外の別の文化同化のストラテジーを選択するわけである。

　融合以外のストラテジーまたは対処の方法としては「分離」，「統合」，「周辺化」の3通りがある。分離では，移民者たちは出身地の文化を保持し，日常的交流を避けようとする。統合では，支配的社会集団になくてはならない存在として参加しつつ，ある程度，出身地の文化を維持しようとする。周辺化では，彼らの独自の文化を保持しようとせず，かといって支配的集団の人々と普通に交流しようともしないし，できない。移民者たちは一般に巧妙に排斥されるので，周辺化は対処ストラテジーとみるわけにはいかないのかもしれない。周辺化はおそらく，自主的に選択されることはめったにないであろう。

　ベリーによるとこれら4つの対処ストラテジーのうちで，統合が一般的に最も成功の見込みが高く，驚くことではないが周辺化が一番悪い結果　—つまり，情動的苦悩と機能不全あるいは精神病理を示す徴候が最も多いという結果—　であった。しかし，周辺化という用語は，先ほど述べたように，ストラテジーなのか，その結果なのか判別しにくい部分がある。

　ベリーは文化同化を俯瞰して，図7-1に示す大胆な関係枠組みを提示している。非常に複雑なシステムと私には思えるのだが，これは集団変数，個人変数，移民する前の安定的な個人および社会の構造，移民後の新しい社会で培

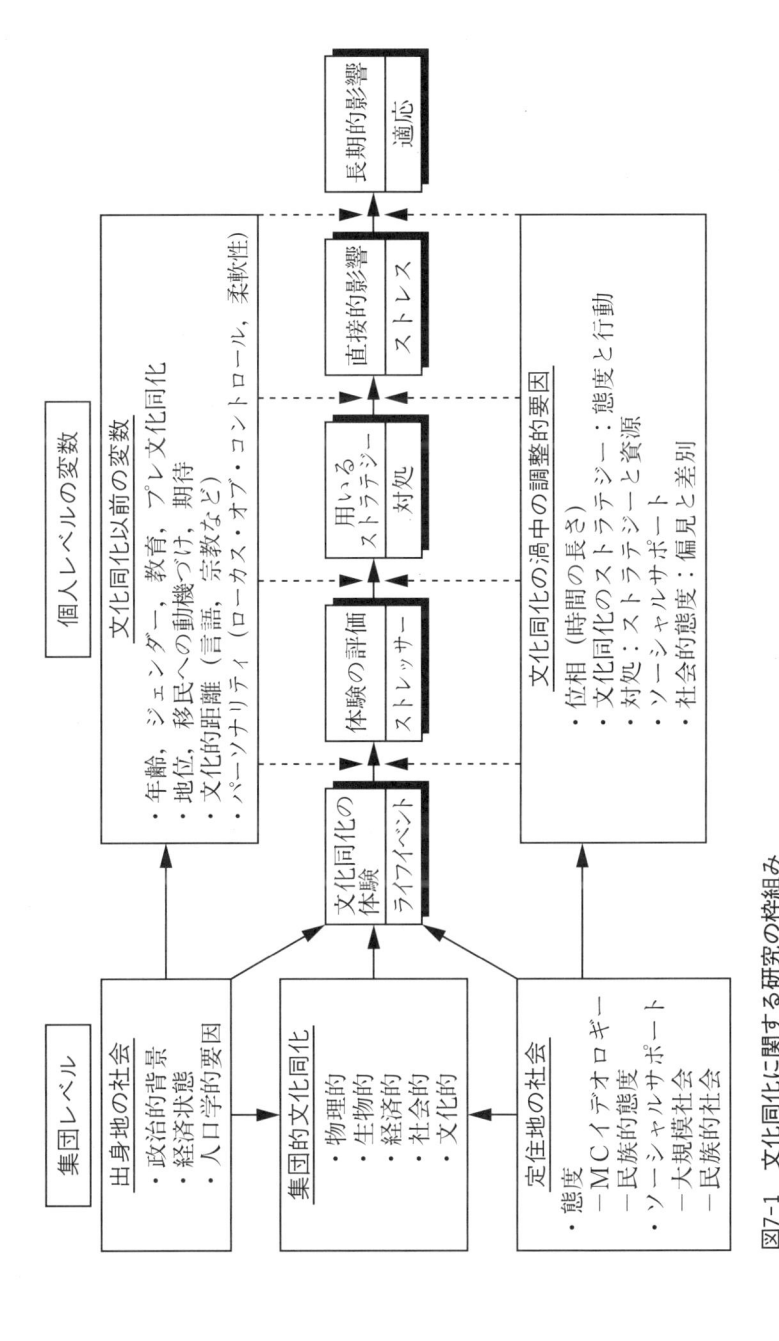

第7章　特定集団におけるストレス・情動・対処

図7-1　文化同化に関する研究の枠組み

出典：Berry (1997) *Applied Psychology: An International Review*, 46, p.15。著作権はInternational Association of Applied Psychology。許可を得て転載。

229

われた個人および社会の構造，そして評価や対処など進行中の適応のプロセスから成る。

このベリーの分析には，問題点が2つあるように思う。1つは，たとえばストレスや対処が関与する諸構造やプロセスを，文化同化の大見出しの下位に位置づけている点である。これは，別の社会に移り住む人の苦闘を最もよく表すのが文化同化の課題であるということを暗に示している。ベリーによれば，移民者たちと非移民者たちは文化同化の問題とは別個に大きなストレスを体験し，それに対処している。ストレスはどこにでもある生活の一部である。移民におけるいくつかのストレスは，文化同化に関係しているに違いないが，大部分のストレスはそうではないと私は思っている。

2つ目の問題は，ベリーの変数システムが研究の立場からみてあまりに複雑すぎ，抽象的すぎる —すなわち，大規模な社会の中で移民者たちやその他の未同化の人たちが体験する日々の生活の苦闘からかけ離れている点である。ベリーがストレス，情動，対処の理論的基礎を彼の関係枠組みの中に位置づけた点は評価できるが，こうした移り住む人々とその家族が日常生活において体験する適応のあがきについての，微視分析的でナラティブなセンスに欠ける点が気になる。セイフゲ・クレンケやプレツリックの研究に関して前述したのと同じことがあてはまり，ベリーの分析も，また私には相互交流的とは思えない。

とはいえ，ベリーの関係枠組みはすばらしく，私はその完成度，メタ理論，学識には畏敬の念を禁じえない。しかし，きわめて不完全なパッチワーク研究は別として，この枠組みに従って研究できる人がいるのであろうか，諸変数から成る全体的システムを網羅して移民者たちの苦闘に対する有意味な理解が得られるのだろうか疑問に思う。私には漠としてみえてこない。彼の枠組みは力作であり，研究の重要な方向を研究者たちに示唆しているけれども，第8章で私が批判した，ソマーフィールドとコメンテーターたち(Somerfield and Commentators, 1997)のシステム・アプローチにみられたのと同じ欠陥に悩まされるのではないかと私は思う。私はこうした問題点を克服しようとして，ストレスと情動の問題に対するナラティブ・アプローチをとりいれるようになったのである。

第 7 章　特定集団におけるストレス・情動・対処

　最後に，民族と移民と精神病理について著したアル・アイサとトゥシナント (Al-Issa and Tousignant, 1997) の大著を紹介したい。カナダに住む東南アジアからの難民，ケベックの移民者，アメリカのアフリカ系アメリカ人とジャマイカ人，ヒュッタリッツ (Hutterites, 訳者注：ドイツ語を話すキリスト教再洗礼派平和主義者，16世紀よりモラビア，スロバキア地方を中心に居住) と東ドイツ人，フランスの北アフリカ人，ベルギーのトルコ移住者，カナダの先住民，ニュージーランドのマオリ族，イスラエルおよび他の地に住むユダヤ人，そしてヨーロッパのジプシーをめぐる諸問題の研究をレビューしたこの著書は，本著における展望ならびに今日の移民問題についての何らかの着想を読者に与えてくれるであろう。

第4部
ナラティブな観点

　これまでに，ストレスと情動の間の関連を明らかにし，特定集団におけるこれらのトピックを描き終えたので，システム分析を超えて先に進めるところまできた。ここから先は，どのようにして情動が，システム理論による研究アプローチに代わってナラティブ・アプローチで探求できるかを示すことにする。それを第8章で試みる。ついで，第9章では15の情動のそれぞれのシナリオを，ナラティブな視点，すなわちわかりやすい印象的な話で示すことにする。

（訳者注：ナラティブ〔narrative〕とは「物語」，「物語体の」という意味であり，次々に時系列的に出来事が進展していくさまを表す語である。最近ナラティブ・セラピーなどと使われるようになってきたので，本書においても原語のまま「ナラティブ」と記した。

第8章
情動ナラティブ
―― 革新的新研究法

　ラザルスとフォルクマン (Lazarus & Folkman, 1984) で，我々は主に心理的ストレスについて言及した。そのときは，認知的‐動機的‐関係的なあり方という観点から，情動 (emotion) については1章だけを費やした。私は本書を書き始めたとき，心理的ストレスと情動は，次元的にとりあげるよりもカテゴリー化して記述し，ストレス情動である害・脅威・挑戦ばかりでなく，普通はポジティブな傾向をもつとみなされる情動もとりあげた，互いに関連しあう変数のシステムとして研究されるべきだと確信していた。

　しかし私は，この情動に関する最も優れた研究ストラテジー(研究方略)への新しい視点の発想を，臨床に応用できるストレスと対処 (coping) のシステム理論モデルを提唱しているソマーフィールドとコメンテーターたち (Somerfield and Commentators, 1997) によるおもしろい挑戦的な論文のコメントをした経験などから得た。ソマーフィールドの論文は1つの事例を提示して，著名な14名の活躍中の研究者たちがコメントを寄せたものである。ソマーフィールドは論文の抄録の中で，基本的論点を次のように要約している。

> 　ストレスと対処の現時点の概念的モデルは皆，適応に至る過程を力動的で相互交流的プロセスとして描く複雑な体系をなしている。これらのモデルが内包する複雑さは概念的・方法論的な試みによるものだが，それらが完全なモデルなるものの検証を困難にしている。この論文では，より概念的に洗練され，また臨床的に有益な分析を可能にする応用的対処研究のための一層微視的な分析ストラテジーに資する事例を，高頻度・高ストレスの問題に注目し，適切な人

材を用いて，つくろうとするものである。(p. 133)

　私自身のコメントはおおむねソマーフィールドの観点を支持するものである。すなわちストレスと対処（行動）はいくつもの変数とプロセスの体系として包括的に研究されるべきものである。しかしながら，私は彼の主張にある条件をつけた。それは，研究は1つのしっかり限定されたストレッサー（ストレス要因），たとえば癌のようなものに絞り込むべきだということである。他のコメンテーターたちも，基礎的システム研究の前提には経済的援助が前提だとしながら，同じ点に言及している。
　混乱は，多くの種類の違ったストレスと闘っている人にみられる対処を比較しようとするから生じるのであるから，対処の比較は同種のストレスに対するものに限って行うべきであるという主張は正しい。害/喪失，脅威，挑戦といったさまざまな事態を扱わなければならないとき，たくさんのデータが示すように対処は多様になる。ストレスのタイプによって別の要求・別の抑制・別の機会を生じせしめるからである。それゆえ，一般的で共通した対処ストラテジー（対処方略）だけでは効果的に研究することはできない。ソマーフィールドが行ったように，単一のストレスフルな（ストレスの多い）出来事や，出来事と対処のやりとりに絞り込むことで，直面しているストレスの種類によって対処が変わってくる混乱した事態を減少するほうがよい。
　しかしながら，このようなやり方をとるのはあまり実用的ではない。なぜなら，重篤で複雑な身体的疾患はそれぞれ，癌でさえ種類によって心理学的に派生して起きる問題ははっきり違っているからである。それぞれの特定の病気別に，あるいは癌のタイプ別によっても，要求されるもの，抑制されるもの，資源の多くは明確に分けられるし，違った対処のプロセスが求められる。こういう状況であるから，1つの同じ研究の中であろうと類似の研究プロジェクト同士であろうと，いろいろな病気にまつわる「評価」と対処を比較することが大事となるのである。
　今まで我々は，個々の主だった病気，心疾患とか癌などについて国立衛生研究所（National Institute of Health）で別々に研究してきたので，ある病気の心理的衝撃は他のいろいろな病気の衝撃とどのように似ているか，ある

いは違っているかを知ることが難しかった。ソマーフィールドの1つの病気を選んでという提案も，同源の心理的ストレスの中での対処を比べることを可能にするのに役立たないばかりか，探求の視野をあまりに狭めるというさらなる問題まで生じさせた。ソマーフィールドの提案についてのコメントを書いている途中で，また後でも熟考した結果，私は心理学の今の沈滞の解決方法としてのシステム研究的なアプローチに，次第に疑問を感じ始めるようになった。

　私はまた，システム理論研究でのアプローチがどのように系統立てて構成されていても，その将来の発展性に懸念をもっている。私は種々のシステムによる研究を，伝統的，科学的観点からは，その考え方や研究方法としては理想的な方法であり，十分に寄与するものであるとみなしてはいるが，ストレスと情動の研究システムとしてはあまりに複雑で，我々の知識や理解を深める実利的ストラテジーではないと思っている。ソマーフィールドの研究意図を満たすに必要な縦断的システム研究に要する高額な経費や，もう確立されている専門家への報酬体系をもつ研究機関の形態は，研究者たちや彼らを支援する機関がソマーフィールドの提案を実行するのを阻害するものである。

　また，このストラテジーを適切に検証するためには，あまりにもたくさんの先行し，媒介し，結果に影響を与える変数がありすぎる。それらの変数をすべてとりあげ，システム理論の枠組みの中で研究を行うのは，失敗しやすいと思われる。そして，研究をより実利的にするために適度な数の変数に限定して行えば，システム的思考と研究の価値を減ずることにもなりかねない。

　さらにとりあげたい懸念は，科学としての心理学についての私の関心の中核に至るものなのであるが，システム理論は完全に因果律という伝統的，分析的科学に依存しているという点である。因果律の枠組み自体が知識を得るためのアプローチとしては不完全なのである (Lazarus, 1998)。私は，第1章で，研究しているものを部分と全体の関連で，あるいはより大きなシステムの中で動いている限定されたシステムとして原因変数を探し求めるべきであると述べたことに，実は心を痛めている。プロセスの個々の部分でもある原因成分 (causal components) を知るために小さく分析しやすいように，ある現象をバラバラにしてしまった後に，我々はそれらを全体としての現象の

あるがままの姿に再統合しなければならない。しかし，伝統的科学では，概して全体に戻すことをしないし，しばしば部分部分をあたかも全体のごとく取り扱ったりしている。

　これらの懸念が私の中で大きくなってきた結果として，情動に対する違ったアプローチに関心をもつようになってきた。それは，ナラティブ・パースペクティブ(物語的展開)をとりいれた方法である。ラザルスとラザルス(Lazarus and Lazarus, 1994) の中で，妻と私はこのアプローチを提唱できるところまできていたが，そうしなかったのはその本が素人向けに書かれたものだったからである。新たにこの章でこのアプローチを提唱しようと思う。

　しかし，情動研究のためのナラティブ方法論を始める前に，私が以前に支持していた (Lazarus, 1990を参照) システム的観点について，その観点の論理的価値は今でも評価しているので，ここで触れて公正を保とうと思う。さらに，ストレスと情動に関するシステム研究について，ほかにもいくつかの疑問をより明確に言語化したいと望んでいる。それゆえ，まずストレス，対処，情動についてのシステム的観点に立ち戻り，それらの問題をもっと詳細に考えることをお許し願いたい。その後に，計画的研究に導入できるナラティブ・アプローチを形づくる試みをしたい。

システム理論的アプローチ

　ラザルスとフォルクマン (Lazarus and Folkman, 1984) で，我々は，心理的ストレスと対処システムに関する変数を明確にするために，いくつかの図を提示してから概念化を行った。その本の305ページの図は，ストレスと対処と適応についての理論を図式化したものである。次の307ページの図は，最初の図に配置はよく似ているが，時間や異なった出来事でのプロセスを細かく分析して作成されている。308ページの最後の図は，原因となるような先行している出来事，媒介するプロセス，直後の影響などを含んだいろいろな変数やプロセスを区分した。そして，社会的・心理的・生理的の3つの分析レ

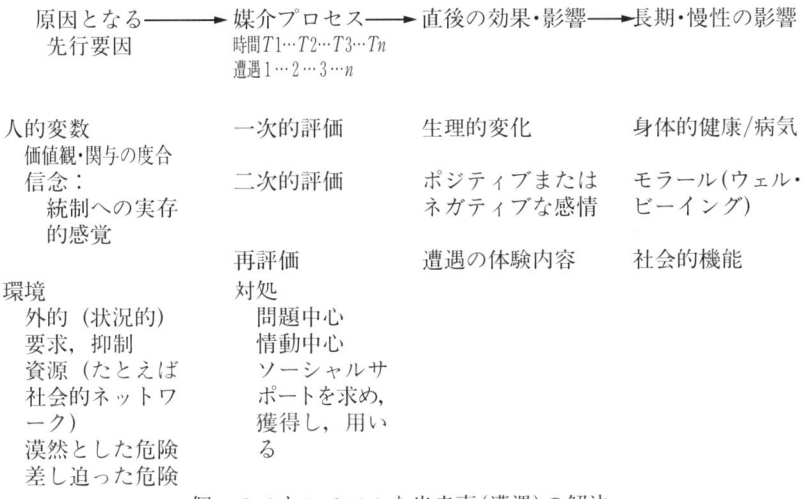

第8章　情動ナラティブ——革新的新研究法

原因となる 先行要因	→ 媒介プロセス 時間 $T_1 \cdots T_2 \cdots T_3 \cdots T_n$ 遭遇 $1 \cdots 2 \cdots 3 \cdots n$	→ 直後の効果・影響	→ 長期・慢性の影響
人的変数 価値観・関与の度合 信念： 　統制への実存 　的感覚	一次的評価 二次的評価	生理的変化 ポジティブまたは ネガティブな感情	身体的健康/病気 モラール(ウェル・ ビーイング)
環境 外的（状況的） 要求，抑制 資源（たとえば 社会的ネットワーク） 漠然とした危険 差し迫った危険	再評価 対処 　問題中心 　情動中心 　ソーシャルサ 　ポートを求め， 　獲得し，用いる	遭遇の体験内容	社会的機能

個々のストレスフルな出来事(遭遇)の解決

図8-1a　ストレス・対処・適応の理論的図式化
出典：Lazarus & Folkman(1984), p. 305

ベルで提示した。

　これらの図は，ストレスと対処へのシステム・アプローチの最も重要な変数だと当時考えていたものを明示したものである。ストレスと対処は相互に作用しあって，ストレス処理の過程を特化する心の状態と適応パターンを生み出している。基本の図を図8-1aに再現してみた。

　また，図8-1aにその後何年かの間に考えを追加し，少しではあるが，より完全なものにする加筆修正をした。その改訂したものが図8-1bである。図8-1bでは，同じ分析的システムの中で，ストレスと情動を統合するという私の現在の意図を守りながら，いくつかの原因となる先行要因を付け加えた。また，ポジティブな傾向をもつ情動，核となる関係的テーマ（core relational theme），直後のそして長期にわたる情動を構成する結末変数(outcome variable) などの土台となっている「評価」(appraisal)の新媒介要因　－すなわち利益－　もまた加えた。

　1984年の本での第2・第3の図の原型は図8-2と図8-3に再録してある。
　図8-1aの精神力動を完全に理解するためには，システムの中の，それぞれ

第4部　ナラティブな観点

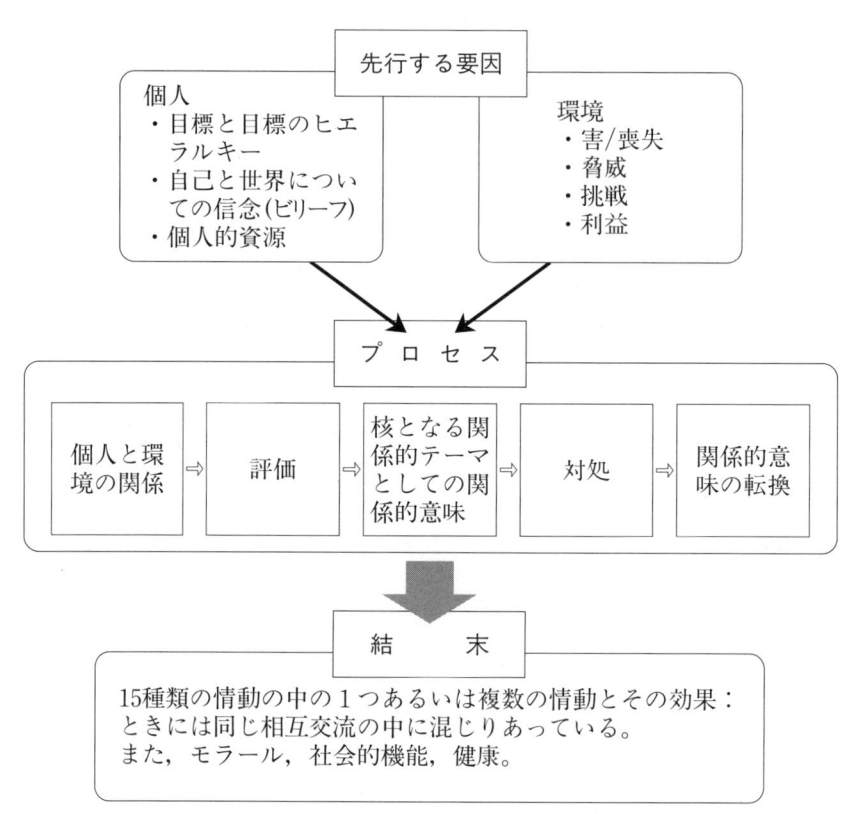

```
                    ┌──────────────┐
                    │  先行する要因  │
                    └──────────────┘
    ┌─────────────────┐        ┌─────────────┐
    │ 個人             │        │ 環境        │
    │ ・目標と目標のヒエ│        │ ・害/喪失   │
    │   ラルキー       │        │ ・脅威      │
    │ ・自己と世界につい│        │ ・挑戦      │
    │   ての信念(ビリーフ)│      │ ・利益      │
    │ ・個人的資源     │        │             │
    └─────────────────┘        └─────────────┘
              ↘                   ↙
                 ┌──────────┐
                 │ プロセス │
                 └──────────┘
┌──────┬──────┬──────────┬──────┬──────────┐
│個人と │      │核となる関│      │          │
│環境の │⇒評価⇒│係的テーマ│⇒対処⇒│関係的意  │
│関係   │      │としての関│      │味の転換  │
│       │      │係的意味  │      │          │
└──────┴──────┴──────────┴──────┴──────────┘
                      ⇓
                 ┌──────────┐
                 │  結　末  │
                 └──────────┘
    ┌──────────────────────────────────────────┐
    │15種類の情動の中の1つあるいは複数の情動とその効果：│
    │ときには同じ相互交流の中に混じりあっている。      │
    │また，モラール，社会的機能，健康。                │
    └──────────────────────────────────────────┘
```

図8-1b　ストレスと対処の改訂モデル

のプロセス変数，すなわち評価，対処，個々の情動に関係するテーマの時の流れや状況の変化を表している別々の図を構築する必要がある。私は長い間，理論を1つの型に，あるいは個々の情動を1つの姿にする方法を考えようと無駄にあがいてきた。しかし，このストラテジーはあまりに複雑となり，扱い難いものであった。

　すべての重要な変数と，それらの影響をまともに扱おうとするなら，図を増やすことに加えてシステムは二次元以上の空間をもつようにすべきであろう。作図についてなすべきことのすべては，それぞれの認識論的カテゴリーの変数，つまり先立つ出来事，媒介プロセス，直後の影響，そして長期にわ

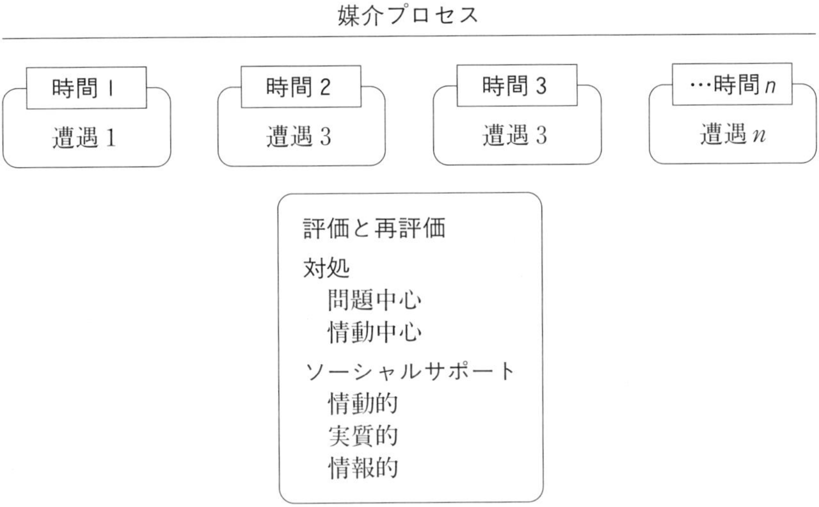

媒介プロセス

時間1	時間2	時間3	…時間n
遭遇1	遭遇3	遭遇3	遭遇n

評価と再評価
対処
　問題中心
　情動中心
ソーシャルサポート
　情動的
　実質的
　情報的

図8-2　相互交流的モデル：独自的・標準的処理
出典：Lazarus & Folkman(1984), p. 307

たって起こる結果をリストアップすることである。そして，いくぶんあいまいではあるが，矢印で経過的関係を指し示すのである。

　私は前の著書で，図をできるだけ少なく用いたが，いつも用心深く作図し，方向を示すのに用いた矢印は，変数の影響や変数のフィードバックの環を示すために用いた。このような図とか両方向の矢印でつながっている枠の図は，既存のものよりもより多くの知識や詳細な概念化を示唆している。図には最終的なプロセスとか相互の関係は省いてあるし，図はしばしば人が知りたいと思っていることをわからなくしてしまう。というのは，矢印はせいぜい示唆的なもので，実際に起こったことの重要な文脈を見分けられないからである。私は図でシステムを大ざっぱに簡略化してしまうと，理解したと思わせてしまうのではないかと心配である。

　たとえば，評価することと対処プロセスは，このシステムの中ですべてに影響を与えている。しかし，この影響の細かく具体的なものは，概括された矢印あるいは両方向の矢印によって伝えられてはいない。というのも，影響のあり方を極端に単純化し，図式化して適切に表すにはあまりにも複雑で条

	原因となる先行要因	媒介プロセス	直後の影響	長期にわたる影響
社会的 ↕	社会経済的状態 文化的土台 制度上のシステム 集団構造 (例－役割パターン) 社会的ネットワーク	ソーシャルサポートの提供 問題をよくする使用可能な社会的/制度的方法	社会的混乱 政府の反応 社会政治的圧力 集団の孤立化	社会的失敗・脱落 革命 社会変革 構造上の変化
↕ 心理的 ↕	人的変数 　価値体系 　信念・仮定 　(例－個人の統制) 　認知的対処スタイル 環境(状況)変数 　環境からの圧力 　切迫感 　緊張性 　あいまい性 　社会的，物質的資源	傷つきやすさ 評価・再評価 対処 　問題中心 　情動中心 　ソーシャルサポートをつちかい求め，そして使用する 　ソーシャルサポートに気づく 　　情動的 　　実質的 　　情報的	ポジティブあるいはネガティブな感情 ストレスフルな遭遇の体験内容	モラール・意欲 日常生活での機能 (活動)
↕ 生理的	遺伝的あるいは体質的要因 生理学的条件付け－個の反応 ステレオタイプ (例－Lacey) 疾病危険因子 (例－喫煙)	免疫力 種としての罹患しやすさ 一時的抵抗力の低下 後天的機能障害	身体的変化 (病気の前兆) 急性の病気	慢性の病気 生理的機能の障害 病気からの回復 長寿のまっとう

図8-3　3つの分析レベル (1984)
出典：Lazarus & Folkman(1984), p. 308

件に左右されるものが多すぎるからである。同様にたくさんの異なった種類の対処プロセスがあり，それらの影響も複雑で条件によるので，数少ない矢印ではほんの少ししか語ってはくれない。実際には広大な理論では，求めている肝心な良薬は，示されていない細部の中にちりばめられているに違いない。小ぎれいに図式化できたと信じ，簡素化した原理のみを提唱する心理学者は，自分自身をだまし，示した原理の中に本来ある豊かさと複雑さを切り取っているのかもしれない。

　そのうえ，適応的な相互交流 (transaction) の本質とは，ときにはちょっとした言葉や行為あるいは表現豊かなジェスチャーに刺激されて，全システ

第8章　情動ナラティブ——革新的新研究法

ムが刻々と，そして1つの情動は次の情動へ，推移しているということである。この変化は，ある情動の内容が完全に変わってしまうようなときには難解かもしれないが，それはたった1つの先行する変数，媒介プロセス，あるいは結末がもたらすこともありうる。そのうえさらに，その場にいる人々にとっての，相互交流の関係的意味(relational meaning)を十分に変化させる大きな再評価へと導くこともあろう。

ラザルスとフォルクマン（Lazarus and Folkman, 1984）に掲載した図8-2で，我々は一時的で状況起因的な変化を媒介プロセスの代表として示し提案を試みた。第1列で，時間を表す「時間1，時間2，時間3，時間n」という表記を用い，2列目では，状況を表すのに「遭遇1，遭遇2，遭遇3，遭遇n」という表記を用いた。すでに述べたように，これらのプロセス上の変化の数々の内容を表すには，一連の図式の一部として映画の1枚1枚の画像のように示してみる以外に簡単な方法はないように思われる。しかし，このように，数少なく簡素化した図の価値を過大評価しないようにしなければならない。図は明らかにしようとするほど，みえがたくするものである。

システム理論についての私の懸念は，システム理論は単に研究に値する変数のための一般的指針を提供しているにすぎないのだが，私とフォルクマンの本が出版された後ほぼ15年近く，役に立つ図式を見つけることができなかったことで，かえって強化されてしまったのではないかということである。役に立つ図式を見いだそうと無駄な努力をしたことが，私のナラティブ・ストラテジーへの興味を育む動因となった。主題は図式ではなく，今から示す，つくらねばならない仮定の中にある。

ソマーフィールドの論文のコメンテーターの1人，デイビッド・スピーゲル（David Spiegel, 1997）は，彼のコメントの中で，ナラティブ分析について触れているが，私はそこに適切さと，有益さがあり，また私自身の見解とも矛盾しないことを見いだした。以下に彼が書いたものの一部を，彼の長い文章のあるものをバラバラにして，強調点の明確さ，鮮明さを増し，いくつかの段落にして引用する。

　　ソマーフィールド教授は我々に，彼の興味ある論文の中で，原型的，認識論

的問題の再検討を求めている。我々は取り巻く世界を読み取り，まとめ上げ，理解するためにある程度認知を強いられているが，いつも相当の犠牲を払って行っている。現代心理学はデータの量的分析に偏ってきた。それはむしろ，アリストテレス的視点であるが，また理論のプラトン的単純さをも目標にしてきた。我々はしばしば次のようなジレンマにとらえられてしまう。我々の理論はあまりにエレガントなので意義深くすることができないか，あまりに意義深すぎてエレガントにすることができない。

対処は重要な構成要素だが，とても短いライフスパンしかもっていないことが明らかになってきた。すなわち，次のように尋ねなければならない。「誰による対処か？ どのようなストレッサーに対するいつの時点の反応か？ そして，どのような文脈の中でのものか？」

10年前には精密な研究が絶望的に困難だと思われていたナラティブ分析のような技法を用い始めたというのは，研究にとって健全な発展である。

このようにして研究者たちは，命を脅かすような状況での人間の実存的現実を適切に考慮していないという臨床家の共通した非難に答え始めている。認知心理学が発展してきたことも同様に有益であった。

我々は，他のすべての動物の経験から人間の経験をはっきりと別のものにした脳そのものがブラックボックスとして軽んじられ，おおむね無視されてきた無味乾燥な行動主義の時代から，情報の知覚的，情動的，認知的プロセスが興味をもたれ，大切な問題として検討される時代へと移ってきた。(下線は加えられている)

私が下線を引いて示したように，「我々の理論はあまりにエレガントなので意義深くすることができないか，あまりに意義深すぎてエレガントにすることができない」とスピーゲルが述べているが，彼の表現は警句的に純粋でとても気持ちがいいものである。私はそれがうれしかったので，後で書き記させてもらったし，この議論を始めるにあたってここでももち出した次第である。

ところで，この引用の内容を考えるにあたって，読者には，私のシステム分析において先行する要因は人間と環境の客観的変数から成っているが，しかし大事なのはそれらの人間における解釈，すなわち私が「評価」と「関係的意味」と呼んできたものであるということを思い出していただきたい。ソマーフィールドがコメンテーターたちへの反応で認めているのは，研究は変

数中心にも人間中心にもしうるし，どちらを選ぶかで情動プロセスをどうみるかが決定的に違ってくるということである (Magnusson & Bergman, 1997 も参照)。

さて，ここで我々は，第1章でみてきた客観性と主観性の間の区別に立ち戻り，その差異をもっと注意深く考えてみよう。それらは特に変数中心対人間中心の区別の問題に関係があり，最大限に明確にされるべきなのに，注意深く描かれてこなかったように思われるからである。

客観性対主観性の再見

この区別は，人間と環境の関係の中で，人間と環境に言及する際に誰の視点が用いられてきたかによってまさに左右される。たとえば，性格心理学者が1人の人間の性格を，あるいはたくさんの人々を査定し，記述しようとしたとき，彼らの視点は通常変数中心で客観的である。データの源が性格検査であるか臨床的判断であるかは問題ではない。被検者をどう思っているかではなく，被検者が実際にどうであるかを記述する意図をもって査定しているのが，専門家あるいは研究に携わる観察者だからである。

同じことがもし，人が自分自身のこと，環境のことを観察者と一致した基準をもとに記述しようとしたら応用できるであろう。人が1人の個人の全体像を考えるとき，人間中心のアプローチであっても，その人がどんなふうかや，いかにその人が自分や世界をみているかを記述するのが観察者であるなら客観性は保ちうる。同じ人間中心の視点をもっていても，自己と世界をみる目がその人個人の視点からであれば，対照的にそれはまったく主観的なものになる。

人間中心対変数中心，そして客観性対主観性，これら2つの差異の微妙な部分は，我々が，変数中心が客観的で人間中心が主観的だと考えがちになるということである。しかしながら，この結びつけはいつも正しい研究から得られた可能性を解釈したとは限らず，結びつけは本当のところはかなり弱い

ものである。我々は4分割表の4つの欄，つまり，変数中心と客観性，変数中心と主観性，人間中心と客観性，人間中心と主観性の順列と組み合わせを考えなければならないが，これらは4つのすべての欄に均等な確率ではない。

我々の偏った印象にもかかわらず，変数中心と人間中心は客観性，主観性という両方の枠から考えられないという理由はない。ただ，そうすることは無理な行使で，少し手に負えないようにみえるだけである。客観性対主観性そして変数中心対人間中心の分け方は，あらゆる順列と組み合わせを包含できることが明白になってきた。

この論証は，情動の研究でのナラティブ・アプローチにも適用できるに違いない。そうすることは，伝記と自伝の間の類似性を引き出すのに役に立つであろう。伝記では一生の物語を語っているのは他人である。伝記作家は資料を客観的にも主観的にも混ぜて用いるものである。しかし，推定では通常その作家は単に書かれる側のいう真実ではなく，客観的真実を探求している。自伝作家は対照的に，自分自身の人生をその作者が考えるように語るものである。自伝は，たとえ作者が自分の人生を客観的に記述したと思っていても，通常主観的な見方の枠組みによって書かれている。

情動へのナラティブ・アプローチを検討するとき，この類似性を心に留めておくべきである。ナラティブ・アプローチは通常主観的な枠組みからみられるけれども，もし前述の推論が正しいなら，客観的枠組みと主観的枠組みのいずれの方向からでも行うことができる。もちろん，これは誰がその人やその人を取り巻く周囲の状況の査定を行っているかによる。また，ストレス，情動，適応の適切な理解を得るための最もよいストラテジーとして，その人によって解釈された人間と環境の関係をみることがよいとしたのは私自身の主観的見方であるということにも留意しておいてほしい。

ハンナロア・ウェーバー（Hannalore Weber, 1997）によるソマーフィールドの論文についての別のコメントでは，意味を獲得する主要な構成原理として個人の目標が強調されている。彼女は人間中心的観点に焦点をあてているが，この彼女の主張は方法論的に主観性の原理に必ずしも限定されてはいない。性格によって異なる個人の目標は，その人に目標や目標の順位を，あるいはそれとは別に，その人の評価を聞けば主観的に推しはかることができ

第8章　情動ナラティブ――革新的新研究法

る。このことは主観的アプローチと客観的アプローチがそれほど強く相関していないと仮定して，両者の間の差異を強調するものだろう。

　こういうふうに述べたのは，私のいう主観主義とは，人は常に真実を知りたいと思う気持ちと，希望と楽観を保って最もポジティブな明かりの中で真実をみたい気持ちとの間で折衝していると仮定していることに気づいてほしいからである。他の言い方をすれば，欲求と現実はともに評価の一因となっているので，私のは修正された主観主義なのである。それゆえ，客観的な変数中心研究にも親和的な言い方にとどまっているのである。

　ここでストレスと情動のシステム理論研究の問題に立ち戻ろう。客観的変数は関係的意味　－それは大変主観的であり，公共的なものにしようとしないかぎり，しばしば私的なものであるが－　よりも分析のさまざまなレベルで影響を及ぼしている。私は，同じ図式の中にこれらの分析のレベルを一緒にしてしまおうという考えには，いくぶん疑問を抱いている。そうしてしまうと，分析の役割や特徴が合体してしまうのではないかと思うからである。

　しかし，一緒にしたほうがよい理由の1つは，そのほうが，人の主観的観点が，観察者の判断に基づいた客観的証拠と一致しているかどうかを確かめられるからである。これを行うとき，2つの知見が違っているからといって，その矛盾が当然精神病理を含むと推定することには慎重でなければならない。必然的に我々の推論を主観的あるいは客観的のどちらにおくかという問題が生じる。私自身の直感では，たいてい主観的なほうが真実に近いと思うが，他の人は違った見方をするかもしれない。

　客観的および主観的枠組みを比較することは役に立つことではあろうが，それらを常套的に一緒にしてストレス，情動，適応を説明しうる変数を1つの相関マトリックスに，いろんな花をあしらう庭のようにするのは，大きな分析上の危険をもたらすことになる。それは，いわばリンゴとオレンジを混ぜあわせるようなもので，特にもしそれらの変数間の関係が弱かったり，あまり強くない場合は危険だと経験的には思われる。たぶん，ブロック (Block, 1961) が，客観・主観が混じりあったデータにQ分類法を用いたような変換が必要となろう。

　このように考えてきて今，私が信じているのは実行できる常識的代案，す

247

なわち個々の情動に対するナラティブ（物語的）あるいは語り話的 (storied) アプローチである。このアプローチの時が到来したといってもよいと思う。もし，私の分析のレベルについての気がかりが解決されるならば，そのときこそこのアプローチは，変数中心 - 人間中心，主観性 - 客観性，数量的観点 - 事例的観点を同じ研究デザインの中に，それぞれの特異な価値を失うことなく統合できる可能性をもたらすだろう。

　情動ナラティブを科学として学ぼうとすれば，我々はどんな方法で話が共有され，個々の情動の中に人々の共通な経験が反映されているかを，そしてどんなふうに個々の情動が違っているかを知るために，たくさんの人々のナラティブ（物語）を収集しなければならない。そうすることは，それぞれの情動に対する原型的ナラティブを決定し，特別なカテゴリーとして取り扱われるに値する亜型を抽出するうえで必要なことである。とはいえ，特別なカテゴリーは多岐にわたってはならない。

情動ナラティブ（情動体験の物語）

　人々とその人たちの人生へのナラティブ・アプローチは心理学では新しいものではないが，近年大変興味をもたれるようになってきた。これに引きつけられ，自分の考えの中心にする人々の数も増え続けている。適当にとりあげてみると，ブルナー (Bruner, 1990)，コーラー (Cohler, 1982)，コールズ (Coles, 1989)，ガーゲン，ガーゲン (Gergen and Gergen, 1986)，ジョッセルソン，リープリッヒ (Josselson and Lieblich, 1993)，マックアダムス (McAdams, 1996, 1997)，ポーキングホーン (Polkinghorne, 1988)，サービン (Sarbin, 1986)，そして，精神分析的観点からはシェーファー (Schafer, 1988)，スペンス (Spence, 1982) といった人たちである。

　この種の仕事が主に1980年代，1990年代に盛んになったことは特筆に値する。この時期は情動への関心が急激に高まった時期でもある。1970年代からの心理学が認知化していったことは，極端な行動主義に対する断固たる拒否

と認知・媒介的観点がより広く受け入れられたことを意味し，それがこのことに大きくかかわっている。

私が知るかぎりでは，ナラティブの概念化にフィットする計画的研究につながるような方法で，情動ナラティブを体系的に描写したものはそれまでなかった。評価理論はしばしばナラティブ的だとされ(たとえば Shaver, et al., 1987)，確かに似たような観点を用いてはいるが，現在ナラティブ・アプローチをどう発展させていくべきかを正確に知っている者はいないように思われる。だから，以下に述べることの大半は革新的においがするかもしれない。

情動ナラティブとはどういうものだろう。その構造はどんなものなのか？ラザルスとラザルス (Lazarus and Lazarus, 1994) の比喩的表現を用いれば，それは情動の喚起とその背景を描く演劇のプロットあるいはストーリーのようなものであり，何が誘因となってある行為を起こさせたか，また起こさせなかったか，その場面はどのように進展し，決着したかを明らかにする。そのドラマはある腹立たしい行為から始まり，持続する相互交流　―通常対人間の―　を通して進行する。その情動の喚起は「図と地」の関係の中で図をみるのが最もよい。

一般に，誘因に対する情動的反応を理解するには，最初の行為の検討以上のことが求められる。我々はその「背景」を知る必要がある。背景とは過去の関係のあり方や，現在進行中の相互交流の中である役割を担っているその人の情動反応形成に関与しているパーソナリティ変数（気質）のことを指している。

重要なパーソナリティ変数（第 3 章参照）は，目標と目標の順位（一般的な言い方では，その人にとって何が重要で何が重要でないか），自己と自己を取り巻く世界への信念，個人的資源である。目標と信念，そして互いの行為とそれへの反応は，相互交流の前あるいはその最中のいずれかに存在している「そのときの目標」の達成に力を注がせる。信念には，当事者たちが，何を互いに期待しあっていると理解しているか，互いがどのような理由で大切に思っているのかが含まれる。

これらの人間中心的で環境的な変数（最もしばしば，相手の行為のことだが）は，現在進行中の関係的意味が代わるがわる情動を引き起こし，その遭

遇の過程で意味がいかに変化していったかの当事者双方の評価 －似ているかもしれないし，まったく違うかもしれない－ の場を設ける。評価と再評価は，複雑な要求，抑制，機会に適応的な適切な反応をする対処プロセスを発動させるし，情動プロセスの鍵となる部分でもある。これらの認知的-動機的-関係的プロセスは，その情動ドラマの特色を描写する一連の出来事がつくり出す2人の「関係的意味」に影響を与えたり，意味を変化させたりする。

連続している映画の画像より，むしろ1場面のスナップだけを使いたいと思わないかぎり，物語は当事者の1人あるいは両者の情動反応で終わることはない。情動のぶつかりあいは，劇や映画の中でのようにその間中続けて進行する。ぶつかりあいが終わったとしても， －もしそんなことがあれば，2人が別れたとか，2人の葛藤が解決したとか，相互交流や仕事での関係が終わったといったことであるから－ それは単に一時的なものであろう。

終了というのは，たとえば，個々の目標と意図する目的のもとに相互交流があった特殊な関係が終結し，新しい関係が始まったと定義できる。個人の特質，それから関係の深さと長さによっては，情動的相互交流は，別離や当事者の1人あるいは両者の死まで本当には終わらないのかもしれない。たとえそうなっても，残された者の心をうずかせ続けることもある。

劇的な小説の作家のように，映画監督も劇的な効果をねらってカメラをストップさせるときを決める。あるいは，葛藤が解消されたのでつきあいは終わった，と我々はしばしば勝手に言う。新しい相互交流はそれぞれ細部は違っていたり，新しい問題が生じたりするだろうけれど，ほとんどの関係において前と同じ関係が繰り返されやすい。関係というものは止まってはおらず，しかも，その際古い特徴は必ずしも放棄されないまま，ずっと変化するものである。

今までに述べたように，情動プロセスは図と地の関係から，過去の関係のあり方を背景として，みることができる。この背景は，図となる行為そのものもそうだが，なぜ喚起されたのが情動なのかということと大変かかわりがある。それゆえ，クロスとシンガー（Klos and Singer, 1981）は，彼らが調査した親子関係での怒りの喚起が，みていた人たちの誰もが非難するような

怒りの誘発行為そのものよりも，親子間のストレスの積み重ねに影響されていると報告している。

　事が起これば，それはいくつかの即時的な結果を招く。たとえば，行き詰まり，部分的な解決，完全な解決，情動的苦脳の持続，怒りの増大，別れの選択，暴力等々である。そのどれも，これらの出来事の図と背景を，そして2人の当事者の心の中に何があるかを完全に把握していなければ容易に予測できるものではない。この流れの中で起こったことは，情動の状態と，被害者と同様に加害者の行動にも影響を与える。そして，循環するフィードバックは，刺激を与える者と受ける者の役割が何回も入れ替わる，ある種の社会的対話を形成するのである。

原型的ナラティブ（原型的物語）

　ナラティブ・アプローチを実用的なものにするためには，個々の情動に関するシナリオをつくる必要がある。その情動の「原型」とみなせるようなものである。個々の情動の特殊な例は，細部ではその人の特性（たとえば，明確な目標，目標の順位，信念体系，個人的資源）とか，現実のものか想像されたものかを問わず，社会的あるいは身体的環境状況によって異なる。しかし，原型は，その情動がほとんどの，あるいはすべての人々において，どのように引き起こされるのかを，また，その情動がどのように対処され，表現されるかも一緒に描き出してくれる。原型とは，特殊な情動カテゴリーの情動ナラティブの基礎を共有するものがそこにあることを意味している。

　原型に言及するのは理論的構築をするためである。観察によって支持しうる，可能なかぎりたくさんの情動シナリオを収集することが求められる。形式や内容が類似しているときでも，詳細はほんの少し違うので，まったく同じ情動的相互交流というのは2つとない。

　話の中のある特徴は，個々の情動の喚起には必要欠くべからざるべきものである。他の特徴は，本質的ではないやり方で反応に影響を与えるかもしれないが，原型的ナラティブの基礎の部分に影響しない，うわべだけのささいなものである。どの情動にとっても，原型的な関係的意味あるいは核となる

251

関係的テーマは，その認知的‐動機的なものが核心であって，その情動を経験している誰にも共有されている。他の特徴は，重要なバリエーションか小さな質的バリエーションのどちらかを反映しているので，原型あるいはその亜型の1つに相当する。

　意見の一致も相当あるが，すべての評価理論家が正確に同じ原型的ナラティブに同意しているわけではない。たとえば，原型的怒りにみられる攻撃行動は，無視されたり，おとしめられることであるという私の主張は，怒りのプロットを違ってみる他の理論家から異議を申し立てられている。私が言ったのは，明らかに人を困らせようとするような配慮のない，悪意に満ちた行為は，必然的に，おとしめられたという評価を引き起こすということである(Lazarus, 1991)。しかしながら，他の人たち（Berkowitz, 1989）は，怒りの第一義的基本は目標葛藤（goal frustration）であるから，攻撃は是認されないとか，意図的である　－だから，明らかに人を困らせようとする行為である－　という話は非本質的な特徴とみなす。

　赤ん坊や幼児に，成人とまったく同じ心理的プロセスで怒りが喚起されるかというおもしろい命題がある。この命題が生じた理由は，おとしめられた，軽んじられたという相手からの攻撃的意味を感じとるには，かなりの社会的理解が必要であり，そして本当に幼児がそのような理解ができるかとか，いつどのようにして発達的に獲得するのかが明確ではないからである。幼児が怒りとおぼしき反応を示したり，異なった種類の怒りを体験しうることはたぶん，というより事実あることなのだろう。非常に幼い子どもの怒りを我々は，大人の怒りに近づき始めたばかりで，大人のそれとはいまだ同じ情動ではないという意味で原初的怒り（proto-anger）という。

　おそらく，怒りを含め発達初期に現れるどの原初的情動についても，核となる関係的テーマは1つよりもっと多いと考える必要があろう。そのような問題と理論的意見の不一致の解消には，かなり観察を重ねていかなければならないだろう。しかしながら，赤ん坊は考えていることや欲していること，感じていることを言葉で表現することができないので，適切なデータを得ることは容易ではない。また，過去のこのテーマに関する研究はほとんど，怒りという情動よりむしろ攻撃行動を扱っているので，怒りについてはあいま

いなままである (Lazarus, 1991)。

　次に我々は，ある情動の非原型的亜型とは何かを具体的に考えるべきである。たとえば，怒りについて考えてみよう。我々はいろいろな怒りを，慢性的敵意とか，冷ややかな怒りとか，義憤，憤慨，焦燥，あるいは困惑，激怒，（意地悪い）ほくそ笑み，不機嫌，軽蔑（あるいはさげすみ，嫌み，侮辱），抑制された怒り，などと分けて表現する。これらのいくつかは，明確に別の怒りに分けられる。またあるものは量的，質的にちょっとした細目の違いがあるものだが，原型的怒りのナラティブの基本的エッセンスは共有している。どれが原型か亜型かは，判断上の問題であり，理論上有用であるかをもとにして任意に決められる。

　今，リストアップした亜型のいくつかは，膨大な怒りの項目の中に含められており，原型とは明らかに別のもので，まったく違ったものである。そういったはっきり違った亜型には，抑制された怒り，不機嫌，慢性的敵意が含まれる。それらは，第9章で「怒りの情動ナラティブ」を検討するときに改めて論議する。

　同様のストラテジー的分類は，不安，恐怖，罪悪感，恥といった似てはいるが別の情動にも適用できる。不安では，核となる関係的テーマははっきりしない実存的脅威である。罪悪感では，それは道徳的義務に背いてしまったということである。恥では，それは理想とする目標に応えることに失敗してしまったということである。それなりに違いはあるが，このケースは不安という1つの包括的概念の亜型として取り扱うことができる。それらを別々に，予期不安・罪の不安・恥の不安と呼んでもよい。私はそれらを類似のものとしてではなく，違ったものとして取り扱いたい。なぜなら，それらに先行する出来事や結果の行動も違っており，ほとんどの評価理論家もそうみなしているからである (Lazarus, 1991; H. B. Lewis, 1971; M. Lewis, Sullivan, Stanger, & Weiss, 1989; Tangney & Fischer, 1995)。

　同じしかたで，不安と恐怖の間の重なりばかりでなく対比をみることができる。読者は第9章で，私がそれらを誘因と反応の質の両方の視点から，密接に関係しているが，まったく違った情動状態とみなしているのがわかるだろう。だから，私は「不安-恐怖」とハイフンでつないだのである。原型と

第4部 ナラティブな観点

亜型の判断は，あまり多くの情動にやってはいけないし，いつも良識的判断によらなければならない。

　私の情動へのナラティブ・アプローチは，臨床医が治療の流れの中で個人の精神力動を理解する方法に，大いに影響されていることを記しておく必要がある。患者の人生と情動的問題を記した，しばしばケースヒストリーと呼ばれる話は，私が注意を促してきた，その人の社会的関係，構築された関係的意味，これらの意味と結びついた情動，そして専門家の援助を求めることになった問題や症状の査定と基本的に同じに，問診でのさまざまな質問によって得られる。

　しかし，科学的ナラティブ・アプローチと純粋な医学的問診との間の重要な差異は，1人の人を理解しようとする医学的必要性とは対照的に，多くの人々の話から推論された原型のプロットや話の筋と，その亜型を判別する知識を求めて計画的に努力する点にある。この努力を科学とするためには，単に1人の人に，あるいは一連の環境状況に焦点をあてるのではなく，むしろそれぞれの情動ナラティブの中の逸脱しているものにも，共通しているものにも，焦点をあてなければならない。

　我々が個人に関心を寄せるのは，主には臨床的対象としてではあるが，情動の原型研究でのその個人の役目は，他の多くの研究対象の人々からの情報に加えて，標準的な関係的意味とそれに影響する要因についての情報源の1つであるということである。事例を合わせて1つのものにするこの試みは，さまざまなナラティブ理論が比べられるようなデータベースを提供してくれる。

情動ナラティブに関する研究方法論

　なぜ，評価を研究するかというと，評価の内容が違えば別の意味の評定をもたらし，それが情動の形成に影響するからである。どの評価がどの情動と結びつく役割を果たすかを判断するには，よく計画された観察が必要となる。

　評価が行われるプロセスの研究を分析して，その展望の中でラザルスとスミス（Lazarus & Smith, 1988）は，評価がおそらくこのようにして情動と

第8章 情動ナラティブ——革新的新研究法

結びついていくのであろうということを明らかにする，いくつかの方法を明示した。ある方法では，時には被験者を特殊な意味上の属性(particular semantic properties)に注目させる重要な課題を用いて，怒り，悲しみ，不安といった情動を示す語の意味の間の類似性を明らかにできる。また，ある方法では，実験者が提示する，情動を誘発する挿話に対する反応を吟味する。ロールプレイ技法を用いて，そのような挿話に対する被験者自身の反応や予測可能な反応を被験者に述べるように求める。他の方法では，被験者が，実生活で遭遇した情動的出来事をどのように考え，感じ，反応したかを回想させる。さらには被験者に，現在適応しようとしている状況の中で，今，何を考え，感じているかを報告するように求める方法もある。

最も一般的なアプローチの1つは，被験者に最近の情動を喚起させられた出来事を報告させ，その出来事に対する評価を記述するよう求める方法である。この半自然観察的(semi-naturalistic)アプローチは，研究者の前で情動を喚起する出来事を想起する被験者の能力に左右される。その想起は記憶に頼っているが，記憶はいつも完璧ではなく，ゆがめられたりするので，よく計画された面接とか，質問紙の注意深い使用が求められる。この方法は評価が個々の情動を形成するやり方を理解するための，納得のいく基礎データを提供してくれる。

それにもかかわらず，前述した方法論のあるものは，真の情動の研究のあり方というよりもむしろ，抽象的次元で認知‐情動の関係を研究する抽象的，知的作業のように思えるのである。その他のものはもっと実際の情動に接近している。その方法が人に実際の出来事を再現させようとすればするほど，情動プロセスに注意を向けることになるだろう。そうなると，このうえなく情動ナラティブと適合するようになる (Lazarus & Smith, 1988)。

その証拠には，目の前で繰り広げられている母と子のやりとりの自然観察的，発達的，臨床的研究は直接的観察で可能となる。その直接的観察のもとに情動ナラティブの検討もまた築き上げられる。それは，過去の情動の再構築のいろいろな問題を除去するだろう。ダン (Dunn, 1988) およびダンとマン (Dunn & Munn, 1985) によるこの種の研究は，厳密には情動ナラティブを目指しているものではなかったが，彼らは遊びの場での子どもたちの情動

第4部　ナラティブな観点

的やりとりや，子どもたちと母親たちの相互作用の観察を手近な例として用いた。この方法は容易に，たとえば，高齢者のような他の特殊な人々における対処と情動の臨床的研究へと拡大されうる（Lazarus, 1998）。

　疑似実験的あるいは複合的実験や自然観察的研究もまた，情動ナラティブ研究に用いることができる。時々行われたように(Carstensen, Graff, Levenson, & Gottman, 1996〔第7章に記述した〕)，夫婦を実験室に連れてきて，しばらく論争させ，その2人の行動を録画し，何が起こっていたかを一緒に見せるようにすることもできる。これは，何を彼らが考え，感じているかを推論するデータをもたらすものである。それにより，情動プロセスが，評価によっていかに喚起され，また対処されるかを含めて明らかにされる。

　情動的やりとりがなされている間，何が起こっているかをビデオに収めるのは難しくはない。そして，自然観察の流れを特に妨害することもなく収録することができる。そのような研究での大事な処置は，1人1人にビデオを見てもらい，交流の場面場面でその人が何を考え，感じたかを言ってもらうことだ。この方法で，被験者は社会的相互交流の中に含まれる情動プロセスと統制プロセスのいくつかを明らかにすることができる。

　そのような研究の被験者はまた，何があったかを明確にしたり，評定したりすることを求められる。たとえば，もし「何も感じていない」と報告しても，写っている場面の中での生理心理学的測定とか，行動が違った結果を示唆していると（Weinstein, Averill, Opton, & Lazarus, 1968），実験者は矛盾を指摘でき，さらに真実により近づくよう精査することができる。

　ナラティブ・アプローチは，評価と，評価プロセスに左右される情動ナラティブの両方に簡単に焦点をあてることができる。ナラティブ・アプローチは，評価中心の標準的手続きを，情動の喚起とさまざまな情動へ導く背景の要因を明らかにする目的をもったナラティブ研究へ変換するのに，ほとんど何も変える必要がない。誰もが個々の原型的情動と原型の周辺の亜型とがよく一対になったナラティブ理論の視点をもって，すべての種類の情動を探求してみたくなるだろう。

　それは，怒り，不安，罪悪感等にまみれたたくさんのナラティブを収集することで可能となる。そして，それらのナラティブを，個々の情動に含まれ

るプロセスについて被験者の考えの経験的基盤のすべての段階を質しながら，演繹的，帰納的に検討する。被験者の性格について，独立したデータ（上記のものとは違ったデータ）もまた，得ることができる。たとえば，彼らの目標や目標の順位，自己と世界についての信念，情動プロセスの中での背景要因としてのこれらの変数について，我々の見解を検証するための他の性格特性などである。

　こう述べる中で，私は，情動プロセスを研究するための心理学には，認知療法のような治療セッションで通常行われていることをもとに，臨床的方法を計画的に用いることを強調している。研究者たちは，疑似実験的アプローチと自然観察的方法論とを組み合わせた，情動に対するナラティブ・アプローチのためのデータベースを構築することができる。それと並行して，内省報告を補足するために，行動評定や生理学的測定を用いることもできる。そうすることで，ナラティブ・アプローチは真の意味でマルチメソッドになる。そうなると我々は注意を，たとえば評価の役割，対処，興味ある情動ナラティブの他の形態といった広い理論的ターゲットに向けることができるようになる。

情動へのナラティブ・アプローチに対する異議

　異議は情動研究のどんな方法論にも，どんな種類の心理学的問題に対しても起こりうる。しかし，私は研究方法のすべての問題点を予見できる人がいるとは思えない。個々の研究アプローチには利点もあれば，欠点もある。しかし，人が選択する研究ストラテジーと測定方法は，最新の理解と技術的測定力で精密になっているのだから，最も優れたアプローチといえるものは限られた視野ではなくもっと広く俯瞰できる方法でなければならない。

　たぶん，最も一般的な異議は，ナラティブ・アプローチが自己報告にひどく依存している点にあるだろう。しかし，自己報告を補足する他の方法も併用することができる。誰もが，意識と無意識の動機や，自己報告を疑いなくゆがめる自我防衛を見分ける臨床的方法のうち，最も優れた観察的，推論的ストラテジーを用いたいと思うであろう。

第4部 ナラティブな観点

　私は，節度ある主観主義は，人はもっぱら彼らの生活の客観的状況に反応するという過度に単純化した仮定よりも，我々を真実により導くものであると主張してこの異議に反論する。事実，人々の目標，信念，対処のストラテジーは反応に強い影響を与える。私の修正された主観主義 ―それについては第1章で簡単に触れたが― からいえば，人は自らの苦境の客観的現実をわかろうと大変な努力をする。しかし，また同時に希望と快活さを保つために，その苦境にポジティブな展開を期待しようと努めるものである。
　なぜ，評価に含まれている交渉のプロセスの後半部分を無視して，話の一部にすぎないとわかっている客観的観点からのみ物事にアプローチしようとするのだろう。主観的枠組みの利点を引き出し，主観的であろうが客観的であろうがともに真実を知りたいという強い欲求を否定せずに，自己報告の問題点を克服すべくベストを尽くすほうが賢い。我々は，我々がするすべてのことに，客観性と希望的観測の両方をもてば，たくさんのことを得ることができるのではなかろうか。
　第2の異議は，過去の情動体験を回顧する記述のすべてにいえることであるが，以前に経験した情動について語られた記述は，ときに不完全な記憶によっているという点である。ナラティブな記述はまた，過去の経験を正確に正直に述べようとする意欲とか能力にも左右される。記憶はいつも，過去の再構成であり，たぶん，我々の人生を通してずっと変化している。しかし，必ずしも起こった出来事について構築された意味にゆがみがあるわけではない。解決の道は，記憶の評定において我々ができるかぎりのことをやり，正確さを増す状況を拡大することである。
　もっと深刻な問題は，被験者参加型の研究から報告され，吟味された内容は，出来事の信頼できる心理学的記述というよりむしろ，後で合理化されたものの可能性があるということだ。この異議に対して私は，すでに第4章で答えており，パーキンソンとマンステッド（Parkinson & Manstead）の評価理論への批判の中でも述べたので，ここでは繰り返さない。
　第3の異議は，第2のものとも関連しているが，被験者の記述で再構成された報告は，情動的激しさがたくさんその中に含まれて残されているとか，本当のことよりも知的なものが働きすぎているのではないか，といったこと

に関するものである。もし後のほうが事実ならば，どの程度，そしてどのようにそれが情動プロセスの理解を歪曲させるかという疑問に答えなければならない。もし，出来事の再生が情動を喚起しえないならば，情動ナラティブは妥当性も有効性も少ないということになるであろう。一方，経験的に学んだ可能性からして，その記憶だけで我々の研究目的には十分である。私が気づいているのは，時間的に再構成がより最近のことであればあるほど，被験者はより情動的経験を再現するし，よりそのナラティブは生態学的妥当性(ecological validity)をもつということだ。

しかし，最適な答えは，このような問題は，直接に観察する方法とか医者と患者，夫婦，友人，恋人たち，子どもたちの間の言い争いや，その他の彼らが適応的にやりとりをしている最中の情動場面のビデオを分析するなど多様な研究方法が必要だということの，最も重要な理由となるということである。情動のナラティブ研究もそうであるが，1つの方法論に頼らないということは，いつもよいことである（第10章の終わりの，私が望ましいと思うようなさまざまな将来の研究の部分を参照）。

第4の異議は，測定の問題としては異議というほどのものではない。ナラティブは面接データのようなもので，しばしば散漫で数量化することが難しいということだ。だから，情動ナラティブ法を選択して研究しようとする者は，個々の話の中で判別されるべき変数や話の流れの評定尺度を開発し，可能なところは質的尺度だけではなく量的尺度もつくって，面接をコード化することに進んで挑まなければならない。

あえてこのことをやることと，対人間の相互交流の精神力動の研究で，質的データから引き出された推論の妥当性を判断することは，多くの科学者を悩ませることだろう。また，知識への1つのアプローチとして，すべての言語的表現に解釈的手続きを用いることへの懐疑的な態度もある。この解決には技量と忍耐がいるが，第6章で慢性ストレスと，仕事と家族のストレスの充溢(spillover)を検討したときにわかりやすく説明したが，対人間の相互交流の理解を高めるそのようなひそかな努力は，きわめて価値のある挑戦になる。

我々は，科学は観察したものを理論的に分析する意欲と技量とを大事にし

第4部　ナラティブな観点

ていることを思い出す必要がある。観察は現象を記録し，観察したものの意味を帰納的，演繹的に推論するために用いられている。観察のタイプ　－すなわち，変数を統制した実験室での実験を基礎としているか，自然な状況での観察を記述し，可能なら数量的測定をするか－　は，観察し，測定し，そして観察したものの意味を注意深く考える真摯な努力に比べれば，当面の問題にはあまり関係がない。

　今日用いられている顕微鏡や望遠鏡，そしてその他のたくさんのわくわくさせてくれる新しい技術による観察の進歩が，歴史を通して科学を変質させてしまったことは否定できない。科学はそんなに楽に遊べるゲームではない。そしてどれほど精密でも，本質をゆがめ，手近な精神力動の問題にもあまり関係がない測定は意味がない。私はナラティブは伝統的な心理学研究法よりも，理解に向けてもっと有益なアプローチを提供してくれると思う。そして，ナラティブは明らかに人生経験から我々が意味を構築する自然な方法に近づいている。

　研究方法としてのナラティブ・アプローチには，さらに潜在的な問題が1つある。それは，怒りといった情動の原型例の中でさえ，一人ひとりの話は細部では異なるだろうし，文脈もそれぞれ違うだろうし，同じ人の別の怒りの経験でさえ違いがあるだろうということだ。怒りの全般的構造の様子を構築するためには，細かな，目が回りそうな亜型の配列から必要なものを分離しなければならない。

　だから，なされなければならないことは，これらの話の原型的要素を探すことである。たぶん，実験者は，話のどの側面に目を向けるべきかチェックリストを作成して検討することになろう。これが，私が情動ナラティブの構造について述べたことが，どれほど大切かという理由である。たとえば，情動の誘発と背景のたくさんの変数は，どのように情動的出来事が出現し，進行していくかにそれぞれ影響している。観察によって特に支持される理論的構造は，我々の注意を情動ナラティブの中に何を探すべきかに向けてくれる。そのいくつかは環境的影響と関係しているに違いない。また，いくつかは性格（主観的，客観的ともに）と関係しているであろう。これらの変数を明らかにしていくことは，情動ナラティブの原型と亜型の姿を抽出する課題に欠

かせないのである。

　このような方法で課題にアプローチすることで，変数中心と人間中心の研究ストラテジーを合体させられる。両者はともに我々の情動生活の理解になくてはならないものである。なぜなら，科学とはどうあるべきかということについての近代的ではあるが不完全な定義に立脚していたから，過去の心理学はほとんど完全に変数中心の研究に専心してきた。今や，我々の概念化と研究ストラテジーに関係的意味を持ち込ませることを可能にする，人間中心のストラテジーを加える方法を見いだすときである。何人かの研究者はすでにこのことをやっている。しかし，これらのストラテジーは進歩させられるし，より完全で実際的なものにできるし，もっと広く用いられるようにできる。

　私が期待するほどにまで，情動の理解に関してナラティブ法が存続するかどうかはわからないが，ナラティブは我々の過去の情動生活を研究してきた方法に確かな選択を与えてくれるし，計画立てて試みるべきである。私は，このアプローチがもし採用されるなら，多くのことを学べるだろうと確信している。そのような計画に私も手をつけたいと思うのだが，私にはもう必要な仕事を引き受けるには時間がなさすぎるのではないかと不安でもある。

　さて，いろいろな情動の原型的ナラティブの記述を検討する準備が整った（原型的ナラティブを示唆する情動の興味深い記述はShaver, Schwartz, Kirson, & O'Connor, 1987を参照）。第9章では，15種類の情動の一つひとつの精神力動を，ナラティブ・アプローチを心に留めて検討した。読者はまた，これらの情動の記述を，実際のケースヒストリーの中や，ラザルスとラザルス（Lazarus & Lazarus, 1994）の中でもっと詳しく探求できる。

第9章
15種類の情動それぞれのナラティブ挿話

　この章ではストレスあるいはネガティブな傾向をもつ情動（emotion）と、いわゆるポジティブな傾向をもつ情動について取り扱う。これらの情動の記述を、不快な情動（怒り，羨望，嫉妬）と呼ばれるものから始める。ナラティブタイプの思考を説明する詳細な事例研究を提示するために，他のものより怒りとその亜型についてより紙面を割くつもりである。

　その他の14種類の情動については，非常に簡単に記述し，吟味しておく。その中には実存的情動（不安 - 恐怖，罪悪感，恥）や，好ましくない生活状況によって引き起こされる情動（安堵，希望，悲哀 - 抑うつ），共感的情動（感謝，同情），そして最後に好ましい生活状況に引き起こされる情動（幸福，プライド，愛）が含まれる。

　この分類は多少問題はあるが，他の選択肢よりはいくぶんよいものであろうと思う。ただし，何をもってポジティブな傾向をもつ情動とするか選択するのは容易なことではないことも述べておく。それを決めるには，基準として3つ考慮すべきことがあって，それらは情動が引き起こされる際の状況，その経験の主観的評価，社会的価値であるが，それらのそれぞれは，いつも同じようにポジティブな傾向をもつ情動を選択させるわけではない。しかし，いずれにしても，幸福/喜び，プライド，愛はポジティブである，と誰もが考えると私は思っている。

第 4 部　ナラティブな観点

不快な情動

怒り（anger）

　破壊的暴力は抑えるべきとする社会的要請があるから，怒りはすべての情動の中で，不安を除いて，最も研究され熟考されてきた。だが，行動主義の全盛期の間は，情動は主観的概念であるがゆえに，言葉や行為による非難といった観察可能な行動と結びついている攻撃が脚光を浴び，怒りにはほとんど注意が払われなかった。

　怒りについての関心は，攻撃についての関心と対照的に多くの学者の研究や著作によって，近年再び注目を浴びるようになってきた。たとえば，アヴェリル（Averill, 1982, 1983），バーコビッツ（Berkowitz, 1969, 1989），バス（Buss, 1961），トック（Toch, 1969, 1983），メガーギー，ホーカンソン（Megargee and Hokanson, 1970），そして精神分析や生物‐進化論の立場のカーシー，エブリング（Carthy and Ebling, 1964），またラザルス（Lazarus, 1991），ラザルス，ラザルス（Lazarus and Lazarus, 1994）らであるが，すべて挙げる必要はないであろう。これらの論文はここ最近，社会生物学（Wilson, 1975）の出現を除いて，価値のある文献である。

　怒りの場合，核となる関係的テーマ（core relational theme）は，特に怒りがその人自身にではなく他者に向けられたときは，「自分や自分の属性の品位を傷つけられた」ということである。怒りは，自己尊重（self-esteem）あるいは社会的尊重（social-esteem）を保ちたい，高めたいと思っている欲求にひどく左右される。怒りの中心にある 2 つの重要な評価（appraisal）の意味するところは，自分に「害」が及んでいるか否かということと，それが誰の「責任」によるものか，ということである。この欲求を脅かす責任は，自分自身や他者に向けられる。もし，自分自身の責任となれば，怒りは内側に向かう。もし，他者に責任があるとすれば，怒りは当然外界に向けられる。

第9章 15種類の情動それぞれのナラティブ挿話

　もし，非難に値する相手への攻撃が，過度の危険をともなわず成しとげられるなら，怒りは適切な情動である。他方，相手への攻撃が逆に自分の身を深刻な危険にさらさせると思えるなら，特に報復され，逆に脅されるような場合には，不安や恐怖を感じたり，怒りをともなうことになるだろう。もし，報復の脅威が耐えられないほど大きなものならば，我々の怒りの表出は，不安が混じったものか抑制されたものかのどちらかとなる。さもなくば，不安が優勢となるか，あるいは不安が唯一の情動となるだろう。事態の進行具合では，怒り，恐怖，不安の間を揺れ動くこともありうるだろう。攻撃したい衝動は，怒りの一部であるが，抑制されるかもしれない。そして，怒りを生じさせた状況は再評価を受け，そこで和らげられるか，何か他のものに変容してしまうかもしれない。

　大人が腹を立てるのは，明らかに自分を軽視するとか恥をかかせようとしている攻撃的行為によることが多い。人を不幸にして喜んでいるとしか思えないのは，相手が攻撃的行動を抑えることができたのにそうしなかったと感じられることからもわかる。そして，直接言葉で攻撃したり暴力をふるうような場合には，相手の邪悪な意図はまったく明らかとなる。

　こちらが軽視されているという判断は，相手が無視したり，いいかげんな反応しかしないことでもわかる。このような場合，相手の意図がわかりにくいことがあるが，相手の無関心さは，こちらの権利や体面を軽くあしらっていることと容易に解しうるし，軽くみられているという印象は間違いのないものと判断できる。そうすると，我々はその人はもっと我々に敬意をもつべきだと憤る。

　幼児の怒りについて，果たしてこのような分析をどの程度適用できるか知るのは難しい。というのも，幼児はあまりに未熟で，しっかりした自己尊重とか，社会的地位のヒエラルキーの中の自分の位置を，十分に把握できていないからである。生後数か月間のうちに，幼児は自と他を区別できるようになるが，　－このことの発達的時期については不確定なままであるが－　そうなったとしてもたぶん，社会的に無視されていることがわかったり，多くの経験や知識を必要とする洞察ができるようになったとはいえない。

　幼児も，特に身体的虐待を受けたりしたときには(たとえばCampos, Campos

& Barrett, 1989; Campos & Stenberg, 1989を参照)，悪意がわかるかもしれない。しかし，あまりに幼なすぎて，我々に伝えることができない幼児の心の中を述べるのは困難である。だから，怒りを抱いたときに幼児がどのような反応を示すか，あるいはその反応が怒りの反応なのかという問題は明らかになっていないのである。

人間の社会生活の状態と系統発生的比較をしてみるならば，多数の動物種は，種族内での食べ物の確保とつがい形成という，生存にかかわる機能の社会的統制に強力な役割を演じる支配的地位を獲得する闘争に明け暮れている。人においては，ほとんどの社会的序列は社会的地位の実力の度合いによっている。だから，幼い子がかなり早く地位のヒエラルキーに敏感になって，位階を落とすことを怖れるということはありえない話ではない。しかし，このことは，かなりよく発達した抽象概念と言語がなさそうな，発達初期段階では，獲得するのが困難な，経験的な問題である。

子どもの怒りについては，今述べた問題があるけれども，相手の意図をかぎ分けられれば，責任を誰に帰すればよいかはわかるようになる。責任を誰に帰すかということが怒りに関しては鍵であり，怒りを誘発する評価に欠かせないものである。悪意に満ちた意図の証しが希薄であったり，みられないときでさえ，的確な判断のできない人は，経験だけを頼りに，自分が標的にされているとか，相手は攻撃するつもりがないのに，攻撃をしようとしていると疑おうとする。そのうえ，怒りを引き起こそうとしてやっていると思っていることはどんなことも，自分の自己尊重を高めたり守りたいという目的を強襲していると映るに違いない。そう取ると，怒りと復讐したい気持ちの主な背景動機となる。ここでもまた，情動における人と環境との関連の重要さの実例をみる思いがする。

次の文章は，激しい言い争いをした夫婦に起こった互いの怒りのナラティブの例である (Lazarus and Lazarus, 1994)。この話は，前述したたくさんのテーマを描き出している。テーマの中で最も重要なものは，実は目の前にあるのだが，いつもは背景となっていてみえない2人の関係である。その関係によって情動の喚起は左右される。そして，出来事の流れも重要である。その流れの中で対処 (coping) が評価を変え，評価に基づく行為とそれに対

する反応は，新しい関係的意味 (relational meaning) をもたらし，結果的に情動状態を変えるのである。

　けんかは，夫婦が朝食をとり，仕事に出かけようとしているときに始まった。夫はいつも，妻がしぼった新鮮なオレンジジュースをとっている。この朝，妻はグラスにフローズンジュースを注いだ。

　夫は，どうしていつものようにしないのかといぶかり，声を荒げた。妻はつっけんどんに「早く仕事に行かなきゃならないの。もし，新鮮なしぼりたてジュースが欲しかったら，自分でやったらどう」と応じた。夫は，妻の口調にトゲを感じ少しむっとしたが，妻が話をしているときには黙っていた。妻は「あらっ，気に障ったみたいね。また，すねるのね。すねることしか知らないんだから。私のことなんかちっとも考えてくれないんだから。甘やかされた子どもみたいに，何もかもやってあげるのはもうたくさん！」。夫の怒りもまたムクムクとわき上がってきた。「いや，ちっとも考えてもらってないのは俺のほうだ」と言うと，食卓から立ち上がり，汚い言葉を吐いて出ていった。

　妻も腹を立てていて，夫の後を追って寝室に入っていき，昨夜仕事から帰宅したあと相手をしてくれなかったと，非難がましく言った。妻はまた，ここのところ一緒にいることが少ないと文句を言った。妻はますます夫に厳しいことを言い出した。以前のけんかの際に言ったのとほとんど同じ繰り返しだが，夫の欠点をいろいろ挙げつらっては攻撃した。互いの怒りは徐々にエスカレートしていった。夫が，憎々しげに「くたばってしまえ」と叫ぶと，妻も「あんたこそ」とやり返した。

　夫は，仕事に出ようとコートを着ながら，すっかり気落ちした様子で「昨日，職場で減俸を言い渡され，何人もの同僚が仕事を失うことになったんだ」と告げた。この夫の言葉で，妻の態度が突然，攻撃的だったのが取り繕う態度に変わった。出かけようとするのを引き止めようと手を差しのべ，カッとなったなったことを謝った。この瞬間，怒りは消え去った。妻は言ってしまったことを後悔し，夫の仕事のことや自分たちの経済的苦境のことを心配し，それを口にした。夫は座って，妻の心配はよくわかると言った。夫の怒りもほとんどなくなっていた。妻は，夫を引き寄せて抱きしめ，夫もそれに応えた。妻は，夫になぜ昨夜のうちにそのことを話さなかったのかと尋ねたが，夫は肩をすくめるだけだった。やりとりの中で，夫は妻ほど感情を表に表すことはなく，妻よりもっと傷ついていたが，2人ともほっとして，感傷的になりさえした。2人は仕事の危機をどう乗り越えればいいかを話し始めた。仕事に出かけるために話をやめねばならなかったので，夜にはまた相談しようと約束しあった。

第4部　ナラティブな観点

　私は，この事例を怒りの原型的ナラティブの模範として考察で用い，そしてこのナラティブを評価理論の視点から分析する。私の目的は，この怒りの話の中の背景変数と進行中のプロセスが，情動のよどみなく流れ出るさまを理解する助けとなる方法を示すことである。怒りの認知的-情動的基盤と，不安から愛情の表出への劇的な変化を把握するために，我々は当事者間の関係，何が彼らにとって大事なのかを知らせてくれる彼らの個人的目標，彼らの信念，個人的資源と欠点などの背景を知る必要がある。これらの目標や信念，そして評価と対処プロセスは，当面の問題と関係のある周囲の出来事とともに，彼らの場合のように，けんかがなぜ起こったかという疑問のほとんどに答えてくれる。

　表面的には，その朝けんかを引き起こしたのは，妻が普段すること　―すなわち，オレンジジュースをしぼること―　をしなかったことから始まった。そのことに夫は「なぜなのか」と尋ねることで反応した。直接の誘因は，この事例では，夫の期待を裏切った妻の怠惰という行為である。そして，夫の質問に対し妻は憤慨して，仕事に早く行かねばならないからと答えた。そこに起こっていることに，何かもっと深い隠れたわけがあることに気づいて夫は困惑し，不機嫌に黙り込んだ。それが妻の怒りに火をつけ，情け容赦なく文句を言う攻撃に出た。

　これで，夫は怒り，2人は争い始めた。文字どおり人身攻撃をすることばかりが目立つ激怒に陥ってしまった。言い争いが始まった問題はあまりにさいなことなので，争う夫婦の間には何かほかにもっと深い，踏み込めない理由があるのだろうと当然のように推測される。事情を知らない観察者は，この争いには裏に隠されたものがもっとあると思うであろう。

　妻を仕返ししたい気持ちにさせた夫の行動には，どんな意味があったのだろう。夫はすぐにすねるというのが妻の苦情の主な理由のようだ。なぜ妻は，前夜の夫の沈黙で，気分を損ねたのだろう。妻はけんかしたくてうずうずしていたのだ。妻の言い分では，夫の沈黙は彼女に対する無関心を示すものだと解している。妻は自分が空気のような存在で，だから軽視され，たぶん愛されていないのだと感じていて，そのことが彼女のずっと昔からのうっ積した憤りを激怒に変えたのである。この評価は，夫を攻撃して傷つけることで，

第9章 15種類の情動それぞれのナラティブ挿話

自分の傷ついた自己尊重を修復しようとする意図を勢いづかせた。

報復はしばしば自暴自棄や自己破壊傾向を引き起こす。復讐を果たそうとすればそれはつきものだが，他の大切な目標を達成するのを妨げる。他の目標への配慮を欠くと，情動は非理性的であるとする考えを目立ったものにしてしまう。実際，仕返しをするために夫を猛攻撃しても，夫からもっと愛が得られると期待することはできない。

人はここで，結果論で何が起こりえたかは原因となる先立つ事情によって違っていたなどと論評することは可能である。たとえば，いくつかの変数がもし変わっていたら，結果は違っていただろう。愛されていると感じていたい妻の望みは，慢性的に挫折した状態にあった。この怒りの事例は，もし妻が愛されたいと望んでいなかったら，あるいは夫は気遣ってくれていると妻が信じていたら起きなかったことだろう。そう信じていれば，本当に気遣ってくれているかどうかにかかわらず，怒りは和らげられたか，あるいは出てこなかったかもしれない。もし妻が，2人の関係を維持することを気にかけていて，そして自我の傷つきが少なかったら，より大きな傷を負わないように怒りを抑えたであろう。あるいはもし妻が，夫の昨夜の行動にもっと寛大な評価をしていたなら，妻はそんなに傷つけられたとは感じなかったかもしれない。もっとはっきりした結果をもたらす別の場合，たとえば，もし妻が別の女性だったなら事態は当然違ったふうに展開していたであろう。

また，妻がどのように夫とのストレスフルな関係に対処したのかという疑問もある。昨夜，夫が不満そうに黙り込んだとき，夫に打ち明けさせていたら，職場での悩みがわかったであろう。そのうえ，猛攻撃をしかけているのは妻であるのに，妻は自分自身や生活状況を自制する際，外見よりもっと傷つきやすいようにみえる。この妻についての前提は不完全で，それゆえ不適切かもしれないが，妻の怒りは彼女の評価のあり方 —すなわち，妻が結婚に対してもっている目標や信念によって構築された個人的意味と，実際の2人の関係がどうであったかということ— と論理的には合っている。夫に関してはどうだろう。彼について我々が知っていることは少ないのだろうか？夫もまた，2人の関係にもっと気を遣うべきであった。そして，その気遣いをもっと早く実行していたら，妻の怒りを和らげたかもしれない。もし夫が，

269

仕事や結婚生活で何が起こっているかについて，昨夜妻の注意を引くことに成功していたら，2人は話しあい，たぶん2人の関係上の問題のいくらかを，少なくとも一時的であっても，解決していたであろう。

　2人のやりとりの最後のところで，2人が仕事に出かけなければならなくなったとき，職場で不幸なことが起こり，自尊心を傷つけられたがゆえに，夫は突然何が自分を苦しめているかを語り始めた。その時点で夫がもらした言葉は，ただちに2人の関係を変えた。夫が，妻の猛攻撃に対し怒って報復するのを抑えることができていたならば，夫は妻の怒りへの対応を見いだし，報復するかわりに大目にみられたかもしれない。何回もの怒りのやりとりの後に言い出した，夫の職場の状況についての弁解だけが，妻の痛烈な非難を終了させた。職場の問題は，明らかに夫の安全ばかりでなく妻の安全をも脅かし，そして突然に相互交流（transaction）の力動を変えた。

　言い争いを食い止めるには遅すぎたが，幸運にも職場でのトラブルを妻に話したことは，ひどく否定的で攻撃的状況をもっと温かい解決に向かわせた。仕事を失うかもしれないという知らせは，妻に夫ばかりでなく自分も脅威にさらされているとわからせた。すると妻は，2人の経済的ウェル・ビーイングの危険を心配し始めた。即座に，争っていることや妻の怒りの関係的意味は，自分は夫に気遣いが足りなかったし，正当な理由もなしに夫を傷つけたと気づいたとき，罪の意識に変化した。

　その時点で，夫の無関心な態度で傷つけられたという感覚は，新しいより深刻な脅威に面して，脇へ押しのけられてしまったのである。妻は，結婚生活を投げ出したいと思っていたわけではなかった。妻は，危機感を抱いていて，夫の苦境に感情移入しやすい状態にあった。手を差しのべ，夫を抱きしめる所作は，ただちに彼女の気持ちが怒りから愛情に変わったことを示している。夫もそれに，あまり熱意はなかったものの，ふさわしい態度で応じた。

　この怒りのやりとりに先行する変数は，標準的なものである。その変数とは，あからさまな言葉による攻撃と，今に始まったことではない2人の難しい関係である。結婚に寄せていた望みと信念がくじかれていたので，夫婦間の問題を主観的に断定した妻は怒り出した。2人の未発達な対処プロセスは，夫が職を失いかねない危機にある（私はこれは，夫の苦しみの表出と同時に，

第9章　15種類の情動それぞれのナラティブ挿話

サポートを求める言い訳と解釈した）と知らせるまでは，怒りを段階的に増大させた．刻々と進行している事態の意味が変われば，ご覧のように，情動もまた変わる．我々はここまで，いわゆる情動のドラマの1つとして，細部の違いはあっても，その主たる特徴はひとかたまりである怒りの原型をみてきた．

原型的怒りの亜型

　今や我々は，怒りの原型の主な亜型（周辺例）を探求するところまできた．そして，これらの亜型に至る変数やプロセスも探求する．以下に私は，いくつかのよくみられる亜型として，抑制された怒り（inhibited anger），義憤（righteous anger），不機嫌（pouting），敵意（hostility）について検討する．私の考えでは，抑制された怒り，不機嫌，敵意だけが特別な地位を付与されてしかるべき，はっきり識別できる怒りの形態である．不機嫌はそれ自体が情動でもあり，対処の一形態でもある．焦燥，困惑，激怒といった他の亜型は怒りの激しさが違うので，怒りの明確に分けられる別のタイプの地位を与えるべきではない．そして，間もなく示すように，敵意は実際の怒りの情動というよりむしろ，怒りに発展する心情（sentiment）あるいは心のもちよう（disposition）である．

　先に進む前に，私は初めに「冷ややかな怒り」（cold anger）についてコメントしておくべきだと思う．冷ややかな怒りについては，読者の中にははっきりした1つのタイプとして扱うべきだと考える人もいるかもしれない．いわゆる冷ややかな怒りのよい例を提供してくれる古典文学は，アレキサンドル・デュマのエドモン・ダンテスの物語である．ダンテスは10年間イフ城にいわれもなく投獄された後，「モンテ・クリスト伯爵」（1844-1845）となった．隣の房に投獄されていた司祭の助けでダンテスは脱獄し，宝を発見する．その宝を彼は，彼を裏切って不当にも投獄させた人々を1人ずつ　―かっとなってとか，衝動的にではなく―　長い期間かけて滅ぼしていくために，熟慮し，計画的に使うのである．

　冷ややかな怒りは，人がめったに遭遇しない情動パターンの誤った隠喩の

271

ように思われる。この怒りを示す人は，燃えたぎる怒りを心の中でくゆらせているが，計画した復讐を用心深く，人に気づかれないよう秘密にしており，必ず復讐を実行しようとする。個人的には我々は，その人の心の中の怒りは空想と復讐に駆りたてる衝動を満たすたくらみに彩られていると考える。事実，燃えたぎる怒りをたっぷりと長い間秘め続けているのであろう。その怒りは，表に現すことは抑制されているので，もし人が気づくことがあっても，氷に閉ざされたようにみえるだけなのだろう。冷ややかな怒りというものはなく，あるのは抑えられた怒りである。それについては，次に抑制された怒りとして論ずる。抑制された怒りは，うかつにも，またあるときは意図的に顔を出し，鋭敏な観察者に悟られてしまうこともある。

抑制された怒り（inhibited anger）

　怒りには暴力と社会的破壊が結びついているので，この問題について徹底的に記したローマの哲学者セネカの時代以来，怒りと攻撃の制御には関心が寄せられてきた(Toch, 1983)。今日，この関心はわが国に広く広がっており，テレビや映画の暴力シーンの，若者の暴力犯罪への影響に関心が寄せられている。

　精神分析の最盛期には，人間の心の構造を蒸気ボイラーのたとえを用いて示しながら，怒りを抑制することは有害であると考えられていた。怒りのような情動が，もし強くなりすぎると，人は怒りを表出することによる「うっぷん晴らし」(let off sream) ができなくなる。圧力は爆発　―たとえば，精神的崩壊とか，放出されないエネルギーがいわゆる心身症的障害となって，身体の症状に転換するとか―　に至るまで高まるといわれる。今日では，ほとんどの心理学者はこのボイラーの例と表現されない怒りは危険であるという言外の意味に反対している。代わりに最近の考えでは，怒りを抑えたり表現したりするのは，うっぷん晴らしに失敗したとかではなく，その怒りを喚起した社会的関係の文脈によって決まるとしている。

　たとえば，もし怒りの表出が怒りの対人関係的原因を解決し，それによって人間関係で大切なものや相互の信頼感さえも保つことになるなら，怒りは消え去り，もはやその関係を危険にさらす場所に心理的にとどまってはいな

い。他方，もし怒りの表出が事態を解決せず，その人間関係が妥協もなく害され続けるならば，その対人関係の結末は怒りを生み続け，関係は遠のいたり終結したりするだろう。そして，もし嫌悪が表出されなければ，二者間の問題は，関係の継続を破壊しながら，慢性状態となってしまう。言い換えれば，怒りの表出を抑えることあるいは表出することのポジティブまたはネガティブな価値は，健康を保つか病気になるかにかかわらず，それが，いずれどのような関係上の結果をもたらすにかかっている。

　私は，「ほんと」（Truth）という十代の子どもたちがかつて遊んでいた（たぶん，今でもやっていると思うが）無邪気なゲームをやったことを思い出す。そのゲームではグループの他のメンバー一人ひとりの恥ずかしい秘密を暴露するのである。ご想像のように，ときにはその「ほんとの話」は大変不快なもので，暴露された者にとってはとても恥ずかしいものである。秘密を明かされた直後の心痛に加えて，その人物と暴露した者との人間関係はしばしば損なわれ，その社会的集団を破壊することさえある。人々はしばしば，よい人間関係を維持するためには普段から本当に正直であることが大切だと考えているが，それはきわめて浅はかな考えである。普通我々は，本当の事を告げると，人との関係を傷つけることがあるので，話さないほうがよいと暗黙に理解している。

　抑制された，あるいは統御された怒りと呼ぶのがふさわしい，この大変ありふれた情動状態は，怒りが引き起こされたときに，怒ることやその表出をすごく否定的にとらえている場合とか，報復を恐れている場合にもたらされる。このような人は，人目にわかるように怒りを表出しないよう最善の努力をする。この型の怒りで起こる重要な問題は，感じられた怒りの表出を統制する能力の個人差である。すなわち，人が怒りを抑制できるか否かということである。ある人はそうしようとしても失敗する。もしくは，怒りを抑制しようと努力しているにもかかわらず，人に怒りの存在を悟られてしまう。ブロックとブロック（Block & Block, 1980）は，この抑制のプロセスを「自我統制」と呼んで，統制不良・統制過剰・弾力性のある，あるいは健康な統制の3つの形態を取りうるとした。

　2番目の大事な問題は，怒りを抑制することは健康を損ない，表出するこ

とは益するのかという点である。この点に関しては，情動を完全に抑制するよりも表出するほうが健康にとってよいという証拠がある。ペネベーカーと彼の共同研究者たちは，学生たちにホームシックや大学での特別な心配事を家に書き送らせるという形式でトラウマ的体験を言語化させると，病気で医者を訪れる回数を減らすことができることを示した膨大な研究を発表した(たとえばPennebaker, Colder, & Sharp, 1990を参照)。確かに，統計学的には有意だが，この効果のほどはあまり大きくないように思える。そして，それらのトラウマ的状況は深刻なものと考えられないので，この研究でこの法則をこのような形で立証しようとすることについては，私は疑問を感じている。

タブリスのよく知られた本（Tavris, 1984）では，（10まで数を数えることで）怒りを抑えることを勧めているが，この問題についての持続した関心を描き出してもいる。タブリスはペネベーカーら（Pennebaker et al., 1989）とはまったく反対の立場をとっていて，すべての人に抑制は望ましいことで害をなすものではないとアドバイスしている。私は第10章で，情動と対処が健康に与える影響について詳しく述べようと思う。

義憤（righteous anger）

この種の怒りの中心的内容は，我々自身の目標の高潔さと我々を攻撃している人の行為の不当さを強調する自己正当化である。亜型には憤慨（indignation）や憤激（outrage）が含まれる。それらは独善性をさらけだし，起こったことに度を失ってしまっているとか，人のごまかしにはまっているという印象を生み出す。

憤慨と憤激は，自身の高潔であろうという信念，あるいは，本当はそうでない場合でさえ，たぶんそうでないがゆえに否認して，高潔だと信じたいという欲求によってもたらされる。憤慨という言葉は強く響くけれど，この用語は，部分的に抑制された怒りの表現の中でのように，より穏やかな情動を意味することがあるので，あいまいな用語なのである。憤激は，他人や社会政治的状況を完全に拒否するといった明らかにもっと激しいものを表す。正義が我々の怒りを正当化する。また，正しいのはこちらなのだからということで，激しく怒ることについての言い訳を提供する。

十中八九，独善的であればあるほど，怒りはより激しくなりやすい。ある意味では，それは多大な自己表出を含んでいる (Weber & Lawx, 1993を参照)。自分の行いを恥じると，しばしば自分に怒りが向けられる。人は悪いことをしているのを見られたくない。それが人格的欠陥とみなされる場合には，なおさらそうである。

私は，混雑したレストランの駐車場での個人的な出来事をまざまざと思い出す。そこで私は，最後の利用可能なスペースに不当に駐車していた者をつかまえた。そこは常連の客として私が専用に駐車するスペースだった。厚かましい行為をした女性をつかまえ抗議をしたら，彼女にあたかも私が悪人であるかのように激しく抗議された。こんな経験をしたことはかつてなかった。彼女の無作法を言いたてる私は，彼女の目にはひどく攻撃的な人間に映ったのだろう。彼女もあらんかぎり激しい雑言を返してきた。私もまた，その駐車スペースは私のものだから，彼女の不法使用について私に正当性があるものとしてふるまった。

義憤は，本当は自分のものとして受け入れるべき非難を外在化させる。そうしたほうが，恥ずべき行動を白状しなければならないよりも気持ちが楽だからだ。我々のほとんどが，自分がやった悪いことを正当化しやすいことに気づいている。人間というものは，強欲，嘘，裏切り，迫害，偏見，差別，殺人であろうが集団虐殺であろうが，自分たちの悪行を正当化するのに，とびきりの能力をもっているといえる。

正当だから怒っているのだというのは，すべての怒りの本質なのだろう。この点からみれば，私はソロモン (Solomon, 1980) の，怒るのは当然だと思う感情の鮮やかな論述に大きな影響を受けている。ソロモンの事例において，その当然だとする感情は原型的怒りから区別されるべきではなかった。その精神力動は興味深く，了解可能であり，彼の知見は引用に値する。

> 怒りは，疑似法廷の場に特有の表現で分析されなければならない。その場で人は，判事・陪審・検事，場合によっては死刑執行人の役割をとる。怒りの対象は告発される。その犯罪は違法であり，一連の経緯は自己の正しさを証明する判断材料の1つである。(人は，この手の裁判はほとんどいつも法律や人権を無視したつるし上げで，正義よりも自分の判断をはっきり優先させていると付

275

け加えるかもしれない。)

　この正義感は2つの共通した源泉をもつ。最初のものは，社会的誘因そのものである。怒りの理由が申し分ないとき，怒りを感じたり怒ったりするのはたやすい。もし我々が，正当な扱いを受けなかったなら，たとえば，罪もないのに非難の的になったならば，その非難を悪意に満ちたものとみなしやすい。このゆえに，品位をおとしめられる攻撃は，我々の自己尊重および社会的尊重を脅かすことになるのである。

　明らかに不当な扱いは，怒りの格好の理由となり，それはある事柄やある人に向けられる。しかし我々は時々，その不当な扱いを自分を正当化するためにも用いる。強い正義感 (Lerner, 1980) は，性格上の高潔さに資する。もし，踏みにじられたものが，周りの人々も同じように正しいと信じているものなら，なおさらである。人々にとって，たぶん，宗教的かかわりあいに関係なく，公正であるとみえることこそが大切なのである。

　だから，自分たちの行動がルールを破ったときなどは，我々は意を決して反対の行動をする人であるかのごとくふるまい，正義が防衛的に捏造されることがあることを知っている。その結果我々は，正直で公平な人とみなされるのである。この態度はまた，精神分析家が以前から投写・投影と呼んでいる防衛の1つであって，我々自身の中でそれを働かせると，他者の正義の欠如に大変関心を抱かせる結果にもなる。防衛の役割を果たしている怒りに他人が対処するのは，とても難しい。というのは，我々は自我がかかわって自分自身にわからないようにしている事項，すなわち，なぜ自分が怒っているのかには気づかないから，和解の余地はなくなってしまうのである。

　正義感の第2の源は，社会的・個人的傷つきやすさである。もし人が，自分は正直であることにまったく自信がないとか，他人はいつも自分によくしてくれるものではないと信じていると，他人を非難したり攻撃したりしやすくなる。我々が同一視したり，自分の傷つきやすさを投影したりしている，か弱い人に向けられる攻撃もまた，怒りや憤慨させられた感じを招く。

　人との交わりの中で，社会的尊重および自己尊重が危機に瀕するような傷つきやすい人は，この傷つきやすさから自分を守るためのさまざまな手段を

もっている。ある人は怒りの弁明として，まったくささいなことを理由に挙げがちである。我々はたとえば，侮辱に対しうっ積する怒りを感じたとしても，激しく反応するにはあまりにささいな侮辱にみえるために，言いたてることができないことがある。この章を始めるにあたり，怒りの事例にとりあげた妻は，この種のプロセスを示してみせた。彼女は，夫からもっと大事にされてよいと強く感じていて，このことが，夫への怒りを抱きやすくしていた。

不機嫌（pouting）

　不機嫌は，怒りの特別な形態である。原型的怒りのはっきりした亜型で，それ自身特殊なカテゴリーに値する。不機嫌はいらいらした(insecure)怒りと特徴づけるのが一番よい。そしてそれは，怒らせて仕返しをされることを心配しなくても，相手に立ち向かうことができるということを立証するものでもある。不機嫌に口をとがらせる人は，相手に「あなたは私に対する配慮が足りない」と言いたげに，ソフトな攻撃，マイルドな非難をしている。それはまた，あけっぴろげな怒りよりむしろ失望（disappointment）に似ている。この反応は相手の思いやりや善意を求めているのである。不機嫌な人は，あえて相手が完全に疎遠になってしまったり，関係が危機に瀕したり失われてしまうのを恐れて，強く攻撃することをしない。不機嫌は，欲しいものが手に入らないことや十分でないことを，そして子どもっぽい傾向を示すものである。

　本題に戻ると，不機嫌はほくそ笑み(gloating)と対比したほうがよい。「ほくそ笑み」は怒りの別のタイプではないが，ユニークなドイツ語の"schadenfreude"（他人の不幸を笑う），つまり，他人の当然の報いをあからさまに喜ぶという言葉で表されるようなものと似た，はっきりした特徴をもっている。ほくそ笑みを最も特徴づけているのは，安心して怒りを感じたり表現できるという感覚である。それは通常大っぴらになされる。ほくそ笑む人は，怒りで機嫌がいいことがみてとれる。

　ほくそ笑みの程度が，怒りを言外に匂わせるほど強いなら，自分が受けた多大な苦痛のゆえにほくそ笑んでいるということになる。中途半端な仕返し

は，ひどく傷つけられた人を癒すのには十分ではない。だが，もしその報復が最初に受けた苦痛よりも不釣り合いに大きいものだと，当の恨みに思っている被害者ではなく，他の誰かが復讐を企てたものだとしても，罪の意識が怒りに加わったり，怒りにとってかわることにもなりかねない。しかし，もしそれが多大な罪の意識をともなうなら，もはやほくそ笑みとはいえなくなる。

　我々は，容認されるとわかっているので，あからさまなほくそ笑みで，生き生きと，ときに賢く，自分の怒りや復讐の気持ちを忍ばせたいろいろな恥のかかせ方を用いる。軽蔑 (disdain)〔さげすみ (scorn)〕，嫌み (sarcasm)，侮辱（contempt）などがそれである。エックマンとフリーセン (Ekman & Friesen, 1988) らのような心理学者は，侮辱は別の情動だとみなしている。しかし私は，相手へのあからさまな侮辱が基本的に傷ついた自己尊重を修復する試みを表しているように思えるので，怒りの原型にきわめて近いものとして取り扱っている。侮辱はまた，防衛的でもあり自己を立て直す一形態にもなりうる。

　私が前述の考察で検討した背景変数は，不機嫌とほくそ笑みの間の区別で重要な役割を演ずる。背景変数には，2人の関係，攻撃の性質(種類)，個人の変数を含む。不機嫌になる鍵となる性格上の変数は，傷つきやすさと低い自己尊重であろう。より依存的で不適切だと感じているほど，人は不機嫌になりやすく，ほくそ笑むことは少ない。

敵意（hostility）

　しばしば同義に扱われるけれども，怒りと敵意の間には重要な違いがある。敵意あるいは憎しみは，反応または状態ではなく，むしろ心情（sentiment）とか心のもちようである。我々は相手に敵意を抱いているという。しかしそれは，その人が実際に怒りの情動を経験していることを意味してはいない。怒りは，敵意をもつ人間が憎む相手と一緒にいるときとか，その人について考えているときのみに起こる。さもなければ，相手がそこにいたり相手のことを考えるときに，いつでも生じる準備が整っている状態をいうのであって，怒りはむしろ潜在している。

普段敵対していない人であっても，挑発されれば怒りは喚起される。しかし，怒りが消失し 2 人の敵対関係が終結すれば，もはや敵意を残しておく必要はない。アヴェリル (Averill, 1983) が指摘したように，怒りのほとんどは我々が愛している，心理的に近い人々に，すなわち見知らぬ人々よりむしろ家族とか親友に向けられる。近しいとか親密ということは，その人が我々にとって大事な人であることを意味している。そのような人は，フラストレーションを生じさせたり，かかわりを脅かしたりする可能性が大きい。

しかし，誰もが敵意を抱くような人々は，一目見ただけとか彼らのことを考えただけで，実際そこにいるのと同様に怒りを生じさせる。だから，怒りと敵意という 2 つの概念は密接に関係しているけれども，我々はある心情 (sentiment)，つまり怒りやすい性向のために，怒りという概念とは別に敵意とか憎しみという言葉を取っておくべきである。一方，かっとなった状態あるいは情動的状態 (hot or emotional state) が引き起こされたときには，怒りという概念を用いたほうがよい。

羨望と嫉妬

羨望 (envy) と嫉妬 (jealousy) は普通一緒に論じられる。というのは，本当は違うものであるけれども，ともに密接に関係しているからである。羨望と嫉妬を扱った最近の有益な研究が，ハプカ (Hupka, 1981)，サロベイ (Salovey, 1990)，スターンズ (Stearns, 1989)，ホワイト (White, 1981)，ホワイト，マレン (White & Mullen, 1989) らによって発表されている。

これら 2 つの情動の異同が，人はしばしばわからなくなる。たとえば，うらやましいと思っていると，しばしば嫉妬しているといわれる。羨望は，この 2 つの情動の中ではより単純なものである。なぜなら，それは二者関係であり，その関係の中で我々は誰か他の人がもっているものを欲しがったり (聖書の言葉では covet [他人のものなどをむやみに望む] という)，自分ももっていてよいはずなのに不平等にそれが欠けていると思い込んでいる状態をい

う。嫉妬は三者関係であり，その中で我々は大事にしているものが失われる，あるいは失われる兆しのために第三者を非難するのである。

たとえば，欲しいと思っている職や賞や地位を，競争に負けて他人が得たりしたときに我々は嫉妬を感じる。失うもの，あるいは他人の手にわたるものが，愛する人の関心と愛であるとき，それは，最も身近にありふれてみられるものであるが，我々はそれを焼きもち（romantic jealousy）と呼ぶ。

羨望（envy）

羨望の核となる関係的テーマは，誰か他人のもっているものを欲しがるということである。表面的には，自分が欲しいものを誰か他人がもっているのを見たり，想像したりすることによって引き起こされるのが羨望なので，大変単純な情動とみなされやすい。「隣の芝生は青く見える」ということわざがあるように，我々には他の人のほうがよいものをもっているようにみえる。たとえば，すばらしくて将来性のある子ども，成功，資産，名声，人望，美貌，立派な車や家などである。これらは明らかに，逃してしまいやすい幸せの源泉で，我々はそれらをたまらなく欲しいと思っている。

しかし，他の多くの情動と同様に，羨望の裏にはもっと隠されたものがある。我々は誰でも羨望をもつけれども，羨望をずっともち続ける人はほとんどいない。剥奪されているとかだまし取られているという感情は，心の苦悩の本質的特徴であり，羨望の病理である。社会心理学者たちはこれを「下向きの社会的比較」と呼ぶ。つまり，我々自身を他者と比べて恵まれていないとするのである。

この欠けていると思っていることへの一般的対処方法は，我々が不当に剥奪されていると感じていることを合理化，無視，軽視あるいは否認することである。我々は自分自身へ「いいかい！　どんなに裕福でも，あの人たちは不幸じゃないか」とか「あの人たちにはいろんな病気や障害があって，実のところひっくるめてみれば，私のほうがまだましじゃないか」と言ったりする。社会心理学者はこの対処方法を「上向きの社会的比較」と呼ぶ。つまり，我々自身を他者と比べて恵まれているとみようとするのである。人はたとえ

ば,「私は重い癌にかかっている。が,あの人はもっと重症だ」と考える(Taylor, Lichtman, & Wood, 1984)。

これがなぜ,我々が,有名人が不幸な目にあっているとか,悲惨な状態にあるといったことを,微かな情報で噂する理由である。エンターテインメントの偉大なスターたち,ジュディ・ガーランドやマリリン・モンローのことを思い出してみるとよい。美しさと才能,成功と富にすばらしく恵まれていたけれど,不幸で自殺してしまった。彼女たちを我々よりもみじめだったと,あるいは悲劇的人間とみることは,羨望と闘い,そして我々自身のつつましやかな境遇をまだましだと感じさせるものである。それはあたかも,彼女たちがあまりにも幸運であるがゆえに罰せられたかのようであり,そして我々は,彼女たちの不幸の中に喜びを見いだすかもしれない。それはほくそ笑みに似ている。

欠けていることに対処するもう1つの方法は,7つの大罪の1つとして羨望から教訓を引き出すことである(Schimmel, 1992)。シンメルは,ソロモン王と,ともに同じ子どもの母親だと言い張った2人の女性についての聖書の物語を,形を変えて語っている。この争いの裁定を強いられて王は,赤ん坊を2つに裂き半分ずつを母親たちに与えると宣言した。この名高い名判決で,1人の母親は王の裁定に同意し,もう一方の母親は驚愕して子どもを殺すことだけはやめてくれと申し立てた。王は,本当の母親は,もう1人の女に子どもを取られても子どもの命を救おうとした女のほうに違いないと思った。この物語は,道徳的行為の含意と同じくらい羨望の潜在的残酷さと破壊性を教えている。羨望の邪悪さについて教訓を得ることは,この情動に飲み込まれることを避けるために役立つかもしれない。

我々はまた羨望に対し,富や名声などといったものは本当の幸せの源ではないと思うことで対処したりもする。ギリシャの禁欲主義者やインドの仏教徒が,精神的美徳や心の平安あるいは解脱は人々が人生で求めようとするものを放棄することでのみ達成されると説いたのと同じように,多くの人が手に入れようと懸命に努力するものを,哲学的に眺めようと試みるのである。

嫉妬もそうだが羨望の複雑さの原因は,それが周囲の状況に左右されながら,出たり消えたりする情動状態でありながら,すべての情動と同様にパー

ソナリティ特性でもありうるということである。羨望しやすい人々とは，他の人あるいは人々への羨望に取りつかれている人々で，誰もがよくみえてしまう人々のことをいう。彼らは，自分よりも他のすべての人のほうが恵まれていると，愚かにも考えている。そのような人たちはたぶん，他の人たちのほうがより美しく，よりハンサムで人気があり，利口で金持ちだと，羨望と恨みとで一生もがいてきたのであろう。

　精神分析家も，羨望という特性，特にその病理的・病因的特質を，乳幼児期に経験した，たとえば下の子が生まれることで起こる，同胞葛藤との関連で説明しようと試みてきた。同胞（兄弟）は，しばしば親の注意と援助をめぐってライバルとなる。事実，猿や犬のように授乳期の哺乳動物においては，たくましい個体がひとり占めしたことで十分なミルクを得られず，1匹ないし数匹の同胞が死に至ることもある。

　読者の中には，芸能人のトミー・スマザーズ（Tommy Smothers）が1960年代にテレビで，彼の兄弟のディックに繰り返し，「ママはディックのほうが好きなんだ」と言っていた言葉を覚えている人もいるだろう。この言葉はおかしくもあり，心痛むものでもある。というのは，我々のほとんどは子ども時代の同胞とのつらい競争の経験に共感できるからである。羨望，嫉妬，怖れ，怒りに結びついている，欲深さと何か欠けているという感覚は，人生の最も初期の競争で敗残者と思い込んだことと密接に関係している。

　羨望に悩む人々は，不幸な人々である。いつも他者をうらやましく思っている。幸運が手を差しのべてくれないと確信している。自身の人生の状況に不平を言い，恨み，受け止めることができず，喜びを見いだせない。そのような人を治療した記述の中で，臨床心理学者のジェームス・ビューゲンタール（James Bugenthal, 1990）は，羨望はライフスタイルになっており，患者は羨望することで安全感と安心を得ていると示唆している。そのような人々は，彼らの羨望に満ちた状態を投げ出すことを拒否しさえする。彼らは，自分が知りつくし，よくわかっているみじめな状態を生き続けるよりも，このような対処の支えなくして生きることのほうが，もっと恐ろしいのである。だから，自分自身を羨望する人とみなし，羨望することを周りにも示すことを捨てて，未知の立ち入ってはならない心的領域の中にあえて飛び込むこと

第9章　15種類の情動それぞれのナラティブ挿話

に抵抗するのだ。

嫉妬（jealousy）

　私が羨望について述べた多くのことはまた，嫉妬にもあてはまる。しかし，前述したように，この2つの情動は重要な点で異なっている。最も重大な差異は，嫉妬はいつも三者間のゲームであるという点である。その関係の中で嫉妬する人は，大切なもの（最もよくあるのが恋愛あるいは人からの愛情である）をめぐって，自分にはライバルがいると信じている。形式ばっていえば，嫉妬の核となる関係的テーマは，人が惜しみなく与えてくれる優しさや愛情を失う，あるいは失う兆しがあるために第三者を恨むということになる。

　三角関係における恋の嫉妬に特有な怒りは，恋人に裏切られた，あるいは恋人を奪った人によって裏切られたと感じることが原因である。事実，最もありふれた嫉妬の原因の1つは性的不貞である。このテーマは，シェークスピアの悲劇『オセロ』の中に，殺人と自殺に至る物語として劇的に描かれている。

　嫉妬という情動は，実際に不貞の事実があったとか，恋人が関心をなくした確かな徴候があるといった，事実に基づく客観的誘因をもつこともある。しかし，嫉妬の多くは神経症といえないこともない。なぜなら，誘因は単なる想像であるからだ。この種の嫉妬は，事実ではないのに嫉妬に陥りやすいという，その人の性格上の欠陥を表している。嫉妬から生じる不幸と暴力は，他のどのテーマよりも，嫉妬を魅惑的で恐ろしいものに，そして潜在的に悲劇的な性質をもつものにしている。人を嫉妬に駆りたてる個人的問題とは何であろう。答えの1つは，多くの嫉妬の裏にある意味とは，我々の個としてのアイデンティティと適切感（adequacy）を取り戻すために必要な愛を過度に求めることだということである。この欲求は，自分に注がれる愛が希薄になってライバルのほうに向きはしないかと心配せしめ，警戒ばかりさせるようになる。実際に嫉妬する人が求めているのは，愛する人にもっと自分に注意を注いでほしいということなのだ。不機嫌と同様に，嫉妬は「私を捨てないで」という助けを求める叫び（a cry for help）としばしばみなされる（Klein,

1946-1963; Tov Ruach, 1980)。

　我々はしばしば，嫉妬深い人を怒りっぽく執念深いと考えるけれど，愛を求め，自己中心的でしばしば病的となる人にとっては，嫉妬は喪失の恐怖と同じくらいの表現であるとみる必要がある。フロイト (Freud, 1922) が記したように，嫉妬は怒りの根底にある関係的意味　-すなわち，自我を支え，自我が傷つかないように守る試み-　と同じ働きをこの情動にさせている自己愛の傷つきだけではなく，愛情喪失の恐怖をも含んでいる。

　このことは，羨望しやすい性質と嫉妬の間に心理的に重なった部分があることを示唆している。それは，すでにみてきたように，ともに子ども時代の同胞葛藤から生じるということである。そして，これがたぶん，なぜ怒りが羨望や嫉妬，特に嫉妬で目立っているか，そしてなぜ，怒り，羨望，嫉妬が，不快な情動と分類されるにふさわしいのかの理由である。すべての情動と同様，怒り，羨望，嫉妬も関係的である。つまり皆，環境と個人の特質に，また，個人が進行中で変化する人間-環境関係から組み立てる個人的意味に左右される。

実存的情動

　実存的情動は，社会生活の中で我々の個人としてのアイデンティティを脅かすものに対する反応であって，自分は何者か，何の役に立っているか，人生における避けられない運命などにかかわるものである。実存的情動はもちろんストレス情動である。このことは，怒りや希望といった他の情動が，実存的問題を含んでいないというのではない。もちろん含んでいる。我々の大半の情動の実存的側面　-すべて，あるいはほとんどが，実存的側面を有している-　は情動理論では強調されてこなかった。これらの側面はまた，急性の情動と（慢性の）気分との違いを明らかにしている (Lazarus, 1991a)。

　個々の実存的情動で何が脅かされるかは異なっている。「不安-恐怖」(anxiety-fright) は個人の安寧，我々が世の中で占めている位置，そして生死の問題

第9章　15種類の情動それぞれのナラティブ挿話

を中心にしている。生死の問題は，特に不安をきわめて広範囲にわたるものにしている。「罪悪感」(guilt) では，これを決定する要因は我々の倫理観と，どのくらい倫理的であろうとするかである。我々の社会的アイデンティティに対する罪悪感の脅威は，道徳的に逸脱する行為をしたときに起こる。「恥」(shame) では核となる事柄は，自我が理想とすることに応えられなかったということで，人としての基本的あり方を問題にするのである (Piers & Singer, 1971を参照。他の研究者の中でこの定義をしたのは，たとえば H. B. Lewis, 1971)。

　罪悪感と恥はいつも社会的なものである。なぜならそれらは，我々が他者からどうみられているかということに関係しているからである。罪の意識を感じている人，あるいは恥じている人は，「母が私を見て反対していて，嫌がっているのがわかる」などという。しかし，この2つの感情ともその非難は内在化されていることが求められ，そのため自分を自身に対する最も厳しい批評家にしている。自己批判は，もともと親，重要な養育者，あるいは同僚や仲間集団が発した非難（不同意）がとり入れられたもので，罪悪感と恥にとっては最終的にきわめて重大な決め手となっている。

　それゆえ，罪悪感や恥を引き起こすには，誰かがそこにいるという必要はない。というのも，他人がどう考えるかに加え，我々は同様の社会的基準の多くを内在化してしまっており，そしてこれらの基準の1つあるいはいくつかを破ってしまったことを十分に知っているからである。しかし，我々が良心とか自我理想と呼ぶ無言の内なる罰する声に加え，我々がやってしまったことは，昔から人に叱られて当然であるとみなされていると考えるだけで罪悪感や恥を引き起こす。たとえその人たちが，もうすでに生きていない人たちでも，我々が彼らはそれを許さないだろうと考えるかぎり，容認されるとは思えないのである。

　罪悪感や恥，それに困惑（赤面）やプライドのような他の接近した情動は，多くの心理学者によって「自意識的」(self-conscious) 情動と呼ばれる。それらについての最近の明解な検討は，ルイス，ハビランド (Lewis & Haviland, 1993)，ルイス，サリバン，スタンガー，ワイス (Lewis, Sullivan, Stanger, & Weiss, 1989)，タングニー，フィッシャー (Tangney & Fischer, 1995) ら

285

によって本として出版されている。

　すべての情動に重要な事柄の1つは，自意識的情動もそうだが，これらの情動が子ども時代から大人にかけてどのようにして，いつ育ってきたかという点であろう。私が力作（tour de force）と考えた中に，マスコロとフィッシャー（Mascolo and Fischer, 1995）らがすばらしい分析をプライド，恥，罪悪感の幼児期での発達に関して行っているものがある。その分析は，評価概念がこの発達に関する生産的で合理的な発想を促す力になることを示してみせた。彼らは，プライドは，社会的に価値のある結果をもたらす責任は自分にあるという評価であると定義している。

　これらの情動にかかわっている発達段階を知るために，まず，原型の中からプライドを選んでみよう。マスコロとフィッシャー（Mascolo and Fischer, 1995, p. 69）は，幼児期に徐々に現れてくる力強いスキル（技能）を特徴あるものとしてとりあげ，「自己評価的情動発達を測定するための道具セット（toolkit）」とみなした。スキルとは，環境（他者をも含めた）に変化をもたらす方法で，行動する力をいう。スキルは子どもの発達の異なった時期に，自分の行動と身体的・社会的環境との間の偶発的出来事から学んだことをベースに徐々に開発されてくる。

　これについて彼らはこのように書いている（1995, p. 70）。

> 　スキルは，異なった年齢の時期に出現してくる4つの基本的階層を通して発達する。それぞれの階は別のスキルのユニット「反射（周産期）」「感覚運動行動（3～4か月くらいから始まる）」「表象（18～24か月くらいで始まる）」「抽象あるいはいかに人が他者と比較されるかについて一般化する（10～12歳くらいから始まる）」，という用語で明示される。各階は前の階の上に構築されるものである。1つの階が新しい行動の一群を次の階のためにつくり出すといった複雑なシステムで，後の層のスキルが前の層のスキルの階層的改組から生み出される。

　彼ら自身の研究観察と他のたくさんの観察から，彼らは階層1を次のように提唱している。子どもはたとえば積み木を落とし，それが床の上を転がるのを見て喜ぶといった経験を通して，何でもない行為と目標に沿ったよい結

果を結びつける。階層2では，子どもはその行為を周囲の人々の反応も交えて，目標にかなったよい結果と結びつける。子どもがその行為の結果を自分がつくり出したものだと考え始めたとき，そして後でそれがとてもよかったとわかったとき，階層2から階層3へと大きく飛躍する。たとえば，幼児が積み木を投げ，それが空を飛ぶのを見，母や父がうれしそうに反応するのがわかると，そのことがよい社会的価値の原因となったと理解するようになり，誇らしく感じるのである。

　最後に子どもは，これらの行為が（自分は上手なんだとか，どんな評価であってもよいが）好ましい特色を示すのだと知って，自分と他者についての概念を抽象的に扱えるようになる。わたしが力作というのは，何が評価されているか，そして評価されたものがどのように自意識的情動の段階的発展に従って大人のプライド，罪悪感，恥へと変わっていくかを，詳細に検討することにまで評価の概念を拡大しているからである。評価を具体的な発達的用語で知りたいと希望する読者のために，私は今述べたこれらの3つの情動について，思慮深く論理的で有益な可能性をもつ分析を以下に示す。他のすべての情動の分析に際しても，同様に対応する発達的分析をしようと思う。

　3つの情動　―不安，罪悪感，恥―　はすべてが異なった種類の不安によって特徴づけられる。それぞれは異なった誘因をもっている。不安－恐怖の底にある関心事は非実存あるいは「死の不安」（death anxiety）である。「罪の不安」（guilt anxiety）という不安は道徳を破ることとかかわりがある。そして「恥の不安」（shame anxiety）は，自我が理想とする生き方に失敗することと関係している。罪と恥の2つの不安を区別するのには問題がないように思われるが，しかし罪と恥は重要な重なりがあり，両者の間の相違を不鮮明にしている。それでは順にこれら3つの情動のそれぞれについて探究してみよう。

不安－恐怖（anxiety-fright）

　不安と（突然の）恐怖の概念を扱うには3つの選択肢がある。1つ目は，それらを分けて違った情動として扱う立場。2つ目は，それらを1つの情動

の2つの下位亜型とみなす立場．3つ目は，両者の違いを気にせず1つの概念とみなす立場である。基本的な違いがあるという点からすれば，両者を同じとみるのは誤りであるし，実際違いを強調するほうがよい。これが2つの言葉をハイフンでつないだ目的である。そうすることで，両者の密接なつながりと同時に基本的違いを表すことができる。

まず，恐怖のほうが2つの情動のうちはるかに単純であるから，こちらから始めよう。恐怖の核となるテーマは，突然で圧倒的で具体的な身体的危険に遭遇することである。いくつかの一般的な例を挙げてみよう。搭乗中の飛行機が突然爆発を起こし地表に向けて落下し始めた。あるいは，フライトの途中で火を吹き始めた。いまだ生きているが，確実に死に直面している。大竜巻が自分の住居に向けてまっすぐに進んでおり，あまりに接近しているので，それに対して十分な備えをすることができない。誰かが私たちの人込みに向けて自動小銃を撃ってきた。

どんな状況だかおわかりになったと思う。生命を脅かす緊急事態によって重傷を負うか殺されるかもしれない突然の危険の中にいる状態である。それに対する我々の情動体験は，とても強い生理的戦闘体制をともなった恐怖あるいはパニックである。今にも起きようとしている惨事は，何が起こっているのかを懸命に知ろうとし，もしできることなら，何をすべきかを探ろうとする知覚を抑制する。恐怖は，突発的で普通長く続くものではない。危険は過ぎ去るか，あるいは人が傷つくか死ぬかである。

対照的に不安は，まったく異なった体験である。この情動の同義語である危惧，焦燥，気がかり，心配もこのことを示している。不安は，普通緩慢で漠然としていて，「何が」ということはないが，持続的で何か気がかりな予期状態である。不安を感じさせる具体的な危険は，「応募している職が決まらない」，「試験に失敗する」，「面接や他の成績が思わしくない」，「借金を返せない」，「家賃が支払えない」，「子どもを育てる」，「命にかかわる病気が見つかった」，「癌で徐々に体が弱っている」，「胸部痛や呼吸困難があり，心臓脈管系の重い病気の兆候である」といったものである。もし我々が，急性の心臓発作に襲われたと思ったときには，ウェル・ビーイング（健康で幸福な状態）への慢性のあるいは頻発していた不安は恐怖に変容するだろう。

しかしながら，具体的な危険はそれ以上のきわめて重大な意味をもっている。これらの具体的危険は，自分が何者で，どこへ向かおうとしているのかといった我々の自我アイデンティティの危機，そして死による自我アイデンティティの決定的喪失の危険を意味している。それが，不安が額面どおり卓越して実存的情動と呼ばれるゆえんである。不安の核となる関係的テーマは，それゆえ，不確実な実存的脅威と出会うことである(Lazarus & Averill, 1972)。

我々が扱わねばならないのは，難しい試験，思うように上がらぬ実績，あるいは命にかかわる病気といった急激で具体的な危険ばかりではない。もっと重要でさえあるのは，不安は，我々の死と究極的な非存在（nonbeing）への関心を表しているということである。我々が死ぬとは，また死とはどんなものなのか，あるいは死がいつ起こるかを予知できないなどの事実が偉大な文学の主なテーマでもあったが，その事実はまたすべての人間が常に受けてきた実存的苦しみを増してもきた。そして，直面させられてきた死の脅威と結びついている不確かさこそが不安に独特のものなのである。

不安はいたるところに存在しているものの，自分たちの経験を意識し言葉にできなくとも未来を理解できる生き物の生活の中での情動としては類のないものである。不確かさというものは，我々の人生における多くの行動を突き動かしてもくれるが，建設的な努力をもしばしば妨げる。これらの，またほかの理由にもよるが，不安はかつて心理学者らによって，人間の適応と精神病理に関与する中心的情動とみなされていた。「異常心理学」－1930年代とその後の何十年間の精神病理学の俗称－　の大勢は，動因あるいは神経症や精神病の病原性対処（pathogenic modes of coping）を惹起するものとして，不安を主座においていた。

後になって，心理学は他の情動（怒り，罪悪感，恥，抑うつ）を含めながら，その精神病理の考え方を広げ始めたが，1つだけ重要な違いがある。それは，これらの情動のどれもが精神病理の心理学的な原因（touchstone）だとする独占的仮説はないということである。我々の情動すべてが，ポジティブなものネガティブなものともに，人間の基本的ジレンマ，葛藤，そして快楽や喜びのもととなるものを反映している。情動をもたらすものは，精神的苦痛や機能不全の徴候となりうるのである。我々の情動とそれをもたらす状

況に適切に対処できないことが精神病理の重要な基礎となる。そこで最近では，機能不全の原因理解を探究する中で，対処プロセスが飛躍的に強調されるようになってきた。

　また，情動そのものをどうとらえるかという点でも大きな変化が起こってきた。1930年代から1960年代の初頭では，焦点は独立変数，すなわち情動が適応的思考や問題解決にどう影響するかにあてられていた。膨大な研究が，不安は人間の機能を損なうことを明らかにし，それがどのように起こるのかに議論が集中した。主要な理論は，不安は他の欲求の関心事を追い出してしまい，思考プロセスを妨げるというものであった（Easterbrook, 1959）。

　しかしながら後には，1960年代および1970年代のいわゆる認知革命の到来とともに，情動は従属変数でもあるとみなされるようになり（Lazarus, 1968），研究の関心は情動をもたらす原因となる先行する状況へと向けられるようになった。情動は思考をゆがめると強調された昔の考えとは逆に，認知や動機といった心的活動が，個々の情動の惹起に原因的役割を果たすといわれるようになったのである。この両方の考え方はともに正しい。しかし，それぞれは心の3つの主な構成要素　－認知，動機，情動－　がいかに相互に関係しているかの話の一部を示しているにすぎない。これらの考え方の変化が，評価理論に初めの頃関心を集めさせる役割を果たした。

罪悪感（guilt）

　罪悪感の核となる関係的テーマと誘因は，道徳律に背くことである。もし我々が人を傷つけたとしたら，自責の念がうずく。しかし，罪悪感を感じるということは，実は大変複雑なことなのである。大きな個人差が生じやすく，個々人が罪悪感にどのように影響されるかは，我々の固有の人格と他者との社会的関係によって異なる。

　罪悪感が喚起されるための入力面について，ほとんどの心理学者は，想像上であれ事実であれ，道徳律に違反した事実があったはずであると考える。反応面については，罪悪感は罪を償いたいという欲求を引き起こし，罰せられたいとさえ思うのに対し，恥は失敗を隠そうとさせたり，あるいは責任を

他に押しつけることで対処させようとする。だから怒りは，恥の対処方法の1つでもありうる。そして，恥はまた怒りと恥の心的相互依存性を有しているので，テーマはしばしば，情動のダイナミクスを似たように記述している間に見失われる。我々は経験に基づいた推測をすることはできるが，責任を他に押しつけるプロセスをつくり上げる要因の種類や人間のタイプについてほとんど知っていない。

道徳律に違反したときは，しばしば謝罪とか行いを改めることであがない，罪悪感を軽くしたり消し去るようにする(Ohbushi, Kameda, & Agarie, 1989)。罪悪感を取り扱う宗教的方法には，ユダヤ教の「贖罪の日」（ロッシュ・ハシャーナー）やカトリックの告白の儀式がある。我々の心理経済的見地から，それらの役割は興味深い。どのくらい人間が責任を受け止め，あるいは行動を合理化できるかは，我々がこれらの道徳の文化的システムをどう用いるかによっても限られてくる。

初期のキリスト教において原罪の概念は，自分で刑罰を科すよう人々を駆りたてた。たとえば，そのことは14世紀に腺ペスト ─感染者の皮膚の色から黒死病として知られている─ が流行したとき，自分を鞭打つことがはやったことでも証明されよう。信者の集団が通りを練り歩き，ちょうど古代の人々が自分たちの社会の不幸は神の怒りの結果だと解して人身御供を捧げたように，自らを，あるいは互いに鞭打ち神をなだめようとした。

罪悪感は，必ずしも人の性格を非難するにはあたらない，ちょっとした行為からも引き起こされる。人はよい人であろうとすればそんな行為にも罪悪感を感じるものである。しかし，それが人格全体に広げられると，自分自身を道徳心に欠けた悪人とみなすようになる。このことは，恥の場合も同じである。我々はそのような人々を罪悪感や恥をいつも感じている人々と呼び，そしてこの共通点はこの2つの情動の区別をより困難なものにしている。

心理学は長い間，当然罪悪感が社会の道徳律を保護すると仮定してきた。攻撃的行動の発生を防止することは，罪の心的苦痛から我々を守ってくれるから，そのとおりなのだろう。さらに，フロイトが主観的罪と法律上の罪とを区別して指摘したように，罪悪感と実際罪を犯したこととの間には，せいぜいほんのちょっとした相関しかない（しかしながら，これに対してモーラ

―〔Mowrer, 1976〕の異論の声もある)。その人生をまことに誠実に送ってきたのに，なお罪悪感を感じる者もいるが，自分の行為が罪悪感で左右されることがないとみえる者もいる。このように，道徳の社会的基準を守る働きをするとされた罪悪感という情動についての仮説は，かつて考えられた以上に多様で複雑なものなのである。

　心理学との関連を考えるなら，罪悪感はとても話題豊富である。どの問題をとりあげたいかは社会科学者の間で違っている。ある人たちは，我々に罪悪感を感じさせるものとは何かを知りたがる。たとえば，人は，本当には実行しなかったとしても，不道徳なことをしたいと思ったときも，罪悪感を感じるのだろうか？　あるいは，それはある種の人間に限られたことなのだろうか？

　そのほかに重要な問いは，罪悪感の社会的，発達的起源 (Zahn-Waxler & Kochanska, 1990)，学習の役割と生得的影響力，罪悪感の状態か特性かの比率，社会的規範を破ることの個人的，社会的帰結(Wicklund, 1975)，罪悪感への共感の役割 (Hoffman, 1982)，罪悪感を経験することと罪悪感に規制された行為の普遍的概念と，個々の文化による違いの対比(Shweder, 1993)，そして，罪悪感の研究では，行動的，情動的あるいは認知的構成要素のどれを強調することが，どの程度有益であるのかなどの問題に向けられている。当然これら3つすべてを考慮することが最も道理にかなっている。

恥（shame）

　罪悪感と同様，恥は最も一般的にはその人の行いや見解を容認しない他者の面前での，個人的失敗に起因する。私は先に，この面前という事態は実際にそうである必要はないと述べた。想像されたり思い出されたりした場合にもありうるが，社会的に禁止されているということが，その人に内在化され受け入れられていなければならない。だから罪悪感と同様，恥は他者がそこにいようがいまいが，また思い出されただけであろうが，失敗を目撃され，批判されていると思うことから起こる社会的情動の1つである。

　容認されない行為は性格上の欠陥だとみなされやすいために，恥はすべて

第9章　15種類の情動それぞれのナラティブ挿話

の情動の中で，最もつらくて，くじけさせ，苦痛に満ちており，対処するのがきわめて困難なものの1つである。恥を引き起こす行為それ自体が破壊的だということはないが，面目を失ってしまうとか誇りを傷つけられる可能性がある。道徳的な逸脱が性格上の欠陥と解釈されると，罪を悔いても本心ではないとみなされる。だから我々は，罪悪感と恥がもつ2つの意味を見分けなければならない。1つは許されないある限定された状況的行為の結果であり，もう1つは非難されても当然な性格の証しである。

　読者は，ホーソンの古典的小説『緋文字』の中に赤いAという文字が出てくるのを知っているだろう。それは，ヘスター・プリングルが彼女の性的アイデンティティを知らされるために強制的につけられたもので，彼女が侮蔑に値するような人間であるという刻印として押され，辱めと彼女の恥の情報源であった。世間からさげすまれる人という言外の意味はまた，なぜドイツにおいて，ナチの命令で黄色い星のマークがユダヤ人に強制的につけられたことが心理的に非常に攻撃的であったかを説明している。疑いなく，辱めはナチ当局によって意図されたもので，ユダヤ人に絶望と服従を引き起こすために計画された（Frankl, 1959）。

　アフリカ系アメリカ人の場合も，偏見と差別の長い歴史があった。彼ら自身が「黒人は美しい」と信じようとした努力は，恥の感情を拒否する方法であった。皮膚の色による否定的な社会的呼称を受け入れることの拒否，そして色が淡い黒人に高い社会的地位を与えるのをよしとしないことは，この拒否を宣言している。この心理的プロセスは，責任は内にではなくむしろ外にあるとするので，恥よりも嫌悪や怒りを引き起こしやすい。もし我々が，人々にあしざまに言われても，自分に誇りを感じられるなら，恥ずかしく思うことはない。つまり，恥というのはその人と他の人々の見方が同じであることが必要なのだ。

　恥の核となる関係的テーマは，自我理想に恥じない行動をすることに失敗するということだ。この点が我々に，罪悪感と恥を区別させてくれる。恥はその人がどうありたいと望んでいるかと，その人が社会的にどのようにみられているかの間の不一致から起こってくるが，罪悪感は道徳的逸脱によるものである。しかしながら，恥におけるアイデンティティの問題は道徳的基準

とは何の関係もなく，人の理想とするアイデンティティに関係がある。理想的アイデンティティは通常，子ども時代に影響を受け，内在化された人たちから獲得する。H・B・ルイス（H. B. Lewis, 1971）による新フロイト派の分析では，恥の子ども時代の根源は，親の基準に応える行動ができなかったことへの非難としての拒絶，遺棄の脅威であり，この懸念は無意識のものであるといわれる。

たとえば，もし我々の自我理想が，抜け目のない商人，人々を巧みに扱う人，あるいは子ども時代に獲得されたどんなポジティブな価値があるものだとしても，そのような理想が達成できなかったときの情動は，罪悪感ではなく恥なのである。このように，自分に利する狡猾な競争で成功する賢い人は，ある人々の理想ではあるが，ユダヤ系キリスト教徒の，正直であることや公正であることへの誓約にはなじまない。

大いに成功した事業家は不正で成功したととられるのを恥じるだろうし，世間並みの道徳をもっていれば，欲の深い権力目標を追い求めている間に人々を傷つけることはよくないことだと考えるものだ（たとえばJ.C.ペニー ― 大きな小売り店チェーンの大富豪の創設者 ― の例を考えてみよ）。このように，恥と罪悪感はきわめて異なった種類の社会的価値の結果である。1つは称賛されるべき別の特性（自我理想）に焦点をおき，他方は道徳に対する慣習的な考えを中心にしている。この罪悪感と恥の間の入力をもとにした(input-based)区別は微妙であるために，この2つの情動の違いに少なからぬ混同を生じさせたのである。

恥の無意識的根源，そしてその痛烈な言外の含みはまた，罪悪感よりもこの情動が生じる状況に対処するほうが，より一層困難だということを意味している。罪悪感に悩まされる人々は，彼らの道徳上の犯罪を告白し，許しを乞おうとする。罪に悩むことを求める人は，ときにマゾヒストとみなされる。恥に悩む人たちは対照的に，自分の性格上の欠陥を受け入れるよりも，できることなら他の誰かを非難して，恥ずべき行為によって生じる不名誉を被らないよう切望してやまない。

恥に悩む人々のほうが，より自殺しやすいかもしれない。自殺は自分の行為を非難されたとき，日本ではよくある対処の様式である。これは，プッチ

第9章　15種類の情動それぞれのナラティブ挿話

ーニの傑作オペラの中の蝶々夫人の自殺で詩的に表現されたテーマである。蝶々夫人はアメリカ人の恋人ピンカートン中尉に捨てられ，2人の間に生まれた不義の男の子は連れ去られ，ピンカートンと彼の新しいアメリカ人の妻に育てられる。この状況は，蝶々夫人の面目を失わせ，彼女を絶望的状態においた。生きていく望みは何もなくなり，彼女は懐剣で作法にのっとり自らの命を絶つのである。

好ましくない生活状況により引き起こされる情動

　これには，安堵，希望，悲哀‐抑うつが含まれる。それらそれぞれを順次検討する。

安堵（relief）

　安堵はすべての情動の中で，認知的という観点からは，最も単純なものである。それはフラストレーションや生活状況を脅かすようなものから自由になることを喜ぶ状態で始まる。それが安堵と呼ばれるのは，困った状況，大きな脅威が現実とならなかったか，あるいは状況が好転したからである。私は安堵と幸福を同じとみなすのには抵抗がある。幸福はそれ自体精神の好ましい状態であり，単なる苦悩や不安の中断というよりも望ましい何かによってもたらされる。
　愛する人が，命にかかわるような，あるいは障害が残るような病気であると医学的に診断された場合を考えてみよう。あなたも，そしてもちろんその病人も将来どうなるかが大変心配になるだろう。どんな結果と向き合わねばならないかを明らかにする生検の知らせを待っている。安堵は突然，「状況は深刻なものではなく症状は十分に治療可能で，治るのは確かだ」という医者の言葉によってもたらされる。この情報は，あなたと病人両者の情動状態を，不安や恐怖から安堵へ，突然に変化させる。

295

安堵は，不安，怒り，嫉妬ばかりでなくすでにとりあげた罪悪感や恥のような，どのストレス情動状態にあっても，我々が怖れていた結果よりも損傷が少ないことがわかれば，それに続いて起こる。心配はかなり長く続いていたかもしれないが，安堵はどんな心配であれ，やんだり去ってしまったことがわかれば，ほとんど瞬時に起こる。我々はつい先ほどまでもっていた苦悩から自由になり，心が他の課題へと注意を向けることができるようになる。

安堵が本当に情動といえるのかと疑問に思う人もいるだろう。安堵は情動を賦活するよりむしろ，情動的苦悩を減少させ，あるいは停止させる。だから，もし我々が情動とは賦活の増大だと定義する場合には疑わしくなる。そのような立場からみると，安堵は，情動ではなく，情動的状態であるといったほうがよいのではないか。なぜなら，よい知らせの後に心の苦しみを減らすほうへの変化があるのだから。しかし，ここで強調したいのは，変化の方向ではなく，変化することそのものにある。こう考えると，安堵ばかりでなく悲哀も情動とみなすことができる。というのは，悲哀は失われたものを取り戻すために何もできない状況のことを表しており，悲哀は賦活されたというより低下した意味合いを含んでいるからである。

希望（hope）

安堵の場合のように，希望も心の状態である。よい結末はいまだ得られていないが，好ましくない状況の下で盛んに何かを追い求めている状態である。希望がよい生活状況より悲惨な生活状況ともっと頻繁に結びついているかどうかは明らかではない。別のところで（Lazarus, 1991），私は，希望の核となる関係的テーマは，最悪のことを恐れてはいるが，よりよいことを切望している状況とみなした。希望の誘因は脅威だと考えられるが，不確かな状況におかれていることも誘因となる。不確かさは希望を引き起こさせる。なぜなら，もしすべての好ましい選択が阻止されたなら，この心の希求状態は向きを変えることが難しくなるからだ。希望はまた，焦点が将来にあり，安堵は苦痛な問題が減少したりなくなったりした後に起こるので結果的情動であるのに対し，先行する情動である。

第 9 章　15 種類の情動それぞれのナラティブ挿話

　異なった時代の異なった文化（たとえば，古代ギリシャにおいて）では，希望を抱くということは神の恵みに不満を唱えるものだと考えられていた。それに対し現代では，希望はキリスト教の教える信仰と希望と慈善という美徳の1つである。だから，希望の源泉についてのジレンマからも，「希望は明らかに絶望よりもよいものだ」とする現代の臨床的印象からもアンビバレンス（両価性）が生じる。たぶん，金言の中にある，コップに半分も水が入っていると考える人（楽観主義者）と半分しか入っていないと考える人（悲観主義者）の話のように，希望のもち方には大きな個人差があるのだろう。しかし，楽観主義者は何か不確かさがあるときはいつもよいことを期待する。それは希望の本来意味するところではない。

　安堵や悲哀と同様に，希望が本当に情動といえるのかという疑問を呈することができる。1つの論理的選択は，それを情動として扱うよりも対処プロセスとして取り扱うことである。最近明らかになったことは(Folkman, Chesney, & Christopher-Richards, 1994; Stein, Folkman, Trabasso, & Richards, 1997)，第6章ですでに慢性ストレスという論題の項で述べたが，厳しい容赦のないストレスの犠牲者は，抑うつ状態にあるにもかかわらず，自分にいくぶんかの喜びをもたらす小さな楽しみをもとうとするということである。たぶん，そのような対処努力で生きる希望をもち続けようとしているのであろう。そのような人々，たとえばエイズで死に瀕しているパートナーを看護している人たち（Lazarus, Kanner, & Folkman, 1980）は，じっと耐えるために，もっとよい状況にある人たちよりも，小さな喜びのもとをたくさん探し出す。そのような状況の中では，希望は対処の1つの様式と考えられる。

　死を迎える人々あるいは愛する人の死をみとる人々の場合，回復の希望は徐々に小さくなっていくかもしれない。しかし，希望は細々としたものにみえるが，必ずしもすべて投げ出されるわけではない。このようにして，症状の長期間の寛解がもはや望めなくなったとき，人はよい日がほんのもう1日だけ続くことを，あるいはほんの数時間痛みなしで親しい人々とはっきり言葉を交わせることを望む。我々は苦悩を避け，そしてたぶん明るい見通しを保ちたくて，慎ましいちょっとしたよいことを求めるのであろう。

悲哀 – 抑うつ（sadness-depression）

　不安 – 恐怖と同様，悲哀と抑うつもまた，2つの密接な関係と注目すべき違いを示すためにハイフンでつないだ。悲哀はその核となる関係的テーマが，取り返しのつかない損失を体験することである情動である。

　抑うつは，大きな喪失の後で，価値ある人生を復活させることができない絶望感の結果であると，しばしば理論づけられている。抑うつの中にあるとき，抑うつは単一の情動ではなく，複合した情動状態，すなわち人が深い悲しみの過程のどの段階にいるかや，その喪失を生み出すのに何があったのかによって，出たり消えたりするいくつかの情動が混じりあっている状態である。抑うつという情動は不安，怒り，罪悪感，恥で構成されている。これらは，人が運命と闘っているときの情動である。というのは，我々は運命を変えることをあきらめてはいないのだから。深い悲しみの初めの段階では，ときに失ったものが戻ってくるだろう　－たとえば，死亡した伴侶は死んだのではなく，突然に，その日の仕事が終わって，かつてのようにドアの所に姿を現す－　といった抵抗しがたい空想が起こる。彼あるいは彼女はしばしば望みを失っている　－それが普通抑うつの意味するものであるが－　けれども，その人はまだきっぱりと喪失を受け入れる準備が整ってはいないのだ。

　抑うつにおける不安は，その喪失が我々の長い間保持してきたアイデンティティを脅かし，将来どのように生きていけるかがはっきりわからないゆえに起こってくる。怒りは，医者やその他の人々，たぶん自分自身さえ含めて，失った人にもっと適切なケアができたのではないかと憤慨するために起こってくる。あるいは，一見矛盾しているようだが，我々を見捨てていった死者に腹を立てているのかもしれない。罪悪感は，その死をめぐって我々が十分に責務を果たせなかったと考えたり，故人となった愛する人を生前に正当に評価しえなかったことや，あるいは愛する人が亡くなったのに自分は生き残ってしまった　－それを我々は，生き残った者の罪悪感という－　ことから起こる。恥は，我々が過去に，あるいは失うまでに果たした役割が，我々の性格を顕著に映し出していると感じることから起こる。

悲哀においては，もはや失われたものを取り戻す望みはない。なぜなら，抑うつよりもむしろ思いに沈む悲哀のほうが我々のあるべき心の状態なのだ。その喪失は，取り返しのつかないものとして受け入れなければならない。我々は失われたものは元に戻らないと知っている。言い換えれば，大きな喪失の後，それを比較的優しい方法で　－その中には過去・現在・未来がどうにかして矛盾のないようにされて－　みることができるように心理的な作業がなされなければならない。このことと対処行動の欠如は，悲哀を他の情動とは違ったものにしている。悲哀におけるこの感情 (mood) はまた決して破壊的なものではない。

　その喪失が受け入れられたとき，あるいは納得したときのみ我々は，人生をうまくやっていくことができる。社会学者と文化人類学者は葬儀　－たとえば，告別式で死体を見るとか，ユダヤ人の宗教では1年後にお墓に参るとか－　は，その人が去ってしまったと気づくのを助け，今は安らかに眠っている故人，そして存命中は十分にその真価がわからなかった故人との縁を喜ばせてくれる。これが喪失の深い悲しみとの闘いが意味するすべてであり，これは情動ではないが，情動的対処プロセスである。過去と現在にどんなことがあったか，そしてどのようにそれをとらえるかにもよるが，誰もがこのような強烈なつらい情動的苦闘をするわけではない。

共感的情動

　これらの情動には感謝や同情が含まれる。この2つの情動は，自身を情動的に苦しんでいる人の立場においてみることを意味する共感の能力が求められる。この能力はしばしば人間に普遍的であるとされるが，まだはっきりしない理由で多様化するようだ。たぶん，遺伝的影響と人生経験の組み合わせによるのだろう。社会病質者たち　－それは他人を自己中心的に操作する人々であるが－　が適切な例である。彼らは魅力的で印象深くふるまう。だからきっと，彼ら自身が情動的でないとしても，他者の情動を理解する点では

確かに利口なのにちがいない。しかし，彼らは思いやりのある共感のきらめきを示すことがない。

感謝（gratitude）

　感謝という情動は，どんなふうに共感に負うところがあるのだろう。物を贈る人というのは，他人の欲求を認知し，利他的な贈り物をすることで応えようとする共感をもった人に違いないのではないか。ある状況下ではあからさまに贈り物をするのは，ぶざまで有害であって，受け取る人を心理的にもっと困った立場に追い込むことになる。

　しかしながら，実際，贈り物を受け取る人もまた，このことを気にしているに違いない。というのも，贈ることと受け取ることはそこにいつも与える人と受ける人の間の二者関係があり，それはしばしば表にみえているよりもはるかに複雑な関係が背後にあるからである。この複雑さは，私が先に用いた利他的贈り物という表現で受け手に伝わる。もし，その贈り物を受ける人が贈った人を利己的であるとみなしたら　－たとえば，もし贈り物が，受け取る人に密約を強制しようとするとか，契約をする前に自分たちのほうが優れていると誇示するとか，感謝を得ようとしているとか，受け手に不快感を与えるとか，世間に気前よさをみせつけようとするなどを意図していれば－その贈られた人は，感謝しないばかりか贈り物を受け取ることに抵抗を示し，気分を害し，怒りさえもする。それゆえ，「ありがとう」という言葉も不承不承のものになりがちとなる。

　物を贈り，受け取るそのすべてのプロセスとそれに続く感謝は，各々の情動を形づくる微妙な社会的意味の複雑なパターンに左右される。贈る人にとって，贈り物を贈る裏にある打算的な意図を偽装することはいつも容易というわけではない。そんな場合は，受け取るほうも感謝の証しが期待されているのがわかるので，偽って感謝しているようにみせかけるかもしれないが，実のところは感謝してはいないであろう。感謝の核となる関係的テーマは，個人的利益をもたらす利他的贈り物をありがたく思っているということである。

贈る人と受け取る人が，ともにありがたく思っているかどうかはわからない。たとえば，贈る人は自分はただ受け取る人の幸せを思っているだけだと言うかもしれないが，受け取る人は隠れた意図に気づいていることもある。また，受け取る人は誤って自分のことを思って贈ってくれたと信じることもあろう。あるいは，両者が互いに尊敬しあっていると思い込んでいることもあろう。

　この相互の与える，受け取るというやりとりのおもしろい亜型の1つは，看護師，医師あるいは公務従事者といった人々のように，他人のために何かをすることが，ある職業の仕事でもあるという場合である。そういう場合，我々はその人がやっかいなことをわざわざしてくれないかぎり，普通感謝することはない。逆に，これらの職業の人々からよくしてもらえるのは特別なのだと思っていたら，快く誠実に仕事をしてくれるだけで，感謝することだろう。

　受け取る人の欲求は，贈り物を贈ること，受け取ることの動機の重要な基盤である。そう言われると人は，より困窮している人のほうが感謝の念も強いと考えるかもしれない。しかし，特に受け取る人たちが，自分の欲求はやましいとか恥の源泉だと信じている場合には，逆のことがしばしば本当であることがわかったりする。そのような例では贈る人は憤慨されるだろうし，受け取る人は贈られた中身で値踏みされたと思うだろう。我々の時代の厳しい政治的闘争の1つは，福祉年金とか失業保険の受給を排除しようとする保守的な政治的動きと，貧困にあえいでいる人々のプライドと無欠性（integrity）を保護することが主目的で，そのような動向に抵抗しようとするリベラルな動きとの間で起こっている。

同情（compassion）

　これもまた，共感を基盤としている情動であり，たぶん人間のみのものであろう（Hoffman, 1982）。同情は通常人生の不幸な状況との関連で用いられる用語であるけれども，我々は他人の苦しみや喜びにも同調する。「哀れみ」（pity）という言葉もあるが，これは恩着せがましい侮蔑的メッセージを伝え

第 4 部　ナラティブな観点

る言葉のように思える。スペイン語の "simpatico" が同情という言葉の考えを正しくとらえているように思える。

　同情は，単に他人が感じているものを複写したり鏡映することではなく，思いやりの深い人が苦しんでいる人に対し感じる情動そのものなのである。我々自身の苦しみのさまは，他人のものとは細部も深さも決して同じではない。同情という意味は，我々が，人が何かに耐えているとか，もしできれば助けてほしいと思っているといった何かを理解することである。私は（Lazarus, 1991)，同情の核となる関係的テーマを，人の苦しみと援助を求めていることに心が動かされている状態と定義した。この定義は同情という言葉の意味を正しくとらえていると思う。

　肉親や恋人，あるいは友人の場合，同情の目標はわかりやすい。我々は，これら自分が愛している人たちのウェル・ビーイングにかかわりあっている。それゆえ，我々の目標は，彼らが安全で幸福であることをみることであり，物事が彼らにとってうまくいかなくなると心配になる。しかし，もし我々が心配をしなかったり，あるいは彼らとライバル関係にあるという理由でアンビバレント（両価的）になるなら，おそらく同情だけではなく罪悪感や恥も感じるであろう。

　見知らぬ人に対する同情はもっと込み入っている。何がそれを説明してくれるだろうか？　なぜ我々は，自身を比喩的に苦しんでいる人の身に置き換えるのであろうか。よい説明の1つは，彼らの苦境を経験できるということだ。そうすると我々は，その苦境に引きつけられ，よりよく理解し，おそらく学んだことを基礎に，自分自身を守れるようになる。

　別のよい答えは，たとえ本当でなくとも，世界は公正であると信じる欲求について述べたラーナー（Lerner, 1980）の考えから得られる。もし無垢な人や子どもたち　－普通彼らが強奪や戦争の最も悲惨な犠牲者たちである－　が必要もなく苦しむならば，正義は破られ，そして世界が混沌としたものにみえてきて心配になり，我々も荒涼とした同じ運命の支配下におかれるのではないかと不安にさせられる。だから我々は，公正な世界であるように誠心誠意かかわって，もしその世界観が損なわれるようなことになると脅威を感じるのである。このようにして，誰か他の人の苦しみは，たとえ見知らぬ人で

第9章 15種類の情動それぞれのナラティブ挿話

あれ，心配になる。そして我々は物事をまっとうにしたいと望む。不正に対処する1つの方法は，犠牲者を非難することである。そのやり方で我々は，犠牲者たちの不運を公正なものと説明する。すなわち，我々は彼らに降りかかった災難は自らがもたらしたものであるから，彼らが苦しむのは当然であるとみなす。

しかしながら，同情は両刃の剣である。もし我々があまりに思いやりが深すぎて必要以上に悩んだとしたら，我々自身の興味関心をないがしろにしているとみられかねない。だから，我々は野放図な同情に対して自分自身を守らなければならない。ありあまる同情は，逆説的に自助能力を損ないかねないからである。それを避けるために，我々は他者の悲劇的苦痛の前に粉々に崩れ落ちないよう自らに手綱をつけなければならないのである。

効果的に対処し，そして苦しむ人を助けるために，我々はいかに自分自身の情動を，彼らが受けている大きな苦しみから引き離すかを学ばなければならない。そうすれば圧倒されないですむ。そうはするといっても，冷たい非情な人と思われないように，自分たちの人道主義的本能からあまり遠のきすぎてもいけない。医者，看護師，心理療法家，救急隊員，災害援助隊員はこれをいつもやっている。そしてもし彼らが，苦しむ人を注意深く観察し，彼らの技術を効果的に使うために処理する一方で，「燃えつき（症候群）」から自分自身を守るために距離をいかにとるかを学べなかったとしたら，仕事を遂行することはできないであろう。

このことについての印象的な例として，1989年10月17日，カリフォルニア州オークランドのロマ・プリータ地震直後の災害救助隊の経験を挙げることができる。インターステイト880高速道路のサイプレス通り高架橋の1マイル足らずがラッシュアワー時に崩壊し，亡くなったり生き埋めになった人42名，負傷者108名の惨事が起こった。47名の男性救助隊員ががれきを取り除く仕事に従事した。それには，傷だらけになった死者を埋まった車から収容する役目も含まれていた。

ステュールミラー (Stuhlmiller, 1996) による刮目すべき調査研究は，これらの隊員の情動的体験と，いかに彼らがそれに対処したかに光を当てている。隊員の1人は，「犠牲者は苦しむことなく死んだのだ」と思うことで，自らを

第4部　ナラティブな観点

奮い立たせたと語った。その隊員はつらい作業と，自分の精神がばらばらに壊れずにその事態を処理するためにどのように頑張ったかをまざまざと述べている。次の記述を見ていただきたい。論理的に整然とはしていないが，たくさんの証言をつなぎあわせたものである。その記述において，いかにその隊員が，犠牲者たちが長く苦痛を感じずにあっという間に死んでいったかを繰り返し思いめぐらせたかを知ることができるが，それは彼がそう信じる必要があったからであると思われる。その隊員が犠牲者たちと同一視　―それは同じ状況下での自分を想像することを意味しているが―　しないように闘っていることがわかる。

　　その夜，俺たちはいくつもの死体を車から引き出しました。死体を見て，心の中でそれを細かく調べてみました。見るだけならできる。もう一度自分の心を落ち着かせようと，この男の人は一瞬にして死んだ，あっという間に死んだんだと思って死体を見ました。彼は地震が起こったのをたぶん見ただろう。だけど，きっとあっという間に死んでしまった。この女の人は，私はいつも，彼女がすぐに死んだかどうかに関しては，とても気になっていたんです。もう一度，私の心の背後で，もしこの人たちが即死でなかったらやっかいだなあと思ったんです。考えていたことを思い出したんです。俺たちはもっと早くこの人たちのところに来るべきだったんじゃ……，この人たちの命を救えたんじゃないかってね。その女の人は，まるでこんなふうに跳ね上がったように座席にいるんですよ。いいよ……，もし跳ね上がったんじゃなければ，運転手のほうを見ながら横向きになったんでしょう。だから，俺は本当にムカムカしましたよ。ああ，なんてこと。この人はすぐには死ななかったんだ。この人はまだ意識があって，ボーイフレンドか旦那か兄弟かわかんないけど，そいつに話しかけようとしたんだ。男のほうは即死みたいでしたよ。なぜなら，あんなふうにハンドルが丸々取れちゃうような胸の打ち方したら生きてられませんよ。だから，女の人のことはずっと気になってましたよ。今はもうだいぶいいですけど。

面接の記述を通して，ステュールミラーは我々に，どんなに腐敗のにおいがひどく，バラバラになった死体が無惨であったか，残骸の中の墓所から犠牲者たちを収容するのに体を切り刻むいやな作業が，情動的にどんなに困難であったかを示してみせた。その光景とにおいは，非業の死がどのように起

こったかを伝えている。隊員のほとんどがディスタンシング（距離をおく対処法）を用いて対処した。その方法によって作業を的確に行う　－それはつぶれた死体を取り出すためにその場を注意深く見ていたことを意味するのだが－　一方，彼らが見たものからの情動的重圧を取り入れないようにした。隊員たちの苦痛は明白だったと思う。そして皆，その苦痛に圧倒されないように闘ったことが読者にもよく感じとられることだろう。

　私はディスタンシングは役に立つもの，悲劇に対するために必要な方法だと述べてきた。しかしながら，ベトナム戦争中の一連の考察の中で，ディスタンシングは敵を人間とみなさず，同情を感じないようにさせたということで非人道的なあり方とされた (Bernard, Ottenberg, & Redl, 1965)。もし敵を人間以下のものとみなすことができれば，彼らの苦しみあるいは運命に共鳴することは避けられるので，それを深刻に受け止めたり，彼ら自身のように感じる必要もなくなる。そうなれば，我々はテレビで戦闘場面を見られるし，悲惨な場面にも慣れてくる。こんなふうにして，自分を守る能力は社会に代価を払わせることになるのである。

好ましい生活状況により引き起こされる情動

　ここで，3つのいわゆるポジティブな傾向をもつ情動，幸福-喜び，誇り，愛に話を移そう。前に，これらの情動は必ずしもストレスとは関係ないけれども，安堵や希望の場合のように，ときにストレスや悪い生活状況からじかに起こることもみてきた。幸せすぎて怖いというときのように，時々ストレスを誘発することもある。あまりに自慢しすぎると人に背を向けられるし，愛する人が十分に報いてくれないと過敏になったりもする。にもかかわらず，これらの情動はほとんどの場合，その状況が我々をよい気分にしてくれるので，ポジティブな傾向をもつものと考えられる。

幸福 – 喜び（happiness-joy）

　この情動の誘因として，我々は皮肉っぽく，新車を買ったからだろうとか，いい人ができたからとか，生産的な仕事をしているからとか，欲しかったものが手に入ったからだろうと言ったりする。幸福はしばしば，こんなふうに扱われ，表面的で浅薄な目標や取るに足らない事物が中心に据えられることが多い。このことがこの情動の誤解を深めているのである。
　この心の状態は本当は2つの意味をもっていて，冒頭のハイフンでつないだ2つの言葉にそれが反映されている。幸福，それは穏やかな心情である。あるいは，たぶん人が全般的ウェル・ビーイング（general well-being）をポジティブに評定している場合をそう呼ぶべきであろう（Diener, 1984）。そして喜びは，人生がうまくいっていることを示すさまざまな出来事によって引き起こされる強烈な情動状態である。喜び，それは待ち望んでいたことが起きたときにもっぱら起こり，単にうれしいとかよいことがあったというだけでなく，心理 – 生理的興奮をともなうこともその特徴である (deRivera, Possell, Verette, & Weiner, 1989)。
　この2つの意味がいろいろと混乱を引き起こしている。というのは，書き手や話し手が穏やかな心情を言っているのか強い情動のほうを意味しているのか言い当てることがけっこう難しいからである。1つの心情として，幸福であるということはその人の人生のよい評定と関連している。だがその心情はまた，我々の人生で何かいいことが起こったときに喜びの感情を引き起こすものに反応している心の状態ともとれる。
　もし，この幸福を知的に報告している人の言葉を聞いてみると，冷静で超然とした口調で，「他の人よりもずっと順調なだけですよ」とか，あるいはウェル・ビーイングを測るスケールに評定をしてみせるかもしれない。人は，人生の穏やかで充実した満足を記述するのに，陽気とか明るいとかうれしいとかおもしろいといった軽い表現の言葉を使う。
　喜びという情動は，その同義語　―たとえば，大喜び(gleeful)，うれしがっている(delighted)，喜びを隠しきれない(jubilant)狂喜している(exultant)，

多幸な (euphoric)，有項天の (elated)，— で表されるような別の事態である。人は，力を込めて「幸せ！」とか「うれしい！」と叫ぶ。全般的なウェル・ビーイングの知的評定よりむしろ情動を強調する。そのような状態にある人々は，彼らに喜びをもたらしたものにひどく興奮していて，自分たちに何が起こっているのかまったく気づいていない。

　奇妙なことに，ほとんどの人々が人生の目的の１つは幸せになることだと言うが，我々はその割には幸福あるいは喜びをもたらす原因は何かをほとんど知らない。幸せになることを人生のゴールというのは実りある議論ではない。というのは，幸せになるとは何を意味するのかはっきりせず，何がそのような状態をもたらすかが不明瞭であるとすれば，それを追求する一貫した方法というものはないからである（たとえば，Veenhoven, 1990 の幸福についてのいろいろな考えや態度の検討を参照）。

　どちらにしても，幸福についてしばしばいわれていることはかなり間違っているようだ。たとえば，幸福あるいは喜びは人が望むものを得ることでもたらされるという意見がある。重要な目標を探し求め，そしてそれを得るというのであれば，仕事でより高い学位を得たとか，専門の領域で成功した証しに賞を得たとか，求愛していた人と結婚できたといったことになろう。しかしそういったときに実際に起こっていることをみていると非常に浅薄なものに思えるのである。通常そのような場合には喜びがある。あるいは少なくとも大いなる楽しみがある。そして，たぶん数日，ときには２，３か月の満足の感覚もあるだろう。しかし，学位や賞や結婚から得られた喜びは，現実の生活が始まると早々と終わってしまうものである。

　我々は過去にしがみついているだけでは生きられないけれども，いわば拍手によるアンコールが必要なのだ。それがあれば，我々は次の課題あるいは次の人生の段階に進める。学位は真剣な努力の終わりを意味しないどころか，すぐにそれは始まりだと気づくであろう。学位は我々が探さねばならない職のための準備であり，あるいは専門家としての人生に入ることを可能にする入口段階への機会である。同じことが受賞にもいえる。受賞は当然最も輝かしい体験ではあるが，さらなる目標へ前進する前に，他人が認めてくれたということを味わうために，ほんのしばらくの間その恩恵に浴しているだけな

307

のである。

　同じことは求愛がうまくいった場合にもいえる。我々は皆，結婚しても「2人はその後，幸せに暮らしました」という終わり方は，映画の上での空想であると知っている。結婚の後にあるいろいろな課題のほうが結婚よりもはるかに重要である。そして，うまくいった結婚生活でさえ，山あり谷ありだけではなく，ときには悲劇も起こる。「その後，幸せに暮らしました」という絵空事を信じている人たちは，結婚した後に起こることにショックを受け，落胆しやすい。加えて，欲しいと思っているものを得ることが，いつも満足あるいは喜びの源泉ではない。

　このことを私は，何年も述べ続けてきたが，とりあげられ，討論されることはめったになかった。だから，最近ニューヨークタイムズのフラン・ブルーニ（Fran Bruni, 1998）の記事を見て私がどんなに驚いたか想像してみてほしい。ブルーニは，1976年のオリンピックで銀メダル，1984年に2つの金メダル，1988年にも2つの金メダルを取ったグレッグ・ルーガニスのようなスポーツ選手たちの例を用いている。飛び込みはルーガニスの人生そのものと言ってもいいだろう。過去を振り返り，彼は練習が懐かしいといっている。幾度かオリンピックの金メダルにとってかわる新しい目標を見つけようと，次は何をしたらよいだろうと彼は考えた。人には目標を感じている必要があるように思われる。結局重要なのは功績ではなく，達成に向かって懸命に努力することなのだ。

　たぶんこのことが，アリストテレスがなぜ「幸福とは結果よりもむしろプロセスとして人間の身体的，精神的能力を精一杯用いることだ」と述べたかの理由である。幸福‐喜びを結果としてとらえるのは，一時はそれでもよいが，しかし結局はそれでは十分ではない。我々が幸福の結果とプロセスの2つをとらえる方法は，2つの概念的差異を映し出すためにも違っていなければならない。

　結果とプロセスの間の相違が，私が幸福‐喜びの核となる関係的テーマを，目標の実現に向かって適切に歩を進めることと定義する主な理由である。このテーマは目標を獲得すること　－それはしばしばがっかりさせられる－　よりもむしろ「生きること」と「行うこと」のプロセスを強調するものである。

第9章　15種類の情動それぞれのナラティブ挿話

この見解からすれば，一生懸命努力することに取り組み続けることに比べると，幸福の誘因をある出来事とか何かを解決することだとすることは瑣末なことなのである。アリストテレスが述べたように，幸福とは生きること，行うこと，人の知的・身体的能力を最善まで用いることとするならば，幸福と喜びの誘因は，出来事とか好機によるものは少なく，継続的プロセスによるものが多いということになる。このことを，人生のできるだけ早い時期に学ぶことは難しいけれど，重要なことである。

プライド（pride）

表面的にはプライドは幸福とかなり重なりあっているようにみえるが，関係的意味はまったく異なっている。プライドの核となる関係的テーマは，自分自身のものであれ，同一視している人物あるいは集団のものであれ，価値ある物とか功績で面目を施して，その人の自己もしくは自我アイデンティティを高めることである。この関係的意味は栄誉を得ることを強調しており，非難を受けている心の状態とは反対であることに注目してほしい。

この区別の目安となる意味は，デイビッド・ヒューム（David Hume, 1957）の幸福とプライドの差異に関する有名な分析によっている。プライドは我々を幸せに感じさせるよい出来事とか状況　－たとえば美しい家，功績，知識あるいは財産の証明，社会への貢献，勇気あるいは不屈の精神－　の結果であるばかりでなく，それはまた個人としての価値の感覚や社会的地位を高めるものである。功績は自分自身のものであっても，自分の子どものものであっても，あるいは所属する集団やチームのものであってもよい。

サンフランシスコ・フォーティナイナーズ・フットボールチームがスーパーボールを制したとき，チームやゲームに何も貢献しなかった人々にとっても，ただその街に住んでいるだけで，それは多くの人たちの勝利であった。誰もが自分のチームと思い，誇りを感じた。その勝利で無条件に面目を施したのである。人々は勝利に酔い，ある者はその夜遅くまで祝杯をあげ，凱旋してきた選手たちをほめたたえて喜びを表した。

しかし，プライドは明白にポジティブな傾向をもつ情動というわけではな

309

第4部　ナラティブな観点

い。それはまた，社会的非難の的となることもある。プライドのネガティブな側面は，傲慢ともいえる行き過ぎたプライドをいさめる，おびただしい警句で表されている。高慢な人を「うぬぼれ屋」といってけなすし，聖書の箴言には「高ぶりは滅びに先立つ」とある。このように，我々の社会では，人はそのことが他者に恥をかかせると取られかねないので，あまりに自慢したり誇らしげにいうべきではないとされている。

　アメリカの歌 "You're a Grand Old Flag" の一節では，我々は「自由の国，勇者の故郷」と誇らしげに自慢しているが，他の一節では適度に謙虚さを表して「決して誇らず，自慢せぬ者」と言っている。この2つの相反する考えは，我々がプライドを抱いたときのアンビバレンス（両価性）を示唆している。これはまた，我々の価値体系が積極的に自らを前進させる人々を喝采しながらも，同時に謙虚さも歓迎しているという事実によっても知ることができる。日本人もこのアンビバレンスを示す。日本では，もし子ども（もしくは配偶者）がほめられたとしたら，その親はその賞賛をあたかも否定するかのように過小評価する傾向がある。たぶん親は心の中では誇りに感じていても，プライドを不適切に表出することを避けているのであろう。

　品行の正しさとプライドの適切さについてのアンビバレンスはまた，我々の社会では名声を博する好ましい社会的立場についてあまりに傲慢であったり，誇りすぎていると思われないように気をつけなければならないことを示している。周りの人々は彼らを大いに賞賛するが，同時にうらやましいとも思っている。だから，賞賛していても最後には移ろって疎んずるようになる人々に対して，名声を博した人は，後に非難されるのをかわそうとして謙虚さを示す。ときには共感を得，ねたみや敵意を防ぐために，公のインタビューで彼らの人生の悲哀に注意を向けさせることさえある。

　むやみに自分や自分の国，人種，民族，宗教　－後者4つの場合は民族中心主義（ethnocentrism），あるいは私の世代ではギンゴイズム（gingoism）と呼ばれる－　を誇らしく感ずることから起こるもう1つの大きな社会的な害悪は，他の集団を悪く評価することである。これは心の状態で，その状態の中では外なる集団を価値のないものとし，疑惑，侮蔑，憎しみの対象とさえしてしまう。国家，人種，民族，宗教を誇りに思うことと，他の集団を侮

310

辱することや自己尊重（self-esteem）を傷つけるのは別のことである。そうした習慣は広く行きわたり，しかも残酷な破壊的戦争や大量殺戮を招く。プライドは繊細さと慎重さをもって取り扱わねばならない両刃の剣なのである。

愛（love）

人々がいろいろな情動を挙げるよう求められたとき，愛は普通リストの上位にくる。ほとんどの人が愛はきわめてポジティブな情動状態と考えている。だがしかし，これは明らかに周囲の状況と人によるものである。愛は活気づけてくれるすばらしい，そして心の特殊な状態である。多くの人が，愛し，愛されることを望んでいる。

しかしながら，思いどおりにいかない状況下でどうしてよいかわからない人々にとっては，愛はまた苦悩の種ともなりうる。たとえばもし，あなたが自分のことを愛してくれない人を愛しているとしたら，あるいは片思い（unrequited love）と呼ばれる愛（Baumeister & Wotman, 1992）をしていたら，この人生の状況は純粋に苦悩の種でしかない。あなたの愛が挫折するばかりでなく，その拒否はまたあなたの自己尊重をも強襲するものとなりかねない。サマセット・モームの小説『人間の絆』は，自分の気持ちに報いることのない浅薄で思いやりのない女の情動的奴隷になってしまった，湾曲した足の，頼りない男の愛を生き生きと描写している。

愛はしばしば，愛しても果たして自分が愛されるかどうかはわからない不確かなものである。たとえその不確かさが，相手がどうも関心がないらしい様子だからというより，むしろ自分の疑惑が生んだものであってもである。そのような場合には，大きな苦悩を感じるときがたびたびあるだろう。それゆえ愛は，文学では頻繁に理想化されるが，幸福－喜びのみの単純な，あるいは長く持続する情動状態ではない（Kemper, 1978）。

幸福とか敵意のような心の状態にあるのと同様に，愛は心情（sentiment）であり情動状態でもある。2人の人間が愛しあっているとき，たとえ求愛と確かめあいの始めの段階で,切ない思いと恋の成就を望んでいるときでさえ，また2人が恋人となっても，彼らの注意を占領している日常の，ありきたり

311

の人生のさまざまな要求や闘いに対応していかねばならない。仕事，子どもの養育，学校，両親や友人とのつきあい，すべてが恋愛関係にある2人のパートナーの注意を引きつける。それぞれが幸福‐喜びを生むだけではなく，それ自体の特殊なストレスを生み，厳しく押しつけてくる。

愛は恋愛関係の中でのみ経験される情動ではないけれども，しかし情動としての愛は親密な関係を維持するのに必要な，全適応プロセスの中になくてはならないものである。愛の典型的パターンは，その2人の関係が1つの人生の文脈や問題から他のものへ変化するに従って，たくさんの情動で構成される。怒り，不安，罪悪感，恥，安堵，希望，感謝，同情，喜び，プライドなど ―事実上，全情動の領域― である。それぞれが2人の個々の，そして2人の目標に到達するための闘いの産物である。愛はいつも2人の心の中心にあるわけではない。それゆえ，愛は両者に愛の感情 (feeling) を経験させる1つの一般的な心情 (sentiment) であるが，その中にはすべてがポジティブな傾向をもつものとは限らない他の情動もたくさんあるということができる。

いくつかの異なった種類の愛が分類されてきた。愛の8つのタイプの鮮やかな分析をスターンバーグ (Sternberg, 1986, 1987) にみることができる。彼の愛の理論は3つの構成要素 ―親密さ,情熱,一緒に決定すること― から成る (批判のためにHendrick & Hendrick, 1989も参照)。スターンバーグが記述した愛のいろいろなタイプは，盲目的愛，好意，空疎な愛 (親密さや情熱はない)，非現実的愛 (親密さがなく，情熱と一緒に決定することが組み合わされたもの)，完成し，成熟した愛 (この愛では一緒に決定することが，情熱と親密さと結びついている)，哀れみ深い愛，これはさらに母性的と父性的 ―すなわち親子の間の愛― ，そして友達との愛とに分けられる。

哀れみ深い愛はロマンティックな愛とは異なる。特に親子の愛あるいは友達との愛は通常無性化されているものだが，子どもへの性的虐待はまれではないし，親への子どもの感情はまた性的な色合いあるいは思慕をともなっている。それはしばしば無意識的で，D. H. ロレンスの『息子と恋人』という小説の中に鮮やかに描写されているフロイト派のエディプス・コンプレックスの概念にもみることができる。

第9章　15種類の情動それぞれのナラティブ挿話

　一般的意味で愛の核となる関係的テーマは，普通必ずしも報われなくとも愛情を求めること，あるいは愛情を分かちあうことである。異性愛であろうが同性愛であろうが，熱烈な愛の誘因は恋人たちが出会うことであり，そして1人または両者に関心があることを示す相互の行動である。我々が求愛と呼ぶ行動がそれに続く。求愛行動は，十代の子どもたちの性的成熟によっても，すべての年代でホルモンの影響によってももたらされる。

　フェール（Fehr, 1988）は，愛と2人の共同作業の概念の原型例的分析を試みて，それを検討するいくつかの研究デザインを示した。しかしながら，彼女の原型例へのアプローチは，私のナラティブ形態とはまったく異なっている。彼女の研究は，一般受けのする，あるいは一般的な概念の中で，愛と共同作業が必然的に結合されているか否かをみるために計画された。他の言い方をすれば，愛は進行中の関係の物語として扱われておらず，一連の分析的構成要素で成り立っていて，その研究課題はそれらの構成要素が何かということを明らかにするものである。

　アーロンとウエストベイ（Aron & Westbay, 1996）は，愛を定義する試みに同じような観点を採用して，普通の人から愛がどのようにみられているかを査定した。これらの研究者たちはまた，情熱や親密さそして共同作業（commitment）の構成要素にも関心を示している。研究は，人々が愛の中心的特徴をどのようなものととらえているかを明らかにするために，質問形式で行われた。彼らの研究は，愛の原型例のこの3つの構成概念を確認している。フェールと同様，彼らの研究は構造的アプローチである。一方，ナラティブ・アプローチは常にプロセス中心であって，そこでは原型的な話の筋とその主な亜型ばかりでなく，恋に陥ることを含めて進行している愛のプロセスを動的に描いている。

　アーロンとウエストベイ（Aron & Westbay, 1996, p. 548）は次のように述べている。

　　これらの研究で，我々は基本となる三次元的構造が，一般に愛について人がどのように考えているか（その原型的構造）と，人がどのように愛を体験しているか（どのように人が自分自身の実際の恋愛関係を述べているか）の両者に適用できることを見いだした。

313

第4部　ナラティブな観点

　原型的構造に加えて，人はまたこれらの質問への回答には大変な個人差があることに気づくであろう。しかしながら，私は愛のさまざまな形態だけではなく個人のバリエーションをも示すことができる愛のナラティブ描写は，さまざまな別の愛情関係の力学にもより接近しうると思っている。またそれは我々のほとんどが経験したことがある，絶えず変化する愛の人間関係にもかかわっているので理解しやすい。

　愛はまた文化的価値と絡みあっている。そして愛に対する見解は何世紀にもわたって大いに変化してきた。それがフェールや，アーロンとウエストベイのような研究者たちの仕事を複雑にしている。恋愛は西洋の歴史の中では一時期結婚と切り離されて考えられていた。結婚はまったく商売事のように取り決められていた。しかしながら，たとえ結婚が取り決めでなされ，そして愛が強調されなかったときでさえ，愛したいという願望と支えあう関係は，たぶんいつも人類の関心事であった。

　この願望は，熱烈な恋愛の流行をもたらした。それは古代ロマネスク文学で，中世初期から後の西洋社会で，特に13世紀の「アーサー王の円卓の騎士」の物語で例示できるようなイギリスのフィクションで強調された。アーサー王伝説の中では，彼の妻グィネヴィアと円卓の騎士の1人ランスロットの不義がアーサー王の宮廷があったキャメロット城を破滅させた。

　情熱的に描かれた見合い結婚の20世紀の例は，ユダヤ人大虐殺の時代にロシアのユダヤ人村落での生活と数奇な運命を描いて成功したミュージカル『屋根の上のバイオリン弾き』のテヴィエとゴールデの関係である。テヴィエとゴールデは，以前は決して口にもしなかったのだが，愛が時とともに次第に大きくなったと気づいて，いくぶん確信なげに，あるいは気の進まない様子で（テヴィエの歌をどう解釈するかによるが），「愛してるかい？」と歌う。

314

第5部
臨床的諸問題

　第10章では，健康に関するストレスと情動の役割を論証するときの問題点，特に，免疫機能に多大に依存する感染症に関する問題点について論じる。また，本章ではストレスマネジメントと治療における種々の臨床的介入についても検討する。そして，心理学が目指してきた方向性についての私と多くの社会学者や心理学者の強い不満に基づき，その心理学の将来について私の願望を連ね，そして希望とともに本書を閉じることにする。

第10章
健康・臨床的介入・展望

　最終章にあたるこの章では，3つのテーマを以下の順番でとりあげる。まずストレスと健康について，次に精神の健康問題に対する臨床的介入，そして本章の最後では，この分野における研究と見解の展望と，心理学全体について考察する。

　ストレスや情動（emotion），対処（coping）に関する研究分野で，最も解明が困難な論点は，こうした情動が，適応の結果に及ぼす影響についてである。専門家も一般の人々も，大きな影響があると確信している。そしてこの確信がこうした学際的な研究に対する興味を駆りたてたのである。因果関係とその影響力については，さらに考察を重ねて細かい点を明らかにし，現在議論を呼んでいる定義を，より明確にする必要がある。

　ただし，この研究は，環境に適応しようとする努力の産物とされるストレスや情動や対処が，健康や病気の主な，あるいは唯一の原因であると証明するためのものではない。遺伝子のプログラムや細菌，劣悪な健康状態など，はるかに強い影響力をもつ要因がほかにあるからだ。おそらく，ストレスや情動，対処は直接健康や病気に影響を及ぼすというよりは，むしろ遺伝子などの物理的要因を悪化させる作用があると推察される。

　因果関係の説明に必要な基本的条件の1つは，どの適応努力の結果が重要であるかを定め，その測定方法を確立することである。研究者や理論家のほとんどは，適応努力による結果を大きく3つのカテゴリーに分類している。モラール（または主観的ウェル・ビーイング）や社会および労働面での機能，

317

そして身体的健康である。この3つの関係は複雑であり，多くの面であいまいである。ラザルスとフォルクマン（Lazarus & Folkman, 1984）は，この3つのすべてを考察した。しかし最初の2つについてはほとんど変更が加えられておらず，また免疫システムの機能に関するさまざまな事実が明らかになるなど，新たな事実が浮上してくる可能性がかなり高くなったため，ここでは身体的健康に焦点を絞って考察を進めていく。

ストレスと健康

　ストレスと健康は潜在的に関連しており，この変数は複雑に絡みあっている。この事実は，以前より重要なこととして認識されるようになった。我々の寿命は50年前，あるいはそれ以前と比べ，はるかに長くなったからである。年齢を重ねるにつれ，癌や心臓病などの慢性疾患や，急性の感染症にかかりやすくなり，我々のほとんどはこれらの疾患によって死を迎える。
　少し前までは，健康と病気の関連性について観察していた人々の間で，感染症は抗生物質やワクチンを摂取することにより，生命への危険は回避できると考えられていた。しかし現在，抗生物質を過剰摂取の結果，その抗生物質に対する細菌による抵抗力が強化され，細菌制御能力の不確定度が再び高くなってきたのである。我々はペストと呼ばれる，死を呼ぶ4つの病のうちの1つでさえ，まだ完全には征服していない。表10-1は，人間の惨事に関する歴史的データを示したものである。
　いずれにせよ，我々は健康と病気に対して非常に強い関心を抱いている。これは産業化以後，メディアが絶えず警鐘を鳴らしてきたことによって培われてきた現象なのである。大学の後援により発行される健康と病気に関するニュースレターの数は，急増している。それらのレターでは，食事や運動，そして健康に関する一時的な流行，たとえばワインに制癌作用があるという推測論や，植物の薬効などを掲載しており，我々の多くは規制の壁を乗り越えようともがき，健康で長生きするための処方箋を求めた。すべては現代版

表10-1 過去の死因

あまり知られていないが，1918～1919年におけるインフルエンザの世界的流行は，歴史上最も多くの死者を出した出来事である。その他のいくつかの重要なものは次のとおりである。

	死者数（百万単位）
インフルエンザ（1918～1919年）	20～40
黒死病（1348～1350年）	20～25
第二次世界大戦（1939～1945年）[1]	15.9
エイズ（1997年より）	11.7
第一次世界大戦（1914～1918年）[2]	9.2

1　1937年からの日本人の死者を含む
2　軍人の戦死者
資料：国際連合の『世界百科事典』，「ニューヨークタイムズ国際版」1998年8月21日金曜日発行, p. A6より。

「青春の泉」を得るためだ。

こうした世の中の動きから，「健康心理学」と呼ばれるまったく新しい心理学の分野が生まれた。この分野では，健康と病気に関する心理生理学，病気の因果関係，健康増進に関する研究などが行われている。アメリカ心理学会でも比較的新しい部門である。健康心理学と名づけられたこの学問は今や心理学の大きな下位分野となり，独自の雑誌も発行されている。

「アメリカ心身医学会」は，医療関係者とそれ以外の人々の両方で構成された学際的グループで，長期にわたって『心身医学』(*Psychosomatic Medicine*) という科学雑誌を発行してきた。この雑誌では，心理と身体的健康との接点について考察している。このほかにも，リポウスキー，リプシット，ホワイブロウ (Lipowski, Lipsitt, Whybrow, 1976) による共著や，エイダー (Ader, 1981) による精神神経免疫学についての著作など，このトピックについての重要な本が数多く出版されている。医療の代替方式について研究した『進歩——心身の健康の雑誌』(*Advances, The Journal of Mind-Body Health*) という雑誌もある。

また，大学で採用される心理学や類似テーマに関するテキストも急増している。そのリストはまだ未完成だが，たとえば，ギャッチェルとバウム(Gatchel & Baum, 1983)，フェイストとブラノン（Feist & Brannon, 1988)，ライス(Rice, 1998)，テイラー（Taylor, 1986）などが挙げられる。

　もちろんジェントリー(Gentry, 1984)や，マタラゾー，ウェイス，ハード，ミラー，ワイス（Matarazzo, Weiss, Herd, Miller, and Weiss, 1984)，メカニック（Mechanic, 1983）などの優れた詳細な概論や文献もリストに含まれる。この新たな分野の関連文献や雑誌を挙げ，そこに記述されている学術的および臨床的定義について考察するとなると，紙面を増やすことを考えなくてはならないだろう。

　驚くべきことに，これらの文献や雑誌はすべて，ストレスと対処が主要な構成概念だと述べているのである。この説が事実だとした場合，ストレスや情動，対処は，健康心理学の下位区分では重要な役割を割り当てられる。この他の関連文献では，ストレス生理学や環境障害，栄養学，肥満症とダイエットエクササイズ，喫煙，ドラッグ，アルコールなどについて考察したものがみられる。

　ラザルスとフォルクマンの論文（Lazarus & Folkman, 1984）のある章では，ストレスと健康について幅広い見地から研究していた。その論説は15年たった今でも，論理的であり説得力に満ちている。その頃から，免疫作用に関する研究や考察が数多く行われるようになってきた。この免疫作用は，感染症だけでなく，癌や心臓病などの疾患にも関係しているといわれている。

　長い間，健康とは病気の反対の状態だと定義されてきたが，リーフとシンガー（Ryff and Singer, 1998）は，最近発表した論文で「健康づくり」に関する考察を述べている。その論文の中で彼らは，ストレスが重要視されすぎているが，ポジティブな精神状態はほとんど無視され，日常生活の脅威や問題解決能力も着目されていないと訴えている。彼らがこの論文を発表した主な理由は，ポジティブな精神的健康についての認識を広めるためであったが，世間の反応はさまざまであった。確かにこの論文は時機を得ていた。この分野に携わる他の専門家たちの反応は大きく，高く評価するものから鋭く批判するものまで，さまざまな意見が飛びかった。果たしてこの論文は，何か新

しいことを述べているかという疑問の声もあった。

　評論家たちを悩ませている問題の1つは，幸福の本質と関係があった。幸福とは直接探せるものというよりは，むしろよい人生の副産物であるはずだからである。果たして，幸福の概念は親愛を意味し，健康をも表しているのかとの疑問もあった。こうした学者間での議論については，第9章の「幸福－喜び」についての箇所で詳しく記述した。

　この章では，身体的な健康や病気において，ストレスの役割と情動的生活をどう位置づけるべきかを全般的にとらえて考察していく。細部については，この分野の研究や仮説は論議を呼ぶものになるだろう。次の表題では，私の大胆な疑問点を紹介している。

我々は，ストレスと情動が健康に作用するのかどうか，そして，どのように作用するのかを，証明したことがあるのだろうか？

　科学政策と呼ばれるものの根本的なあり方が，この分野の研究や仮説における混乱を招いた。おそらく，その問題においては，専門家と専門外の人とが同様に高い利害関係をもっており，また，その問題は強い偏見を誘い出すため，ほとんどすべての人が信じたがっていること　－すなわち，この質問は肯定的に答えられるべきであるということ－　について，いくらかの疑問があるということを言うと，激しい批判を招くことになる。

　私は最近，これらの問題と関連する短いコメントを『進歩』(*Advances*,「心身の健康の雑誌」〔*The Journal of Mind-Body Health*〕というサブタイトルがついている）という雑誌で発表した（Lazarus, 1992）。この雑誌では慎重かつ楽観的に，既知の事実や方法論とメタ理論の問題点について考察している。影響力のある著名な健康科学者や開業医が展開している理論を読んでみると，驚くほど研究が進展していることがわかる。『進歩』誌の最近発行された号では，代替医療についての説明が記載されている。この医療は議論を呼んでおり，ラセックとシュワルツ（Russek & Schwartz, 1996）の興味深い見解や，カニングハム（Cunningham, 1996）やダフター（Dafter, 1996），

および他の専門家も癌における自己の役割について，コメントを発表している。

とにかく私の論説も掲載され，表題は「健康への心理社会的影響を証明することが難しい4つの理由」となっていた。この論説は以前スナイダーとフォーサイスの共編による『社会心理学ハンドブック』(Snyder & Forsyth, 1991, p. 798, マサチューセッツ州ニードハム・ハイツのエイリン&ベーコン社) という本に掲載されていたものである。『進歩』誌の編集者が微細な変更を加えた箇所以外は，ほぼ同じ文章を掲載した (Lazarus, 1992, pp. 6‐7)。

すべての人が，健康への重要な心理社会的影響が存在することをほぼ確信しているにもかかわらず，なぜはっきりと証明することが難しいのかという点について，4つの理由（特に方法論的な）を検証していきたい。

1番目の理由は，健康状態は自分ではほとんど，またはまったくコントロールできないさまざま要因から影響を受けるからである。そしてその影響力は非常に大きい。たとえば，遺伝子が制御する要因や事故，環境毒物，そして飲酒や喫煙などの毒性物質の摂取など，長期間のライフスタイルなどである。こうした要因は，特に傷つきやすい人に対して，非常に大きな影響力をもっているのは間違いない。これらの要因によって健康偏差に影響がみられた後で，おそらく研究者たちがようやく認識したように，上記の他にも多くの要因が存在することを考慮してみると，ストレスのような心理的要因が作用する確率は非常に小さくなる。

2番目の理由として，健康状態とは通常，非常に安定したもので，加齢や疾患の急速な悪化などの特別な要因がないかぎり，急速に変化しないことが挙げられる。我々の1年をかけた研究では，不十分な方法によってではあるが，.70の相関関係を認めた。因果関係の影響を証明するためには，心理社会的要因が健康状態に変化をもたらしたとする症例が必要になるが，健康状態は安定性が高いため，例証することは非常に難しい(Kasl, 1983を参照)。健康状態に作用を及ぼすさまざま要因の中で，相関関係の程度が合計偏差の半分を占めているにもかかわらず，減少していくことは，証明することをますます困難にする。

そして3番目の理由は，ストレスと対処による長期間での健康状態への影響を証明するには，観察する際に時間間隔を設定し，安定したパターンを測定しなければならないことである。またこの観察では，短期間で消失する感染症や，心臓病や癌など何十年にも渡って悪化する疾患は対象外とする。これらの疾患

は，あまり重要ではない単一のストレスで発症するものではなく，長期間一貫したストレスに関係しているからだ。唯一の解決策は，何かが起きたときの状態より，むしろ安定している状態またはその人の通常の状態を導く方法か，時間間隔をとった間に何が起こったかをモニターする方法を探すことである。つまり評価の前後に1回だけ調べるのではなく，反復して何が起こっているかをサンプリングするのである。

この件に関して，数人の研究者たちは（Caspi, Bolger, & Eckenrode, 1987; Eckenrode, 1984; Stone & Neale, 1964），比較的短い時間間隔を設定してストレスや対処，疾患の兆候をモニタリングするほうが，何年間も縦断的研究を行い問題点を研究するよりも，実際的な方法だという事実を認め始めている。これに関連して，デロンギスとフォルクマンと私（DeLongis, Folkman & Lazarus, 1988）の3人は，個人の内部や個人間の関係を調査し，ある個人的特性，たとえばマイナスに自己評価したり，ソーシャルサポートが低いと感じている場合は，毎日のストレスが原因で病気の兆候を示す確率が高いことを突き止めた。

4番目の理由は，今までつくられたことのない健康に関する概念上のガイドラインをつくる必要性である。このガイドラインがなければ，ストレスや対処と健康との関係について有効な研究を行うことは不可能だからである。私が別の文献（Lazarus, 1990）で述べたように，長寿を健康の基準とする場合，粘液性大腸炎という状態は，健康に少ししか，またはまったく影響を及ぼさない。ただし，高血圧の場合には関連性が認められる。また，社会的機能を健康の基準とした場合，苦痛をともなう薬を投薬されていない高血圧は，健康に影響がないとされるが，大腸炎は影響すると判断される。これは，健康に関する実際的な理論を構築して，疫学的，臨床的な治療の研究に有効な測定方法をつくることの必要性を，わかりやすく説明したほんの一例である。

ストレスや対処といった心理社会的要因が，健康に大きな影響を及ぼすという主張は，適切であり支持されている。にもかかわらず，私がその将来にやや悲観的な説を唱えている理由は，健康に高い関心をもっている，臨床心理学者，社会心理学者，パーソナリティの研究している心理学者を落胆させるためではない。他人の楽しみを邪魔する人間を嫌う人もいるだろう。しかし私はむしろ，これらの方法論の問題が非常に重要であることを，専門家は常に心に留めておくべきだと考えている。この作業を怠ると，行動と健康について解明しているものと，未解明のものが区別できなくなるうえ，有効な答えを導き出すことも困難になる。挙げ句には調整作業などのために自分が用意した指示書を，間違って解釈するような事態が引き起こされることも懸念される。激しい非難を避

けるには，知識を広めていくしか道がない。そしてそのような非難は，無知な素人や，自分は医師だと確信している人だけが，自発的に受けるべきなのだ。

　私の論説に対して多くの人は礼儀正しく好意的であったが，攻撃的な意見をもった人もおり，私が研究上の問題を大げさに取り扱い，悲観的すぎ，さらには安易すぎると批判した。そうした批判者たちは，基本的な定義に関して驚くほど防御的な姿勢をとっていたと思う。つまり，聞く耳をもたなかったのである。彼らは私が神聖なものを中傷したと考え，なかには論点をゆがめてとらえた人もいた。もし私が彼らの批判に異議を唱えていたら，軍隊で身を守るはめになっていただろう。

　しかしまだ，対処を含むストレスや情動が，健康にどのように影響を与えるかという基本的問題が残されている。たとえば，セリエ（Selye, 1974）が快ストレスと不快ストレスの区別，つまり建設的なよいストレスと，破壊的な悪いストレスの区別を提唱して以来，我々は喜びや愛，いい意味での闘い（たとえば挑戦）などの，前向きな精神状態は健康を促進し，病気を予防するが，怒りや羨望，嫉妬などの否定的な精神状態は，健康を害するという考えを受け入れてきた。

　この問題に関しては，実際に多くの研究が行われてきたわけではない。最近行われたサルを使った研究 (Kaplan, Manuck, Williams, & Strawn, 1993) では，社会的階級における優位性を奪ったり，動脈疾患の病状を悪化させるなどして，ネガティブな感情をもたせたところ，心臓脈管系の頻繁かつ長時間における反応という，間接証拠を得ることができた。しかし全般的に，前向きな精神状態が身体的健康を促すことを証明する，プログラムに沿った研究が欠けている。

　我々は，ストレスを生活に否定的な影響をもたらすだけの存在と定義することは，不適切だと考えている。しかし，建設的ストレスや破壊的ストレス，情動を定義づけるために必要な組織科学的な計算方法は存在していない。ある程度のストレスすらない生活は，おそらく退屈で物足りない。そして退屈でいると，ストレスがたまっていく。ある程度のストレスを経験することは，生きていくうえで避けられない脅威や害，生活の劇的な変化などにうまく対

処するために，必要な能力を培うことだとも考えられる。言い換えれば，人はある状況下においてはストレスによって成長し，また別の状況下においてはトラウマを受けて，ひどく傷つくのである（第6章参照）。

そして，ストレスは果たして一般的なメカニズムとして病気を引き起こすのか，また特殊な病気はある特定の精神力学プロセスと関係しているのかは，ほとんど解明されていない。セリエ（Selye, 1956/1976）は，通常の状態においては，いかなるストレスも病気に対する感受性を高めると唱えている。セリエの説によると，以下のメカニズムが発症を決定することになる。つまり，個人による病気のパターンの違いは，攻撃を受けやすい器官系統がそれぞれ存在するためであり，ストレスを受けることによって，そうした器官系統に症状が表れるということだ。

特異性とは，通常では発生しないような心理的葛藤や情動によって，個人特性に拠る病気が発症すると定義した，精神分析学の学説から生まれた概念である。言い換えれば，さまざまな葛藤や情動が，個々の病気を発症させているとする考えである。特異性を精神分析の見地から検討する方法は1940年代にすたれてしまい，今日では他の見方が主流になっている。たとえば，敵意やその作用に対処する行為は，心臓病の原因となり，そのうえ他人を受け入れるために必要な自分自身のアイデンティティを抑制し，癌を発症させてしまうという考えである。

上記の見解は，実際に特定の冠状動脈性心疾患や癌パーソナリティがあると仮定している。このようなアプローチは，継続して圧力を与えると心臓病を引き起こすとした，タイプAの仮説と共通点がある。現在は，敵意に関する仮説が支持されているため，この説はほとんど受け入れられていない（この論説についての研究文献例として，たとえばSpielberger, Krasner, & Solomon, 1988; Spielberger & Sydeman, 1994; and Williams & Williams, 1993を参照）。この他に，絶望感によって癌が発症すると唱えている人もいる（Jenkins, 1996）。

この観点から研究を進めたい人は，フリードマン（Friedman, 1890）の論説を読むとよい。彼の論説や仮説は優れており，ストレスと慢性病との関連についての見解が記述されている。またエプスタイン（Epstein, 1989）は，

癌を誘発するライフスタイルについて,非常に興味深い論説を発表している。彼女の主張によると,そうしたライススタイルは心理療法によって一新し,奇跡的な回復をみる可能性もあるという。さらにラザルスとフォルクマン(Lazarus & Folkman, 1984)やラザルスとラザルス(Lazarus & Lazarus, 1994),そして健康心理学についての数々の最新文献でも,こうした研究についてさまざまな賛否両論が展開されている。

詳細な検証は別として,ストレスや情動,対処は,健康にどのように推測される影響を与えているのだろうか? ラザルスとフォルクマン(Lazarus & Folkman, 1984)において,我々は3つの主要な影響について検証した。後に私は,それを2つに要約した。すなわち,ストレスと対処が,(a)身体の神経化学に変化が生じさせる場合,(b)環境条件とともに破壊的または有害な相互交流を生じさせる場合,に健康に及ぼす影響である。(a)については,我々は情動的苦悩とその身体への影響を調整することができず,(b)については,我々は喫煙,飲酒,ドラッグ,過度の身体的危険など,身体的に有害なストレス対処法をともなうライフスタイルを選択している。

このような病気にかかる代替ルートが存在すると,ストレスを受けたときに,身体的疾患が頻発したり慢性化したりする可能性が大きくなる。そしてセリエのGAS(第2章参照)で指摘されているとおり,我々は無分別な考えによる行為によって,自分たちの組織を損傷し,健康を危険にさらしているのである。

ストレスと感染症

ラザルスとフォルクマン(Lazarus & Folkman, 1984)以降,最も大きく変わったのは,ストレスに対する生化学的反応,特に免疫プロセスへの関心が急速に高まり,数多くの研究が行われた点である(たとえば,Jemmott & Locke, 1984; Glaser, Kiecolt-Glaser, Bonneau, Malarkey, Kennedy, & Hughes, 1992を参照)。『心身医学』の最新分野の情報を手にした人は,スト

レス下での生化学的変化について，免疫プロセスを含む相当数の研究が行われていることを知る必要がある。私自身は，控え目な量の文献に限定して，ストレスが病気に及ぼす影響について，共同作用している事例を調べ，その影響がどのように作用するかを検証してみた。

現在，「免疫プロセス」はかなり複雑であることがわかっている。数多くの抗体が存在し，細菌を含む外来たんぱくと，それぞれの方法で戦っている。しかしおそらく，共同作用のメカニズム上，外来たんぱくから自身を防御してしまうであろう。しかし，心臓発作や癌などの病気を誘発したり，そうした病気に対する防御能力の増加や減少を引き起こす特定の変化については，まだほとんど解明されていない。生物体，特に人間に対する免疫システムの作用については，さらに研究を進めていく必要がある。人間は複雑な生物体であり，その精神は環境から要求されるさまざまな事柄や社会的影響に対処し，自身の生物学的および心理的要求をも満たすことができるようにつくられているに違いない。

私自身は，ストレスを感染症にかかる重要な要因としてとらえているため，ここでは感染症についてのみ検証していく。ストレスと身体的疾患の関連性を研究するときには，同一の研究で次の3つの基本目的を達成しなければならない。(a)ストレスを正しく測定し，その原因となる条件を明確にすること。これは，ストレスや情動，病気の研究では困難とされる部分であり，特に偏在する個人差については不明確なことが多い。(b)ストレスを受けると感染症にかかりやすくなることを証明する。(c)おそらくストレスによって生じるホルモンが，免疫システムを弱めることを説明する。

これら3つは，同一の研究で解明しなければならない。なぜなら，3つの関連性を明確にし，感染症や，そうでない疾患に対応する免疫システムを確定しなければならないからである（癌や心臓病は，発症するまで長期間かかるため）。

免疫物質について研究するときにまず念頭におくべき要点に関連して，スウェーデンで研究を行ったバーグマンとマグヌソン（Bergman & Magnusson, 1979）は，高校生が受けるストレスは，高い達成努力と低い試験成績との組み合わせによってつくり出されるが，そのストレスは，ホルモンの変化を促

して免疫システムの機能を損ない，細菌に対する抵抗力を弱めてしまうということを示した。しかし，この研究では直接的な証拠を挙げていなかった。

高校生は教師によって評定されるが，その評定は学業においてどれほど熱意があるかが基準とされる。そのため生徒は試験を受けることになる。勉強熱心な生徒は試験になると，アドレナリンというストレスホルモンを副腎から多く分泌する。しかし試験結果に興味がない生徒の場合は，勉強熱心な生徒と比べ，このホルモンの分泌量が少なかった。この例から，学業に対する強い意欲（優秀な成績をとること）が脅かされるほどストレスが（試験によって）増大し，免疫システムを弱めるホルモンを大量に分泌することがわかる。

2番目のポイントは，ストレスを受けると病気に感染しやすくなることということについての証拠に関連しているが，カスル，エヴァンス，ニーダーマン（Kasl, Evans, & Niederman, 1979）による伝染性単核球症にかかったウエストポイント（陸軍士官学校）の生徒の研究において調査されている。伝染性単核球症は，競争の激しい学生時代では感染するのが当たり前の「学生病」であるとよく言われる感染症である。病気に感染した生徒は，感染しなかった生徒と比べて，高い学業達成意欲をもちながら，よい成績をあげられないという状態であった。この例からもストレスが健康に影響することがわかり，ストレスは感染症の発症率を高める働きがあるとするバーグマンとマグヌソンの主張を裏づけている。

コーエン，テリル，スミス（Cohen, Tyrrell, & Smith, 1991）は，ストレスと風邪に対する感受性についての考察を最近発表したが，この論説の影響から，医療と心理学の両方に注目が集まってきている。この研究でもやはり，第2のポイントである，ストレスと病気に対する感受性との関連性を扱っていた。

コーエンは，サルに社会的関係のストレスを与えて研究し，免疫プロセスのT細胞の機能が弱まったことを証明した。というのは，風邪はほとんどの場合，それほど重い疾患ではないことから，研究室で試験的に調査されてきた。このとき，調査対象となった人間の健康を，長期間危険にさらすことはしていない。

コーエンらは，人はストレスを与えられると免疫システムが弱まり，ライノウイルス病に対する感受性が高まることを証明した。彼らはこの説を証明するために，ボランティアの研究対象者に，風邪のウイルスを鼻から投与した。そして，その作用を2つのグループに分けて観察した。1つは前もって強いストレスを受けていたグループで，もう一方はストレスをあまり受けなかったグループである。その結果，強いストレスを受けていたグループは，そうでないグループと比べて，すぐに風邪の症状を表した。風邪ウイルスを投与されると，ストレスが強い人ほどすぐに発症したのである。この研究ではさらに，T細胞の機能の衰えが観察され，ストレスには免疫システムを弱めて，ウイルスに対する感受性を高める作用があることがわかった。ただし，ストレス作用の生理学的な仲介物質である，ホルモンの存在は検知できなかった。

そのため，コーエン，テリル，スミス (Cohen, Tyrrell & Smith, 1991)が行った研究では，ストレスが病気を引き起こす相互関連プロセスの確率を求められた場合に備えて，同一の研究で証明しなければならない3つのポイントのうち，2つについて考察した。その研究では，ストレスによる免疫システムの変化は，感染症への感受性を高めるとした2番目のポイントと，ストレスによって免疫システム自体が弱められると考える3番目のポイントの両方についてとりあげている。

免疫プロセスの弱体化に関する3番目のポイントについても，コーエン，カプラン，クーニック，マヌック，ラビン (Cohen, Kaplan, Cunnick, Manuck, & Rabin, 1992) が検証している。彼らは，サルの社会的行動を26か月間観察し，観察を始めた時点での社会的関係と，その後どの関係が安定してくつろいでおり，どの関係が不安定でストレスが高かったかを調べた。不安定な関係では，当然社会的な拒絶からくるストレスを抱えており，免疫システムの主要物質の1つである，T細胞の免疫活動が抑圧されていた。T細胞は，まず進入してきた小さな細菌を新陳代謝させ，それから感作して細菌を身体の敵として認識し，最終的に殺す。

それゆえ，この研究によって，身体に進入しようとする細菌と戦う，非常に重要な免疫活動のある部分を社会的ストレスが抑制することがわかった。

また，ストーン，コックス，ヴァルダマスドティア，ヤンドルフ(Stone, Cox, Valdimarsdottir, & Jandorf, 1987) や，ストーン，ニール，コックス，ナポリ (Stone, Neale, Cox, & Napoli, 1994) が，ポジティブな気分と免疫システムの機能との正の相関関係について検証している。こうした，良好な精神状態を，健康を促すよう免疫システムを変化させるものととらえた研究はまれである。

本章を書き終えた段階で，最近の研究の発表があった。その研究はいろいろな意味で画期的であり，ストレスを受けると免疫プロセスが影響を受け，身体的健康が損なわれることを証明した点で，言及する価値がある。マルカ，キーコルト・グラッサー，ファバーギー(Marucha, Kiecolt-Glaser, & Favagehi, 1998) は，フィールドと研究室での組み合わせた研究結果を報告した。その調査では，11人の生徒の硬口蓋を，実験のために3.5mmほど，2か所傷つけた。その後，ストレスの強弱によってどの程度早く回復するのか，その従属変数を算出した。

最初の傷は，ストレスが低かったと思われる，学校の夏休みにつけた。2番目の傷は口蓋の反対側につけた。時期は大きな試験の3日前にあたり，生徒は高いストレスを抱えていた。マルカらが採用した研究デザインは効果的だった。研究対象となった生徒たちには，それぞれ自分たちの好きなように行動させ，2種類の傷の回復状況を比較する際に，大きな個人差が出ないように工夫した。回復状況を毎日写真に撮って記録し，過酸化水素に対する発泡反応についても記録した。

ストレスが高くなる試験期間における傷の回復状態は，ストレスが低い休暇期間の場合と比べて，完全に癒えるまで3日，つまり40％長くかかった。また，インターロイキンと伝達子のリボ核酸も，試験期間では68％減少していた。この数字から，免疫プロセスの特性が回復状況の差異に大きく関係していることがわかる。こうした調査結果から，身体の回復プロセスにおける，ストレスの作用と免疫プロセスの関係を確実に証明できないとはいえなくなった。

残念ながら，1番目のポイントについては，ストレスが引き起こされる過程と，その測定方法についてのコンセンサスが得られていない。このために

採用されるほとんどの実験手順は,前述のバーグマンとマグヌソン(Bergman and Magnusson, 1979)がそうであったように,はっきりとしたストレスというよりも,被験者への影響が疑いなく変わりやすい(動機や信念の違いによることが多い)刺激に依存している。人間と環境の特有な関係は,高い動機づけと,その動機づけに対する脅威によって特性づけられるのである。

しかし,マルカらの研究の場合,休暇と重要な試験との標準的な相違は明らかに大きく,ストレスの喚起における個人間の相違を超えていた。そのため,傷の治癒において推定上のストレスが存在する場合と,存在しない場合の影響は,非常に対照的であった。同様に,コーエンらが行った風邪の感受性に対するストレスの作用に関する研究でも,免疫プロセスとの関係が指摘されている。

ストレスが感染症を引き起こすとする理論を立証するためには,3つの基本的な研究結果が必要になるが,私が知るかぎりでは,同一の研究ではそのような調査結果はまだ出ていない。つまり,ストレスと身体的健康の関係は,まだ完全には解明されていない。細かい事象についても,多くの科学者や医師が期待しているような調査結果は出ていない。それでも,すべての要素を考慮すると,やはり非常に有力な事例に違いない。

感染症以外の話になるが,以前私は,ストレスを抱えた精神状態と,癌や心臓病などの長期間にわたる疾患との関係について質問されたことがある。そのときは「ストレスと情動,対処の間には必ず何らかの関係があるとされているが,現段階では心理学的および生理学的な説明がなされていない」と答えた。慢性疾患については,まだそれほど研究されておらず,もちろん立証もされていない。細かい点についても未解明のままである(この問題の説明として Lazarus & Lazarus, 1994 も参照)。

次項では,本章の始めに紹介した『進歩』(*Advances*)誌に掲載された,私の警告に関する理論的根拠を述べる。我々の研究は非常に進歩しており,今後もこの問題が研究されることは確実だが,解明されるまでの道のりは,まだ遠い。

第5部　臨床的諸問題

ストレスマネジメントと治療

　第6章の危機介入についての箇所でも，ストレスマネジメントと治療について，またトラウマ後のストレついて少しばかり触れたが，ラザルスとフォルクマン（Lazarus & Folkman, 1984）は，非常に入念な治療法について発表している。それ以後，この方面に関してはほとんど新しい進展がない。ただし，20～30年前までは対立していた異なる学派に属するセラピストたちが，互いの共通基盤を模索し始め，現在でもそれは続けられている。

　まず，次の3つの特別な問題について考察していく。(a)ストレスマネジメントや治療を，臨床上の問題点につなげる（この場合，治療上のプログラムと理論上のアプローチとが一致していなければならない）。(b)状態または特性としての機能障害。(c)私が最も重要と考える，心理学的な変化が引き起こされる経緯。

1．治療法を臨床上の問題点につなげる。

　人々は，実にさまざまな理由から，適応するための困難を経験する。訓練によって，困難を克服する情報や技術を習得できる場合もある。ラザルスとフォルクマン（Lazarus & Folkman, 1984）は，離婚や死別によって配偶者を失い，一人で生きていくことを余儀なくされた男女が抱える問題点について研究した。

　彼らはほとんどの場合，新たなストレスを抱え込む。結婚していたときには主に，またはすべて過去の配偶者によって処理されてきた仕事である。たとえば子どもの世話や，家事全般，金銭の管理，旅行の手続き，車の保守などである。そのうえ孤独や，デートやセックスの相手の不在による慢性的なストレス源も加わる。彼らは新しい困難の登場によって，それほど大きくはないにしても，時々喪失感を覚える。どう対処すればいいかわからないからである。対処しようとする気持ちも起こらず，対処する方法も不適切である

ことが多い。

　おそらく心理療法を必要とするほどではないのかもしれない。しかし，心理療法によって新たな困難を解決するための情報や経験談を聞くことができる。実際，アドバイスを必要としているのである。彼らは，精神的葛藤や神経症的傾向によって悩んでいるのではない。困難を乗り越える方法がわからないのである。友人と話したり，同じような状況の人のために書かれた本を読むだけで，その方法を見つけ出すことができる場合もあるであろう。そして時が過ぎれば，最初はストレスであった事柄が，当たり前の存在になってくる。

　しかし，慢性ストレスを克服しようと，長期間努力したにもかかわらず効果が得られないと，多くの場合，機能障害や苦痛の原因を抱えることになる。問題に対して神経症的になることも考えられる。このような人たちは，自分たちが適応するために必要な方法をとっていないことに，かなり長い間気がつかないのである。必要な情報や方法を探し出して活用したり，孤独の癒し方を考える能力が欠けている場合は，内面的な葛藤や防衛機制，効果のない対処が行われていることが多い。このような人には，心理療法が適している。おそらく神経症になった人は，問題の原点に気がつかず，解決方法を見いだせないでいる。

　したがって，ストレスマネジメントに関する最初の課題は，臨床的判断を下すことである。情報や技術の不十分さのために，トラウマを誘発しかねない状態に一時的に陥っているのか，臨床的介入を必要とする軽度または重度の精神機能障害なのかを判断しなければならない。前者は，わかりやすい問題といえるだろう。しかし，問題を抱えている人はほとんどの場合，正確な診断上の判断を下すことができない状態であるため，専門の臨床家の判断を仰ぐ必要がある。

２．状態または特性としての機能障害

　私は，第１章で構造とプロセスを対照させることに，また，心理学（特にパーソナリティの分野）における，プロセスではなく安定性や構造を過度に強調する現代の傾向を補正することに骨を折った。我々は，神経症的機能障害を一度治療すると，安定した心理構造や人格特性に着目するようになって

しまう (Lazarus, 1989b)。

　なぜなら長期間の適応不良症患者を診察する臨床家は，もっともらしい理由で，困難を抱える患者が訴えている問題は，患者と周囲の環境との関係に常に存在する欠陥であると，仮定してしまうからである。おそらく治療を求めてくる人は，ある意味で傷つきやすい性質をもつ。そのため，周囲の出来事や不器用な対処，またはその両方に対して，常に誤った評価を下す結果となる。こうした現象は，間違いなくその個人の歴史を物語っている。したがって，臨床家はそうしたパーソナリティ特性を精神機能障害の近位原因とみなし，改善すべきだと診断する。

　1つの相互交流（transaction）が機能障害や苦痛の原因となることはまれであり，おそらくは生活における困難の頻発や慢性化が，最も大きな原因であることを，念頭におかなければいけない。1つのトラウマ的出来事が危機を生じさせるとき，その問題は一時的であることが多い。危機理論や危機管理が，従来の療法よりもプロセス中心である理由がここにある。それは患者が危機を乗り越え，前進するよう手助けすることに着目しており，第6章で二次予防として言及した介入のタイプである。

　特定な時期に治療を求める人は，実はしばしば治療を繰り返している。彼らの何かが治療に向かわせているのであり，人間の傷つきやすさの性質を評価する際には，その何かを検討する必要があるだろう。環境による圧力に加え，その人の何かが機能障害や苦痛を呼び起こしているのである。臨床的介入ですべきことは，その何かを明確にし，理解し，その人が変わるのを手助けすることだ。その患者が本当に回復を望んでいるならば，持続性の機能障害や苦痛にこそ，取り組まなければならない。

　認知療法家たち（Beck, 1976; Beck & Emery, 1985; Ellis, 1962; Ellis & Bernard, 1985; Meichenbaum, 1977; and Meichenbaum & Jaremko, 1983）は，患者が物事を不適切にとらえているとみなしている。おそらくこれは，パーソナリティ特性としての防御か，不適切な対処によって現実を歪曲して評価したために起こる現象であろう。治療の目的は，これらの安定した認知的-動機的-関係的傾向を発見し，それらがどのように作用するかを観察し，改善に向けて変えていくことである（心理療法と情動に関する最新文献につ

いては，Freeman, Simon, Beutler, & Arkowitz, 1989; and Safran & Greenberg, 1991を参照）。

3．心理学的な変化が引き起こされる経緯

　精神構造に関する3部構成（認知，動機，情動）の概念はプラトンとアリストテレスが唱えたものである。それらは環境の状態と行動の選択という2つの重要な変数によって補足される。ラザルスとフォルクマン（Lazarus & Folkman, 1984）は，この3部構成の概念に影響を受け，治療によって患者にどのようにして変化が生じるのかを4つのテーマに分けて対照比較し，それぞれのテーマで最も有用とされる治療指標の概念をとりあげた。

　これらは適応と不適応に影響を及ぼす主要な変数とプロセスについての考え方に関係してくるものである。こうした変数は，従来の精神力学による洞察や認知療法を含む。治療の現場では，ほとんどの場合さまざまな方法で混合され，利用されている。そのような変数の組み合わせは，それぞれ治療法の変化に関するあいまいな理論公式を表している。

　概念上の公式は4種類ある。(a)情動が思考と行動を形成する。(b)行動が思考と情動を形成する。(c)環境が思考，情動，行動を形成する。(d)思考が情動と行動を形成する。これらの公式は，評価と対処がどのような経緯で変化するのかを考察する際，有用である。これらの理論上の主な相違点は，認知や動機，情動，環境，行動が心の中で別途に存在するという考え方と関係がある。また，目的とする変化を引き出す難しさについても，あわせて検証すべきであろう。最終的には，動機づけられ，変わろうと努力しなければならないのは患者自身なのである。

　我々が感じ，考え，行動する主たる原因が環境であるとした場合，環境を変えれば，他の変異性やプロセスも相互依存している関係上，変化する。不適応が生じる主な原因が，動機（動因）や情動であるとすると，その原因を変えることが治療の中心となる。ふるまいや行動が，精神機能障害を引き起こす原因であるならば，対処（行動）方法を変え，適応できるように，その患者を導かなければならない。このケースでは，他の変異性があてはまるであろう。そして認知論者たちが信じているように，衝撃的な出来事を評価し，適応する方法に原因がある場合，その評価と適応方法を変えることが治療ス

トラテジー（方略）の鍵となる。

　現代の心理療法において，驚くべきことが1つある。それは，最近増加の傾向にある現象なのであるが，たとえば精神力学や精神分析，行動療法，認知療法など異なる理論の主唱者たちが，思考，動機，情動，環境，対処（行動）の5つの要素が，変化のプロセスにおいて，結びついたり相互に作用しているとする見解に同意したのである。この場合，その変化によって，精神機能障害が悪化するか回復するかは，関係していない。

　適応問題が生じる原因については，二者択一的な考えを避けているのも，最近の傾向である。実際，5つのうち1つの変数だけが，変化の複雑きわまるプロセスにおける唯一の鍵だとする考えは，長い間広く信じられてきたが，メタ理論的には間違っている。1つの変数だけを他から切り離して検証するかわりに，精神の健康は，精神の調和，または統合によって左右されるものであり，不調和と崩壊が精神病理学を構成するとする考えが，支持を集めるようになってきた。

　精神を相いれない機能に分割するには，今まで首尾一貫した行動をとることができなかった人間を思い描いてみるとよい。彼らは，今現在どのような状況におかれたとしても反応すること以外は何もできないのである。適切な指針をもっていないのである。このような人たちは，自分の感情や周囲の環境，自分の欲していることに触れず，どう考えどう行動すべきかわからない（またはコントロールできない），「切断」というような状態に陥っている。

　距離，孤独，離人感，抑圧，分離のように，精神の分離は可能であるということもできる。これらはすべて精神病理学と同等である。しかしこうした感情は，健康な精神状態でも，当然起こる感情なのであるともいえる。それでもやはり，意識の解離は絶対的というよりは，むしろ相対的なものである。ある機能は，他の機能が何をしようとしているかを「認識」しているのである。フィッシャーとピップ（Fischer and Pipp, 1984, p. 89）は次のように述べている。

　　　思考と行動を統合させる能力は，成長とともに高くなり，同時に分離能力も高くなる（たとえば分離と抑圧）。精神は，分離され，かつ統合されているので

ある。単一の意識システムや単一の無意識システムが存在するわけではない。しかし,意識または無意識システムの構成部分は存在し,共同作用したり分離したりする。

そうすると,精神的に健康な人は,1つの中枢神経の組織プロセス,つまりエゴや自己が,どう考えるか,何に価値があるのか,何を追求するか,どう感じるか,どのように行動するかを決めているのだと考えてしまいがちである。動機や認知,情動,行動,環境を分離して検証するには,ある精神状態を想像するとよい。つまり,通常は整理され命令に従順であり,それぞれの機能がそれぞれの機能によって作用する,統合がなされていない分離したシステムとしての精神状態である。しかし統合や調和から成る健康な精神であれば,当然のことながら,自分の情動や思考に合うものを求め,自分の属する環境を整え,思うとおりに行動したくなる (Lazarus, 1989c)。

たとえば,レストランで食事をするという,簡単な設定を想像してみよう。メニューには3種類の料理があるが,どれも非常においしそうで,選ぶのは難しい。しかし我々は,いくら難しくても,長い間悩んだりせず,自分が一番食べたい料理を選ぶ。我々は,何か自分を鼓舞するものがないかぎり,会社のトップと同じようにはふるまない。なぜなら普通,心の中で数々の葛藤が繰り広げられるからだ。

ある目標のとおりに行動する動機と圧力から生まれる心の葛藤のほとんどは,食事のメニューよりも,はるかに健康にとって重要である。それでも我々は,精神的に健康で,一貫性を求め,ときには冗長的で,今までの人生の大部分を過ごし,間違いだと気がついたときには自分たちの選択を変更したりするようにふるまっている。これが,我々が生活の中で完全性と一貫性を体験できる,唯一の方法なのである。

ほかにも,精神の主たる構成要素である,調和と一貫性についての研究がある。これらの研究は,知覚(または認知)と行動の研究にも応用されてきている。たとえば,フォン・ホフステン (von Hofsten, 1985, p. 95) はこれについて述べている。

本章では知覚と行動は，機能上不可分であると主張してきた。目標を設定し，行動を支持する際，知覚する機能が働き，行動がその機能に導かれるのである。仕事関連の重大な特性にかかわる知識を蓄えておけば，即座に行動することができる。

　ネイサー（Neisser, 1985, p. 97）は，フォン・ホフステンの記述を引用したのと同じ編集された書物で次のように述べている。

　　通常の環境においては，知覚と行動は同時進行し，うまく調整されている。知覚と行動との関係は非常に深い。実際，フォン・ホフステン（von Hofsten, 1985, p. 8）は，ほとんど不可分であるとして，次のように述べている。「生物学的機能の見地から，この2つのうちどちらか一方だけを語ることはできない」。しかし残念ながら，この2つを分けて考える作業は，困難なわけではない。我々はこの1世紀，すでに行ってきたのである。

　ストレスによって混乱した患者の心理療法を行う際には，心の要素の断絶してしまった部分を必ず修復しなければならない。これを怠ると，機能障害に発展しかねない。ここで，著名な認知療法家の，これらの要素の相互依存に関する見解を引用し，その後で2人の行動療法家の，治療法を変更した場合の認知，情動，動機の相互依存に関する見解を引用してみる。
　マイケンバウムとキャメロン（Meichenbaum & Cameron, 1983, p. 141）は，ストレス免疫トレーニングの手順を紹介している。それは，職業ストレスを抱える可能性のある人たちが，ストレスを抱える前またはストレスを抱える段階で，前向きなセルフステートメント（自己陳述）を列挙するというものだ。

　　ここでの「セルフステートメント」は，うわのそらで何度でも繰り返せるようなキャッチフレーズや，言葉だけの弁明であってはならない。丸暗記して，繰り返し早口で感情をこめずにしゃべることになりがちな，決まり文句や心理的祈禱と，ストレス免疫トレーニングの目的である，問題解決につながる言葉は違うからである。ごく一般的な常套句に振り回された考えは，効果がないことが多い。

第10章　健康・臨床的介入・展望

　このような，ありきたりで感情のこもらない祈禱は，20世紀初めのフランスの精神療法家エミール・クーエ（Emile Coué）が行った治療法を思い出させる。
　エミール・クーエは，患者に「毎日，すべてのことがよくなっている」と繰り返し言うように指導することで有名になった療法家である。マイケンバウムとキャメロンが前述の優れた論説を発表したので，このアプローチが浸透することはなかった。
　認知療法の先駆者であり，自らが「理性‐感情療法」（RET）と名づけた治療法の開発者であるアルバート・エリス（Albert Ellis, 1984, p. 216）は，認知と動機，情動の調和について次のように述べている。

　　RETでは，人の思考と情動をまったく異なるプロセスとはとらえず，かなりの部分が重複していると考える。ある意味それらの実際的な目的は，すべて基本的に同一なのである。他の2つの基本的生活プロセスである感覚と動き（または行動）と同じように，思考と情動は完全に統合しており，互いを完全に分離してとらえることはできない。たとえば「スミスはこの問題について考える」というのではなく，正確に「スミスはこの問題に，気づき‐動き‐感じ‐考える」というべきでなのである。

　最後に，認知療法の異なる学派の先駆者であるアーロン・T・ベック（Aaron T. Beck）は，認知プロセスを行わず，患者を苦しめている対象を洞察しないで，感情（情動）だけをとらえても，治療効果は期待できないと語っている。彼の説（1987, pp. 161-162）は次の通りである。

　　カタルシスやフラディング（flooding），つまり情動的経験の治療効果があるとすれば，ある種の学術的枠組みは重要な意味をもつ。人間がカタルシス療法や解放反応を，何のメリットもなしに，人生を通じて継続的に受けているのは明らかである。治療環境の内部において患者に与えられるであろうものは，「優れた認知」（hot cognition）を同時に経験し，一歩引いてその経験を客観的に観察する能力である。そして治療効果があるとすれば，その基本的な要素は「優れた認知」の生産物や治療構成の影響，こうした認知の現実検討である。この場合，療法家が精神分析や行動療法，認知療法，または経験に基づいた治療を

行ったかどうかは関係ない。

　認知療法では，精神分析のように患者の適応努力の内容を洞察する必要があると強調している。しかしその洞察は，完全に認知的であり，十分とはいえない。精神分析的な考え方と行動療法を一致させようとしたワッチェル (Wachtel, 1977) が，情動的洞察として言及したものがなければならない。それは，前記の引用においてベックが優れた認知 (hot cognition) と述べたものである。このように精神分析に起源をもつ概念は，療法家のオフィスではなく，生活の現場での相互交流 (transaction) における治療で得た洞察の利用に関連している。なぜなら患者が，頻発する慢性的な機能障害や苦痛に適応しようと，努力しているからである。
　私が診察した患者で最もわかりやすい例は，25歳になる女性の症例だ。ここでは彼女をルースと呼ぶことにする。ルースの母親は非常に強い性格で，ルースを支配し，過保護にしてきた。ルースの悩みは母親とうまくつきあえないことであった（詳細については，Lazarus & Lazarus, 1994, pp. 267-271 を参照）。母親との関係をよくしようと思うとき，ルースはいつも罪の意識を覚え，母親の気持ちを傷つけるのではないかと気遣った。まるで自分が母親を拒絶しているように感じ，仕返しされるかもしれないと恐れた。

　　　ルースは結婚し，妊娠した。すると母親は出産に立ち会いたいと言い出し，家に戻るときも，一緒に付き添いたいと言った。この申し出は，自立したいと強く希望するルースを脅かした。ルースも夫も自分たちで赤ん坊の世話をしたかったし，威圧的な母親の存在は，脅威であった。
　　　ルースは広範な療法を何度も受け，自分と母親との関係で何が問題なのかを理解するようになってきた。しかしいくら洞察したところで，ルースが母親と断固とした態度で対面し，彼女の来訪を防ごうとしなければ意味はない。母親が電話して何かを切り出してくるたびに，若いルースはひどく苦痛を覚え，結局は母親の意見を通してしまうのだった。母親が敵意ある態度をとると，ルースは苦悶や罪悪感をつのらせ，状況をコントロールできなくなってしまう。ルースの夫は彼女の支えになってくれたが，彼もルース同様，自分たちだけで赤

ん坊を育てたいと希望していた。

　電話で話すたびに，ルースは非常に気を遣って母親の来訪を自分がどう感じているかを伝えようと努力した。リハーサルを繰り返しもした。しかし毎回，母親は怒るか悲嘆にくれるかし，ルースは強い態度を続けることができなくなってしまうのであった。何度も試した後，ルースはとうとう母親の説得に成功した。ただし今までのようなやり方ではない。銃を取り出し，自分の決心をゆるがせるような態度をとらせなかったのである。今までにない娘の強い態度に，母親はとうとう引き下がらざるをえなかった。

　ルースは，赤ん坊が生まれて6か月たったある日，母親を家に招いた。この招待は感情的に困難だった。それでもルースは自分が進歩したと感じることができ，精神的な安定を得，母親と和解することができた。このように，自分の内面や問題点を洞察しただけでは自分の対処行動を変え，やっかいな人間関係や相互交流から生じる情動的苦悩を，和らげられるとは限らないのである。

　神経症的な問題と対面することは，治療から学んだことを自分に適用する，困難で苦痛をともなう作業である。この作業は情動的洞察と呼ぶことができる。一度は隠された，無意識の葛藤を認識して苦痛を覚えることと，洞察した内容を適用することの，両方が含まれる。情動的洞察は，今までネガティブな情動をともなっていた人間関係と，今後どうかかわっていくかを情動的に理解する新しい理論である。この情動的洞察なしでは，優れた知識も治療上ほとんど役に立たない。また，洞察に利用した知識が，不必要または無意味であった場合，洞察内容にも確信がもてなくなってしまう。この論説で引用したすべての療法家は，最終的には認知（理解または洞察）と情動が相互依存する原理を強調するか，少なくとも受け入れた。

　行動療法は，精神分析に対する抗議から生まれた治療法である。精神分析は，精神の深い部分での無意識の構造とプロセスとの関連性を唱えている。たとえば自我防衛は，神経症的不安の原因を認めることを拒み，うまく対処できないように作用してしまう。初期段階では，浄化法や洞察という精神分析のあり方は徹底的な反発を呼んだ。

　しかし今日，心理療法家の間では大部分一致をみている。行動療法家がほのめかすには(必ずしも厳密にこれらの言葉によるとは限らないが)，より有効に対処するために，患者たちは，自分たちが傷つきやすいとする患者自身

341

の認識は間違っていることを，認識しなければならない。患者たちは，恐れている何かを避けるのをやめ，現実の世界にもいいことはあると発見できるよう，行動しなくてはならない。実際に，恐れているものと対面し，そこから学ばなければならないのである。ここで2人の現代の行動療法家，フォアとコザックの見解を考察してみる。彼らはラング (Lang, 1977, 1978) の説を引き合いに出して「表出の原理」と呼んでいる。彼らは次のように述べている (Foa and Kozak, 1986, p. 20)。

> 不安症は，恐怖心を起こさせる原因と対面することを避けようとする，継続的な試みである。実際に神経症患者が，自分自身や周囲の環境について不愉快な情報を，認めたり思い出すことを拒否している場合，心理療法の役割は，そうした不快な情報と体面する場をどんどん提供し，実際的な変化を起こすように仕向けることかもしれない。

行動療法家は通常，意味については話さない。しかし，我々を脅かしている何かと対面するためには，次のことを知る必要がある。それは，恐れている何かが現実化したり，害を加えたりすることはなく，今までのようにその何かに対して防衛する必要はないという事実を発見することである。この説には，思いこみを変えることも含まれており，周囲の環境や自分の人間関係について，新しい見地から考えることを意味している。たとえ異なる流派で教えている治療法でも，細かい部分では違っていても類似しており，本質的な部分では重複している。新しい意味が生じた経緯にかかわらず，学ぶということは，変化を起こすために不可欠な要素である。

要 約

情動における認知的 - 動機的 - 関係的理論によると，我々は世間の害や脅威，挑戦，利益と向き合う努力の中で，適応しようと挑戦したり，失敗したりする。評価と対処を中心にすえた理論は，評価理論における認知，動機，

情動,環境からの入力,行動,の5つの概念上の要素に基づいたものである。
　この5つの要素やプロセスをどの言葉で表現しようと,これらの要素から構成される意味は,関連しているとみる風潮がますます強まっている(Lazarus, 1991d)。適応の困難さの程度にかかわらず,そして適応の場が職場か家庭か,また治療のアプローチが予防的であるか治療中心であるかにかかわらず,適応か適応不良かを分析する基本的な心理的構成要素には,常に前述の5つの要素が含まれている。
　したがって,過激なメタ理論を採用しないかぎり,主な精神力学の要素は,採用した理論的アプローチにかかわらず同じである。精神的に健康な状態とは,これらの要素が組み合わさって調和がとれた状態であるに違いない。何が起こっているかを説明する言葉や,5つの要素の組み合わせ方が少し異なることで,治療法はさまざまな方法に区別される。これらの5つの要素は,起こっていることをナラティブの言葉で説明しようが,第8章で述べたように,適応の結果の因果関係的要因としての複合的変数を示す理論公式に則って語ろうが,やはり作用するのである。
　現在では,治療システム間で,議論よりも適合性が存在するようである。適応と適応不良の構造とプロセスについては,以前は心理学の分野で必ず議論するものとされてきたが,今はそれほど熱心に議論を戦わせる理由がない。さまざまな流派で採用している解決法の間で和解が成り立っていることが,このことを証明している。将来的には,共通のテーマを模索する努力がなされ,以前では議論を呼んでいた問題点について,発見の黄金時代が築き上げられることを願っている。

将来の展望

　読者はこの書物を通じて,私が心理学の理論と研究における限定的な方法に,不満を抱いていることを感じるに違いない。心理学が形式をもつ分野として始まった時点から,心理学者たちは,自分たちの研究と自然科学との類

似性を強調しなければならないと感じていた。そして厳格な決定論から成り立つ自然科学を採用することによって，心理学者たちはどのように知識を得るかについて，偏狭な姿勢をとるようになっていった。

行動主義，自然科学との相関性，実証主義による賛同や煽動に影響されて，あまりにも多くの心理学者が，最も優れた研究方法は，研究室の実験と疫学調査の膨大なサンプルを調べることだと認識してしまった。心理学の調査は，主に精神と人の行動における構造的側面に関する仮説を証明したり否定したりすることであると理解されたのである。そして，詳細説明やプロセスについてはほとんど研究されなかった。

その後，研究の数は急増したが，人間がどのように自身の能力を認識し，それを伸ばしていくのかについての研究においては，あまり進展がなかった。増加し続けるデータが科学雑誌で紹介され，ほんの少数の心理学者がそのデータに興味をもった。そして一般的な社会科学者，とりわけ心理学者が，人間やその社会的関係に関する学説に不満を抱くようになってきた。なかでも後に実証主義者の中心となったリチャード・ジェッサー (Richard Jessor, 1996) は，心理学の理論や研究方法の開放を求め，楽観論を唱えた。

私は自分の不満を口にするたびに，この不満は観察結果の解釈に関する不注意や，構成概念の測定のずさんさに対するものではないと，付け加える必要性を感じた。それぞれの心理学の調査では，可能な限り正確で，かつ的確に解明できる方法を採用することが必要である。

綿密なインタビューを行って自己報告データを作成する際は，確実なインタビュー形式を採用し，正確な自己報告を得られるようにするべきである。また，既存データを用いて心理学的特性とプロセスを測定する際は，そのデータを慎重に組み立て，妥当化と生活環境への適応に重要とされる精神の質とプロセスに関連づけて構成するべきである。たとえプロセスや変化に注意するとしても，評価手順については，不用意なものを利用してはならない。心理測定学の原理と，不変な特性を研究するために開発された定義とは，異なる存在なのである。

私としてはもっと偏見がなく，多様な評価方法を採用するべきであると思っている。評価方法は，研究の由来となった概念化と一致していなければな

らない。私が自己報告や行動観察，精神生理学のデータなど，さまざまな種類のデータを可能な限り使用するよう勧めたときには，精神力学の推論の質を高めながらも，1つの方法のみを重用しないことを目指していた。

3つの基本的なデータソースは，すべて検証したデータを体系づける推論を必要とする。そして可能であれば複数のデータソースを使用して，現実の症例をその推論に結びつける。行動の直接的観察記録や精神生理学のデータから，推論を導き出すことに問題点があるのと同様に，自己報告データから推論を構築することにも問題点がある。データソースが1つであっても，複数の場合と比較して間違いが生じやすいわけではなく，最も優れた解釈を導き出すこともある。

しかし，他の問題にも注意を払わなければならない。その問題とはすなわち，解釈の妥当性を高めるために複数のデータソースを利用しても，以前に認識または承認されたデータよりも，扱いが困難であるという事実である。複数のデータソースを研究で利用すれば，結果が一致しないものも出てくる。このようなデータの不一致は頻繁に起こり，研究者を困惑させる。そうなると，データの多様性に関する懸念が高まり，解釈上の妥当性は1つのデータソースから導き出されると考えたくなる。

臨床の現場で，このような不一致がみられる場合は，患者が疾患を隠していたり防衛的になっていることを意味し，医者が患者の動機を正しく理解していないと推定される。しかし，それぞれのデータソースが，異なる分析レベルで活用できるという考え方も可能である。つまり行動，思考の主観的報告，願望，情動，精神生理学上の測定は，それぞれ異なる原因から生じるとする考えである。

逆に，顔の表情などの1つの反応測定を，情動状態を客観的に判断する指標であるとする，広く浸透しているが不適切な考えがある。この考えは，情動が種の遺伝学や進化論によってほぼ決定されるという誇張論の上に成り立っている。この考えによると，怒りを感じたとき，抑えようとしたところで，怒りを表す表情は顔に出てしまう。洞察力のある観察者やカメラには隠しきれない。

この考え方はまったくの間違いか，せいぜい半分だけ真実である。問題は，

情動そのものを示す表情同様，他の表情をする決定因子もあることだ。たとえば，敵対的な人間関係においては，実際の情動とは異なる表情を押しとおす必要がある（Fridlund, 1991, 1994）。自律神経系疾患の診断や，身体のエネルギーを反映するホルモンの測定についても，同じことがいえる。このように，怒りや抑圧などの情動を調節することは，状況の意味を再評価するよりも自律神経の問題を引き起こす結果となった（Gross, 1998）。

ここで重要なのは，それぞれの反応データのソースは，複数の要素からのほうがより大きな影響を受けるということである。したがって，分析のレベルが違うからといって，完全な合意を得られるわけではない。ただし，適切な研究に基づかない経験のみによる疑問があふれる状態での，ある程度の合意なら得られる。さまざまなデータソースを採用して仮説を確認する前に，適応における複雑で多様なパターンがどう影響するのか，そのルールについて学んでおくべきであろう。しかし，この作業が必要となると，複数のデータソースの利用を勧めにくくなる。各データソースは，それぞれ社会的に解釈上の意味があるからである。

数年前，同僚と私は，自律神経系の内部における，心拍数と皮膚の伝導係数の間の，相関関係は，個人間または個人内のいずれの相関関係式を採用したかに左右されることを発表した。個人間の相関関係式での調査結果はほとんど 0 であったが，個人内相関関係式を採用したときは 5 を示した（Lazarus, Speisman, & Mordkoff, 1963）。つまり，データソースの一致または不一致に関する疑問の答えを導き出す方法では，大きな相違点が生じる場合がある。

反応測定における相関関係の問題点は，ほとんどとりあげられてこなかった。最近私は，出版予定のあるライナー・ライゼンツァイン（Rainer Reisenzein）の準備段階の論文草稿を，ドイツのバイエルフェルド大学で読む機会があった。その論文で著者は，人が驚いている情動状態を症例として挙げ，その情動症候群を構成する要素が関係している度合いについて検証している。

ライゼンチンはメタ理論と方法論の問題点を慎重に考察し，極端に綿密で複雑な研究によって得られた重要なデータを提供していた。その研究では，相関関係は大体においてささやかといえる程度だった。また，そのデータは，個人内方法論には個人間方法論よりも強い関係性があるとする，ラザルス，

スペースマン，モルドコフ（Lazarus, Speisman, and Mordkoff, 1963）の見解を支持する数値をも示した。この問題に興味がある人は，著者に手紙を書くか，その論文が発表される日時を確かめるとよい。

　第1章でとりあげた内容と重複するが，心理学の未来の指標となる，4つのテーマを紹介しようと思う。私はLazarus, 1998aの最終項でも，似たような論拠を異なる形式で発表したが，ここでは簡潔に述べることにする。

　最初に，主観的な用語で精神について考察することに対して不本意な気持ちをもっていても，それを捨てるということだ。これは，評価の概念を語るうえでの前提である。ただし私の主観性は，従来の現象学とは同じではない。第1章で述べたことを，強調のためにここでも繰り返すが，私は，評価するということは，相互交流（transaction）の現実を知りたいという要求と，同時に必要と希望に基づいてできるかぎり楽観的な判断をしたいという要求の間の，継続的な交渉のプロセスであると考えている。このようなスタンスが評価プロセスに統合されなかったら，人間という種族，そしてその中の個人のほとんどは，生き残り，繁栄することがないであろう。

　2番目に，我々は規範的原則に沿って行うことを，研究として定義することをやめるべきである。その結果として，心理学の分野を一般に人間とだけ関連させて，扱うことができるからである。むしろ，個々やグループ間の差異を真剣にとらえ，詳細を考察するべきである。科学において，詳細の考察は原因分析と同じぐらい不可欠である。たとえパーソナリティ心理学であっても，規範データに焦点にあて考察することで，対象者をそれぞれの歴史をもつ複雑な個人としてとらえることができるようになる。

　この問題には，普遍的かつ個人主義的な側面がある。私がこの分野に足を踏み入れたとき，普遍性と個人性についての警句を耳にし，かなり好ましく思ったことがある。非常に簡潔にまとめていたように聞こえたからである。その基本的テーマは，ある意味で我々は他の人と同じであり，また別の意味では，誰にも似ていないというものであった。

　文化人類学者のショアー（Shore, 1996）は，人類学とは普遍性の概念と，文化の相違は生命をどういう角度で解釈するかによるとする考え方との間で，長い間苦心してきた学問だと述べている。しかし，人がどのように思考し，

感じるか確固たる証拠がないのであれば，文化に関する形式的見解がすべての者，あるいは社会に属するほとんどの人間に内面化されていると仮定してはならない。

　文化を集合現象とする見解を非難することになるであろうが，我々一人ひとりは，自分の属する文化の構成要素である。どの症例においても，個人の相違というものを認識しているのと同時に，周囲の人々や，地球上に住む人々と共有している考え方の存在を立証する必要がある。この問題は，文化人類学者でもあり心理学者でもあるショアーが指摘するとおり，過去においてまだ解明されたことがなく，非常に扱いにくい。

　3番目に，過去の刺激-反応心理学と対照，区別して，あらゆる状況での人間と時間との関係とを表す用語を開発する必要がある。このことは，普遍的メカニズムのみで過去に焦点をあてるのとは対照的に，自分たちをもっと状況的に観察する必要性を意味している。

　そして重要なのは，人間の行動と反応をかたどる「関係的意味」を，楽観的に考えなければならないことである。関係的意味は，フィードバックループによって決まる。我々はデジタルコンピュータで同一のループを使用しているが，起こっている事柄を個々が構成しているとする考えは捨てる。以前述べたように，意味はそれで決まったとしても，情報は意味ではない。私はストレスや情動，対処を理解するこれ以上の方法はないと確信している。このような方法は簡単ではない。しかし本当に有効な心理学の研究法を確立するためには，絶対に必要なことなのである。

　我々は，従来の因果的分析では，学んだ内容が別個の要素となり「部分と全体」の関係に影響してしまうため，求めていた解釈は得られないと考える勇気をもつべきであろう。本当に理解するためには，部分であっても全体に統括して考えなければならない。

　原因-効果についての見解を，適切に考察に組み込むためには，「縦断的」な研究か，少なくとも将来性のある研究か繰り返し採用されてきた研究方法に注目しなければならない。横断的な研究方法では，原因に関する適切な見解を引き出せないからである。また，統計学上の平均値や中央値よりはむしろ，個々の対象者を描写することが必要となる。

私が今まで述べてきたことは，因果的分析法は自分たちや世界を理解する唯一の方法ではないということを意味する。統合がなければ，還元分析は，結局は科学としては不適切になってしまう。しかし，アリストテレスが指摘したとおり，原因を考える場合，その考え方は幾通りも存在する。私自身は，総合的因果関係よりむしろ，論理的因果関係について考察してきた。論理的因果関係における評価パターンでは，原因とのいかなる関連性も介在させずに論理的に特殊な感情が示されている。言い換えれば，関係的意味と情動とは，同じプロセスの異なる側面だと考えることができる。1つのことがもう一方のことを示すのである（たとえば Shweder, 1993b を参照）。興味のある読者は，Lazarus, 1991a, 1998a の中で，同様のことを詳細にわたって記述したので，そちらを参照してほしい。

　科学はすべて，部分‐全体の関係で成り立っている。たとえば，細胞と器官，器官と人間，人間と人間においてもそうであるし，人間とグループや国，生態系など，個人より大きな世界との関係においても，同じことがいえる。この見解は，場理論へとつながっている。数年前，勇気のある療法家たちが，はっきりとそう述べたことがある（Murphy, 1947/1966）。我々はそうした療法家たちの，今まで心理学分野では危険とみなされてきた見解を，再発見しなければならない。

　どの考察が将来，現実となるかはわからない。心理学は論争的な学問であり，どんな根本的な新機軸でもなかなか受け入れられず，ましてやプログラム的な変化を起こすことなどは困難を極める。学会の報酬構造にも問題がある。プログラム的な研究や実験の反復よりも，数多くの論文を発表することが，学問の王国で報酬を得る方法なのだ。

　私は，もう1つの最近の論文（Lazarus, 1998a）を，心理学にとって厳格な意味をもち，一方では希望に満ちている，占いクッキーに入っている格言のようなメッセージで終えた。このメッセージは，「不満足は，人間および国家が進歩するための，最初の一歩である」というものである。そこには，心理学の方向性とそのプロセスに対する不満の高まりが表れている。我々がアナトール・フランスのパングロス博士（Dr. Pangloss）のように，今自分がもっているものが世界で一番であるとひとりよがりに信じていたら，ストレ

スや対処，情動に関する私の今後の見解はもちろん，心理学全体が認められないであろう。

　不可能なことのように思えるが，私は長期にわたって重ねてきた努力から生まれたプラスの所産を考察し，人間の精神と，生きていくうえでのストレスに適応するという困難な作業に果たす精神の役割を知ることができればと願っている。

　初老にある私が，次の章まで生きられるかどうかは疑わしいが，それでも，我々は新たな「黄金時代」に向かっているものと信じたい。読者諸君は，私のこの最後の意見を傲慢だと思わずに聞いていただきたい。次の世代では，心理学のあり方を変え，人間を理解するように務めなければならない。そうすれば将来，心理学はもっと役に立つ存在になるであろう。

参考文献

Abella, R., & Heslin, R. (1989). Appraisal processes, coping, and the regulation of stress-related emotions in a college examination. *Basic and Applied Social Psychology, 10,* 311–327.
Ader, R. (1981). (Ed.). *Psychoneuroimmunology.* New York: Academic Press.
Ahlström, G. (1994). *Consequences of muscular dystrophy: Impairment, disability, coping, and quality of life.* Doctoral Dissertation. Acta Universitatis Upsaliensis, Uppsala.
Ainsworth, M. D. S. (1979). Infant-mother attachment. *American Psychologist, 34,* 932–937.
Albee, G. W. (1998). Is the bible the only source of truth? *Contemporary Psychology, 43,* 571–572.
Aldwin, C. M. (1994). *Stress, coping, and development: An integrative perspective.* New York: Guilford.
Aldwin, C. M., & Brustrom, J. (1997). Theories of coping with chronic stress: Illustrations from the health psychology and aging literatures. In B. H. Gottlieb (Ed.), *Coping with chronic stress* (pp. 75–103). New York: Plenum.
Aldwin, C. M., & Revenson, T. A. (1987). Does coping help? A reexamination of the relation between coping and mental health. *Journal of Personality and Social Psychology, 53,* 337–348.
Al-Issa, I., & Tousignant, M. (1997). (Eds.). *Ethnicity, immigration, and psychopathology.* New York: Plenum.
Allport, G. W. (1937). *Personality: A psychological interpretation.* New York: Holt, Rinehart, & Winston.
Allport, G. W., & Vernon, P. E. (1933). *Studies in expressive movement.* New York: Macmillan.
American Psychiatric Association (1980). *Diagnostic and statistical manual of mental disorders* (3rd Ed., rev.) Washington, DC: Author.
American Psychiatric Association (1994). *Diagnostic and statistical manual of mental disorders* (4th ed.). Washington, DC: Author.

Antonovsky, A. (1987). *Unraveling the mystery of health: How people manage stress and stay well.* San Francisco: Jossey-Bass.

Aristotle. (1941). Rhetoric. In R. McKeon (Ed.), *The basic works of Aristotle.* New York: Random House.

Arnold, M. B. (1960). *Emotion and personality* (2 vols.), New York: Columbia University Press.

Aron, A., & Westbay, L. (1996). Dimensions of the prototype of love. *Journal of Personality and Social Psychology, 70,* 535–551.

Asch, S. E. (1952). *Social psychology.* Upper Saddle River, NJ: Prentice Hall.

Auerbach, S. M. (1989). Stress management and coping research in the health care setting: An overview and methodological commentary, *Journal of Consulting and Clinical Psychology, 57,* 388–395.

Averill, J. R. (1982). *Anger and aggression: An essay on emotion.* New York: Springer-Verlag.

Averill, J. R. (1983). Studies on anger and aggression: Implications for a theory of emotion. *American Psychologist, 38,* 1145–1160.

Babrow, A. S., Kasch, C. R., & Ford, L. A. (in press). The many meanings of "uncertainty" in illness: Toward a systematic accounting. *Health Communication.*

Baker, G. W., & Chapman, D. W. (Eds.). (1962). *Man and society in disaster.* New York: Basic Books.

Baltes, P. B., & Baltes, M. M. (1990). Psychological perspectives on successful aging: The model of selective optimization with compensation. In P. B. Baltes, & M. M. Baltes (Eds.), *Successful aging: Perspectives from the behavioral sciences* (pp. 1–34). New York: Cambridge University Press.

Baltes, P. B., & Carstenson, L. L. (1996). The process of successful ageing. *Aging and Society, 16,* 397–422.

Bandura, A. (1982). Self-efficacy mechanism in human agency. *American Psychologist, 37,* 122–147.

Bandura, A. (1997). *Self-efficacy: The exercise of control.* New York: Freeman.

Bargh, J. A. (1990). Auto-motives: Preconscious determinants of social interaction. In E. T. Higgins & R. M. Sorrentino (Eds.), *Handbook of motivation and cognition* (Vol. 2, pp. 93–130). New York: Guilford.

Baron, R. M., & Boudreau, L. A. (1987). an ecological perspective on integrating personality and social psychology. *Journal of Personality and Social Psychology, 53,* 1222–1228.

Barone, D. F. (1991). Developing a transactional psychology of work stress. In P. L. Perewé (Ed.), *Handbook of job stress.* Special issue of the *Journal of Social Behavior and Personality, 6,* 31–38.

Barrera, M. (1981). Social support in the adjustment of pregnant adolescents: Assessment issues. In B. H. Gottlieb (Ed.), *Social networks and social support* (pp. 69–96). Beverly Hills, CA: Sage.

Baumeister, R. F., & Wotman, S. R. (1992). *Breaking hearts: The two sides of unrequited love.* New York: Guilford.

Beck, A. T. (1976). *Cognitive therapy and the emotional disorders.* New York: International Universities Press.

Beck, A. T. (1987). Cognitive therapy. In J. Zeig (Ed.), *Evolution of psychotherapy.* New York: Brunner/Mazel.

Beck, A. T., & Emery, G. (1985). *Anxiety disorders and phobias: A cognitive perspective.* New York: Basic Books.

Ben-Zur, H. (in press). Dimensions and patterns in decision making models and the controlled/automatic distinction in human information processing. *European Journal of Cognitive Psychology.*

Ben-Zur, H., & Wardi, N. (1994). Type A behavior pattern and decision making strategies. *Personality and Individual Differences, 17,* 323–334.

Bergman, L. R., & Magnusson, D. (1979). Overachievement and catacholamine excretion in an achievement-demanding situation. *Psychosomatic Medicine, 41,* 181–188.

Berkman, L., & Syme, S. L. (1979). Social networks, host resistance, and mortality: A nine-year follow-up study of Alameda County residences. *American Journal of Epidemiology, 109,* 186–204.

Berkowitz, L. (1962). *Aggression.* New York: McGraw-Hill.

Berkowitz, L. (1989). Frustration-aggression hypothesis: Examination and reformulation. *Psychological Bulletin, 106,* 59–73.

Bernard, V. W., Ottenberg, P., & Redl, F. (1965). Dehumanization: A composite psychological defense in relation to modern war (pp. 64–82). In M. Schwebel (Ed.), *Behavioral science and behavior books.* Palo Alto: Science and Behavior Books.

Berry, J. W. & Commentators (1997). Immigration, acculturation, and adaptation. *Applied Psychology: An International Review, 46,* 5–68.

Blascovich, J., & Tomaka, J. (1996). The biopsychosocial model of arousal regulation. *Advances in Experimental Social Psychology, 28,* 1–51.

Block, J. (1961). *The Q-sort method in personality assessment and psychiatric research.* Springfield, IL: Charles. C. Thomas.

Block, J. H., & Block, J. (1980). The role of ego control and ego resiliency in the organization of behavior. In W. A. Collins (Ed.), *Development of cognition, affect, and social relations: The Minnesota symposium in child psychology* (pp. 39–101). Hillsdale, NJ: Erlbaum.

Bolger, N. (1990). Coping as a personality process: A prospective study. *Journal of Personality and Social Psychology, 59,* 525–537.

Bolger, N., Foster, M., Vinokur, A. D., & Ng, R. (1996). Close relationships and adjustment to a life crisis: The case of breast cancer. *Journal of Personality and Social Psychology, 70,* 283–294.

Bolles, R. C. (1974). Cognition and motivation: Some historical trends. In B. Weiner (Ed.), *Cognitive views of human motivation* (pp. 1–20). New York: Academic Press.

Bombadier, C. H., D'Amico, C., & Jordan, J. S. (1990). The relationship of appraisal and coping to chronic illness adjustment. *Behavior Research and Therapy, 28,* 297–304.

Bond, M. H., & Smith, P. B. (1996). Cross-cultural social and organizational psychology. *Annual Review of Psychology, 47,* 205–235.

Bowers, K. S. (1987). Revisioning the unconscious. *Canadian Psychology/Psychologie Canadienne, 28,* 93–132.

Bowlby, J. (1969). *Attachment and loss: Vol. 1. Attachment.* New York: Basic Books.

Bowlby, J. (1973). *Attachment and loss: Vol. 2. Separation: Anxiety and anger.* New York: Basic Books.

Bowlby, J. (1980). *Attachment and loss: Vol. 3. Loss: Sadness and depression.* New York: Basic Books.

Bramsen, I., Bleiker, E. M. A., Mattanja Triemstra, A. H., Van Rossum, S. M. G., & Van Der Ploeg, H. M. (1995). *Anxiety, Stress, and Coping, 8,* 337–352.

Brewin, C. R. (1989). Cognitive change processes in psychotherapy. *Psychological Review, 96,* 379–394.

Brewin, C. R., Dalgleish, T., & Joseph, S. (1996). A dual representation theory of posttraumatic stress disorder. *Psychological Review, 103,* 670–686.

Brewin, C. R., MacCarthy, B., & Furnham, A. (1989). Social support in the face of adversity: The role of cognitive appraisal. *Journal of Research in Personality, 23,* 354–372.

Brief, A. P., & George, J. M. (1991). Psychological stress in the workplace: A brief comment on Lazarus' outlook. In P. L. Perewé (Ed.), *Handbook of job stress.* Special issue of the *Journal of Social Behavior and Personality, 6,* 15–20.

Brody, N. (Ed.). (1987). The unconscious. *Personality and Social Psychology Bulletin, Special issue, 13.*

Bronfenbrenner, R. (1986). Ecology of the family as a context for human development. *Developmental Psychology, 22,* 723–742.

Brown, D. E. (1991). *Human universals.* New York: McGraw-Hill.

Bruner, J. S. (1990). *Acts of meaning.* Cambridge, MA: Harvard University Press.

Bruner, J. S., & Goodman, C. D. (1947). Value and need as organizing factors in perception. *Journal of Abnormal and Social Psychology, 42,* 33–44.

Bruni, F. (1998). At the end of the rainbow, ennui in the pot of gold. *New York Times,* March 1, Section 4, pp. 1–4.

Buck, R. (1985). Prime theory: An integrated view of motivation and emotion. *Psychological Review, 92,* 389–413.

Bugental, J. F. T. (1990). *Intimate journeys: Stories from life-changing therapy.* San Francisco: Jossey-Bass.

Buss, A. (1961). *The psychology of aggression.* New York: Wiley.

Byrne, D. (1964). Repression-sensitization as a dimension of personality. In B. A. Maher (Ed.), *Progress in experimental personality research* (Vol. 1, pp. 169–220). New York: Academic Press.

Caccioppo, J. T., & Berntson, G. G. (1992). Social psychological contributions to the decade of the brain: Doctrine of multilevel analysis. *American Psychologist, 47,* 1019–1028.

Calhoun, C., & Solomon, R. S. (1984). (Eds.). *What is an emotion?: Classic readings in philosophical psychology.* New York: Oxford University Press.

Campos, J. J., Campos, R. G., & Barrett, K. C. (1989). Emergent themes in the study of emotional development and emotion regulation. *Developmental Psychology, 25,* 394–402.

Campos, J., Mumme, D., Kermoian, R., & Campos, R. (1994). A functionalist perspective on the nature of emotion. In N. Fox (Ed.), The development of emotional regulation: Biological and behavioral considerations. *Monographs of the Society for Research in Child Development,* Vol. 59 (2/3, Serial No. 240).

Campos, J. J., & Stenberg, C. (1981). Perception, appraisal, and emotion: The onset of social referencing. In M. E. Lamb & L. R. Sherrod (Eds.), *Infant social cognition: Empirical and theoretical considerations.* Hillsdale: NJ: Erlbaum.

Cannon, W. B. (1932). *The wisdom of the body* (2nd ed.). New York: Norton.

Caplan, G. (1964). *Principles of preventive psychiatry.* New York: Basic Books.

Caputo, J. L., Rudolph, D. L., & Morgan, D. W. (1998). Influence of positive life events on blood pressure in adolescents. *Journal of Behavioral Medicine, 21,* 115–129.

Carlson, R. (1971). Where is the person in personality research? *Psychological Bulletin, 75,* 203–219.

Carstensen, L. L., Graff, J., Levenson, R. W., & Gottman, J. M. (1996). Affect in intimate relationships: The developmental course of marriage. In C. Magai & S. H. McFadden (Eds.), *Handbook of emotion, adult development, and aging* (pp. 227–247). San Diego: Academic Press.

Carthy, J. D., & Ebling, F. J. (1964). *The natural history of aggression.* London: Academic Press.

Carver, C. S. (1996). Foreword. In M. Zeidner & N. S. Endler (Eds.), *Handbook of coping: Theory, research, applications* (pp. xi–xiii). New York: Wiley.

Caspi, A., Bolger, N., & Eckenrode, J. (1987). Linking person and context in the daily stress process. *Journal of Personality and Social Psychology, 52,* 184–195.

Cassel, J. (1976). The contribution of the social environment to host resistance. *American Journal of Epidemiology, 104,* 107–123.

Ceslowitz, S. B. (1989). Burnout and coping strategies among hospital staff nurses. *Journal of Advanced Nursing, 14,* 553–557.

Chang, E. C. (1998). Dispositional optimism and primary and secondary appraisal of a stressor: Controlling for confounding influences and relations to coping and psychological and physical adjustment. *Journal of Personality and Social Psychology, 74,* 1109–1120.

Cignac, M. A. M., & Gottlieb, B. H. (1997). Changes in coping with chronic stress: The role of caregivers' appraisals of coping efficacy. In B. H. Gottlieb (Ed.), *Coping with chronic stress* (pp. 245–267). New York: Plenum.

Cobb, S. (1976). Social support as a moderator of life stress. *Psychosomatic Medicine, 38,* 300–314.

Coelho, G. V. (Ed.). (1972). *Mental health and social change: An annotated bibliography.* Rockville, Md: National Institute of Mental Health.

Coelho, G. V., & Irving, R. I. (Eds.). (1981). *Coping and adaptation: An annotated bibliography and study guide.* Rockville, MD: National Institute of Mental Health.

Cofer, C. N. & Appley, M. H. (1964). *Motivation: Theory and research.* New York: Wiley.

Cohen, F., & Lazarus, R. S. (1973). Active coping processes, coping dispositions, and recovery from surgery. *Psychosomatic Medicine, 35,* 375–398.

Cohen, F., Reese, L. B., Kaplan, G. A., & Riggio, R. E. (1986). Coping with the stresses of arthritis. In R. W. Moskowitz & M. R. Haug (Eds.), *Arthritis and the elderly.* New York: Springer.

Cohen, S., Kaplan, J. R., Cunnick, J. E., Manuck, S. B., & Rabin, B. S. (1992). Chronic social stress, affiliation, and cellular immune response in nonhuman primates. *Psychological Science, 3,* 301–304.

Cohen, S., Kessler, R. C., & Gordon, L. U. *Measuring stress.* New York: Oxford, 1995.

Cohen, S., Tyrrell, D. A. J., & Smith, A. P. (1991). Psychological stress and susceptibility to the common cold. *New England Journal of Medicine, 325,* 606–612.

Cohler, B. J. (1982). Personal narrative and the life course. In P. Baltes & O. G. Brim Jr. (Eds.), *Life span development and behavior* (Vol. 4, pp. 205–241). New York: Academic Press.

Coles, R. (1989). *The call to stories.* Boston: Houghton Mifflin.

Collins, D. L., Baum, A., & Singer, J. E. (1983). Coping with chronic stress at Three Mile Island. *Health Psychology, 2,* 149–166.

Compas, B. E. (1987). Coping with stress during childhood and adolescence. *Psychological Bulletin, 101,* 393–403.

Compas, B. E., Connor, J., Osowiecki, D., & Welch, A. (1997). Effortful and involuntary responses to stress: Implications for coping with chronic stress (pp. 105–130). In B. H. Gottlieb (Ed)., *Coping with chronic stress.* New York: Plenum.

Compas, B. E., Davis, G. E., Forsythe, C. J., & Wagner, B. M. (1987). Assessment of major and daily stressful events during adolescence: The adolescent perceived events scale. *Journal of Consulting and Clinical Psychology, 55,* 534–541.

Compas, B. E., Malcarne, V. L., & Fondacaro, K. M. (1988). Coping with stressful events in older children and young adolescents. *Journal of Consulting and Clinical Psychology, 56,* 405–411.

Compas, B. E., Worsham, N. L., & Ey, S. (1992). Conceptual and developmental issues in children's coping with stress. In A. M. La Greca, L. J. Siegel, J. L. Wallander, & C. E. Walker (Eds.), *Stress and coping in child health* (pp. 7–24). New York: Guilford.

Conway, M. A., & Bekerian, D. A. (1987). Situational knowledge and emotions. *Cognition and Emotion, 1,* 145–191.

Cooper, C. L., & Payne, R. (1980). *Current concerns in occcupational stress.* Chichester, England: Wiley.

Cooper, C. L., & Payne, R. (1991). *Personality and stress: Individual differences in the stress process.* Chichester, England: Wiley.

Corlett, E. N., & Richardson, J. (1981). *Stress, work design, and productivity.* Chichester, England: Wiley.

Costa, P. T., Somerfield, M. R., and McCrae, R. R. (1996). In M. Zeidner & N. S. Endler (Eds.). *Handbook of coping: Theory, research, applications* (pp. 44–61). New York: Wiley.

Covington, M. V., & Omelich, C. L. (1987). "I knew it was cold before the exam": A test of the anxiety-blockage hypothesis. *Journal of Educational Psychology, 79,* 393–400.

Crocker, P., & Bouffard, M. (1990, Nov-Dec). Coping and participation of physically disabled adults in physical activity. *Journal de L'ACSEPL.*

Croog, S. (1970). The family as a source of stress. In S. Levine & N. A. Scotch (Eds). *Social stress*. Chicago: Aldine.

Croyle, R. T. (in press). Appraisal of health threats: Cognition, motivation, and social comparison [Special issue]. *Cognitive therapy and research: Cognitive perspectives in Health Psychology*.

Croyle, R. T., Sun, Yi-Chun, & Louie, D. H. (1993). Psychological minimization of cholesterol test results: Moderators of appraisal in college students and community residents. *Health Psychology, 12,* 503–507.

Cunningham, A. J. (1996). Can the self affect the course of cancer? *Advances, 12,* 58–62.

Dafter, R. E. (1996). Shifts of core emotional self-experience: Can they influence cancer outcomes? *Advances, 12,* 63–71.

Dalkvist, J., & Rollenhagen, C. (1989). *On the cognitive aspects of emotions: A review and a model* (No. 703). Department of Psychology, University of Stockholm.

Deary, I. J., Blenkin, H., Agius, R. M., Endler, N. S., Zealley, H., & Wood, R. (1996). Models of job-related stress and personal achievement among consultant doctors. *British Journal of Psychology, 93,* 222–230.

DeLongis, A., Coyne, J. C., Dakof, G., Folkman, S., & Lazarus, R. S. (1982). Relationship of daily hassles, uplifts, and major life events to health status. *Health Psychology, 1,* 119–136.

DeLongis, A., Folkman, S., & Lazarus, R. S. (1988). Hassles, health, and mood: Psychological and social resources as mediators. *Journal of Personality and Social Psychology, 54,* 486–495.

De Ridder, D. T. D. (1995). Social status and coping: An exploration of the mediating role of beliefs. *Anxiety, Stress, and Coping, 8,* 311–324.

de Rivera, J. (1977). A structural theory of the emotions, Monograph 40. *Psychological Issues, 10,* 9–169.

de Rivera, J., Possell, L., Verette, J. A., & Weiner, B. (1989). Distinguishing elation, gladness, and joy. *Journal of Personality and Social Psychology, 57,* 1015–1023.

de Sousa, R. (1995). Consciousness and rationality: How not to reinvent the wheel. *Psychological Inquiry, 6,* 208–212.

Dewe, P. J. (1987). New Zealand ministers of religion: Identifying sources of stress and coping strategies. *Work & Stress, 1,* 351–363.

Dewe, P. J. (1989). Examining the nature of work stress: Individual evaluations of stressful experiences and coping. *Human Relations, 42,* 993–1013.

Dewe, P. J. (1991a). Measuring work stressors: The role of frequency, duration, and demand. *Work & Stress, 5,* 77–91.

Dewe, P. J. (1991b). Primary appraisal, secondary appraisal and coping:

Their role in stressful work encounters. *Journal of Occupational Psychology, 64,* 331–351.

Dewe, P. J. (1992a). The appraisal process: Exploring the role of meaning, importance, control, and coping in work stress. *Anxiety, Stress, and Coping, 5,* 95–109.

Dewe, P. J. (1992b). Applying the concept of appraisal to work stressors: Some exploratory analysis. *Human Relations, 45,* 143–164.

Dewe, P. J., & Guest, D. E. (1990). Methods of coping with stress at work: A conceptual analysis and empirical study of measurement issues. *Journal of Organizational Behavior, 11,* 135–150.

Dewey, J. (1894). The theory of emotion. (1894). *The Psychological Review, I,* 553–569.

Dewey, J., & Bentley, A. E. (1949). *Knowing and the known.* Boston: Beacon Press.

Diener, E. (1984). Subjective well-being. *Psychological Bulletin, 95,* 542–575.

Dohrenwend, B. S., & Dohrenwend, B. P. (1974). *Stressful life events: Their nature and effects.* New York: Wiley.

Dohrenwend, B. S., Dohrenwend, B. P., Dodson, M., & Shrout, P. E. (1984). Symptoms, hassles, social supports and life events: The problem of confounded measures. *Journal of Abnormal Psychology, 93,* 222–230.

Dreikurs, R. (Ed.). (1967). *Psychodynamics, psychotherapy, and counseling.* Chicago: Alfred Adler Institute.

Duffy, E. (1962). *Activation and behavior.* New York: Wiley.

Dunahoo, C. L., Hobfoll, S. E., Monnier, J., Hulsizer, M. R., & Johnson, R. (1998). There's more than rugged individualism in coping: 1. Even the lone ranger had Tonto. *Anxiety, Stress, and Coping, 11,* 137–165.

Dunkel-Schetter, C., Feinstein, L. G., Taylor, S. E., & Falke, R. L. (1992). Patterns of coping with cancer. *Health Psychology, 11,* 79–87.

Dunn, J. (1988). *The beginnings of social understanding.* Cambridge, MA: Harvard University Press.

Dunn, J., & Munn, P. (1985). Becoming a family member: Family conflict and the development of social understanding in the second year. *Child Development, 56,* 480–492.

Durkheim, E. (1893). *De la division du travail social.* Paris: F. Alcan. (Not read.)

Dweck, C. S., & Licht, B. G. (1980). Learned helplessness and intellectual achievement. In J. Garber & M. E. P. Seligman (Eds.), *Human helplessness: Theory and applications* (pp. 197–221). New York: Academic Press.

Dweck, C. S., & Wortman, C. B. (1982). Learned helplessness, anxiety, and achievement motivation: Neglected parallels in cognitive, affective, and coping responses. In H. W. Krohne & L. Laux (Eds.), *Achievement, stress, and anxiety* (pp. 93–125). Washington, DC: Hemisphere.

D'Zurilla, T. J. (1986). *Problem-solving therapy: A social competence approach to clinical intervention.* New York: Springer.

D'Zurilla, T. J., & Goldfried, M. (1971). Problem solving and behavior modification. *Journal of Abnormal Psychology, 78,* 107–126.

D'Zurilla, T. J., & Nezu, A. (1982). Social problem solving in adults. In P. C. Kendall (Ed.), *Advances in cognitive-behavioral research and therapy* (Vol. 1). New York: Academic Press.

Easterbrook, J. A. (1959). The effect of emotion on cue utilization and the organization of behavior. *Psychological Review, 66,* 183–201.

Eckenrode, J. (1984). Impact of chronic and acute stressors on daily reports of mood. *Journal of Personality and Social Psychology, 46,* 907–918.

Eckenrode, J., & Gore, S. (1990). Stress and coping at the boundary of work and family (pp. 1–16). In J. Eckenrode, & S. Gore (Eds.), *Stress between work and family.* New York: PLenum.

Edwards, J. M., & Trimble, K. (1992). Anxiety, coping and academic performance. *Anxiety, Stress, and Coping, 5,* 337–350.

Ekman, P. (1985, 1992). *Telling lies: Clues to deceit in the marketplace, politics, and marriage.* New York: Norton.

Ekman, P., & Davidson, R. J. (Eds.). (1994). *The nature of emotion: Fundamental questions.* New York: Oxford University Press.

Ekman, P., & Friesen, W. V. (1988). Who knows about contempt: A reply to Izard and Haynes. *Motivation and Emotion, 12,* 17–22.

Elder, G. H., Jr. (1974). *The children of the Great Depression.* Chicago: University of Chicago Press.

Elliott, G. R., & Eisdorfer, C. (1982). (Eds.). *Stress and human health: Analysis and implications for research.* New York: Springer.

Ellis, A. (1962). *Reason and emotion in psychotherapy.* New York: Lyle Stuart.

Ellis, A. (1984). Is the unified-interaction approach to cognitive-behavior modification a reinvention of the wheel? *Clinical Psychology Review, 4,* 215–218.

Ellis, A., & Bernard, M. E. (1985). What is rational emotive therapy (RET)? In A. Ellis & M. E. Bernard (Eds.), *Clinical applications of rational-emotive therapy* (pp. 1–30). Monterey, CA: Brooks/Cole.

Epstein, A. H. (1989). *Mind, fantasy, and healing: One woman's journey from conflict and illness to wholeness and health.* New York: Delcorte Press.

Epstein, S. (1990). Cognitive experiential self-theory. In L. Pervin (Ed.), *Handbook of personality theory and research* (pp. 165–192). New York: Guilford.

Epstein, S., & Meier, P. (1989). Constructive thinking: A broad coping variable with specific components. *Journal of Personality and Social Psychology, 57,* 332–350.

Erdelyi, M. H. (1985). *Psychoanalysis: Freud's cognitive psychology.* New York: Freeman.

Erdelyi, M. H. (1992). Psychodynamics and the unconscious. *American Psychologist, 47,* 784–787.

Eriksen, C. W. (1960). Discrimination and learning without awareness: A methodological survey and evaluation: *Psychological Review, 67,* 379–400.

Eriksen, C. W. (1962). (Ed.). *Behavior and awareness—a symposium of research and interpretation* (pp. 3–26). Durham, NC: Duke University Press.

Eriksen, C. W., & Lazarus, R. S. (1952). Perceptual defense and projective tests. *Journal of Abnormal and Social Psychology, 47,* 302–308.]

Erikson, E. H. (1950/1963). *Childhood and society.* New York: Norton.

Etzion, D., Eden, D., & Lapidot, Y. (1998). Relief from job stressors and burnout: Reserve service as a respite. *Journal of Applied Psychology, 83,* 577–585.

Fairbank, J. A., Hansen, D. J., & Fitterling, J. M. (1991). Patterns of appraisal and coping across different stressor conditions among former prisoners of war with and without posttraumatic stress disorder. *Journal of Consulting and Clinical Psychology, 59,* 274–281.

Fehr, B. (1988). Prototype analysis of the concepts of love and commitment. *Journal of Personality and Social Psychology, 55,* 557–579.

Feist, J., & Brannon, L. (1988). *Health psychology: An introduction to behavior and health.* Belmont, CA: Wadsworth.

Felton, B. J., & Revenson, T. A. (1984) Coping with chronic illness: A study of illness controllability and the influence of coping strategies on psychological adjustment. *Journal of Consulting and Clinical Psychology, 52,* 343–353.

Fischer, K. W., & Pipp, S. L. (1984). Development of the structures of unconscious thought. In K. Bowers & D. Meichenbaum (Eds.), *The unconscious reconsidered* (pp. 88–148). New York: Wiley.

Fleishman, J. A., & Fogel, B. (1994). Coping and depressive symptoms among people with AIDS. *Health Psychology, 13,* 156–169.

Florian, V., Mikulincer, M., & Taubman, O. (1995). Does hardiness contribute to mental health during a stressful real-life situation? The

roles of appraisal and coping. *Journal of Personality and Social Psychology, 68,* 687–695.
Foa, E., & Kozak, J. J. (1986). Emotional processing of fear: Exposure to corrective information. *Psychological Bulletin, 99,* 20–35.
Folkman, S. (1984). Personal control and stress and coping processes: A theoretical analysis. *Journal of Personality and Social Psychology, 46,* 839–852.
Folkman, S. (1997a). Introduction to the special section: Use of bereavement narratives to predict well-being in men whose partners died of AIDS- Four theoretical perspectives. *Journal of Personality and Social Psychology, 72,* 851–854.
Folkman, S. (1997b). Positive psychological states and coping with severe stress. *Social Science and Medicine, 45,* 1207–1221.
Folkman, S., Chesney, M. S., and Christopher-Richards, A. (1994). Stress and coping in caregiving partners of men with AIDS. *Psychiatric Clinics of North America, 17,* 35–53.
Folkman, S., Chesney, M., Collette, L., Boccellari, A., & Cooke, M. (1996). Postbereavement depressive mood and its prebereavement predictors in HIV+ and HIV-gay men. *Journal of Personality and Social Psychology, 70,* 336–348.
Folkman, S., & Lazarus, R. S. (1980). An analysis of coping in a middle-aged community sample. *Journal of Health and Social Behavior, 21,* 219–239.
Folkman, S., & Lazarus, R. S. (1985). If it changes it must be a process: Study of emotion and coping during three stages of a college examination. *Journal of Personality and Social Psychology, 48,* 150–170.
Folkman, S., and Lazarus, R. S. (1988a). Coping as a mediator of emotion. *Journal of Personality and Social Psychology, 54,* 466–475.
Folkman, S., & Lazarus, R. S. (1988b). *Manual for the Ways of Coping Questionnaire.* Palo Alto: Consulting Psychologists Press. Now published by MIND GARDEN.
Folkman, S., and Lazarus, R. S. (1988c). Coping and emotion. *Social Science in Medicine, 26,* 309–317.
Folkman, S., Lazarus, R. S., Dunkel-Schetter, C., DeLongis, A., & Gruen, R. (1986). The dynamics of a stressful encounter: Cognitive appraisal, coping, and encounter outcomes. *Journal of Personality and Social Psychology, 50,* 992–1003.
Folkman, S., Lazarus, R. S., Gruen, R., & DeLongis, A. (1986). Appraisal, coping, health status, and psychological symptoms. *Journal of Personality and Social Psychology, 50,* 572–597.
Folkman, S., Lazarus, R. S., Pimley, S., & Novacek, J. (1987). Age differ-

ences in stress and coping processes. *Psychology and Aging, 2,* 171–184.

Folkman, S., Moskowitz, J. T., Ozer, E. M., & Park, C. L. (1997). Positive meaningful events and coping in the context of HIV/AIDS. In B. H. Gottlieb (Ed.), *Coping with chronic stress* (pp. 293–314). New York: Plenum.

Folkman, S., & Stein, N. L. (1996). A goal-process approach to analyzing narrative memories for AIDS-related stressful events. In N. L. Stein, P. Ornstein, B. Tversky, & C. Brainerd (Eds.), *Memory for everyday and emotional events* (pp. 113–137). Hillsdale, NJ: Erlbaum.

Frankl, V. (1959). *Man's search for meaning.* Boston: Beacon.

Freeman, A., Simon, K. M., Beutler, L. E., & Arkowitz, H. (1989). *Comprehensive handbook of cognitive therapy.* New York: Plenum.

French, J. R. P., Jr., Caplan, R. B., & Van Harrison, R. (1982). *The mechanisms of job stress and strain.* Chichester, England: Wiley.

Frese, M., & Sabini, J. (Eds.). (1985). *Goal directed behavior: The concept of action in psychology.* Hillsdale, NJ: Erlbaum.

Freud, S. (1922). *Some neurotic mechanisms in jealousy, paranoia and homosexuality* (Vol. 18). London: Hogarth.

Fridlund, A. J. (1991). Evolution and facial action in reflex, social motive, and paralanguage. *Biological Psychology, 32,* 3–100.

Fridlund, A. J. (1994). *Human facial expression.* San Diego, CA: Academic Press.

Friedman, H. S. (1990). (Ed.). *Personality and disease.* New York: Wiley.

Frijda, N. H. (1986). *The emotions.* Cambridge: Cambridge University Press.

Frijda, N. H. (1988). The laws of emotion. *American Psychologist, 43,* 349–358.

Gardner, R. W., Holzman, P. S., Klein, G. S., Linton, H. B., & Spence, D. P. (1959). Cognitive control, a study of individual consistencies in cognitive behavior. *Psychological Issues, 1,* 1–186.

Garmezy, N. (1983). Stressors of childhood. In N. Garmezy & M. Rutter (Eds.), *Stress, coping and development in children* (pp. 43–84). New York: McGraw-Hill.

Garmezy, N., & Rutter, M. (1983). (Eds.), *Stress, coping and development in children.* New York: McGraw-Hill.

Gatchel, R. J., & Baum, A. (1983). *An introduction to health psychology.* Reading, MA: Addison-Wesley.

Gazzaniga, M. S. (1995). *The cognitive neurosciences.* Cambridge: MIT Press.

George, J. M., Scott, D. S., Turner, S. P., & Gregg, J. M. (1980). The effects of psychological factors and physical trauma on recovery from oral surgery. *Journal of Behavioral Medicine, 3,* 291–310.

Gentry, W. D. (1984). (Ed.). *Handbook of behavioral medicine.* New York: Guilford.

Gergen, K. J., & Gergen, M. M. (1986). Narrative form and the construction of psychological science. In T. R. Sarbin (Ed.), *Narrative psychology: The storied nature of human conduct* (pp. 22–44). New York: Praeger.

Gibson, J. J. (1966). *The senses considered as perceptual systems.* Boston: Houghton Mifflin.

Giorgi, A. (1970). *Psychology as a human science.* New York: Harper & Row.

Glaser, R., Kiecolt-Glaser, J. K., Bonneau, R. H., Malarkey, W., Kennedy, S., & Hughes, J. (1992). Stress-induced modulation of the immune response to recombinant hepatitis B. Vaccine. *Psychosomatic Medicine, 54,* 22–29.

Goffman, E. (1959). *The presentation of self in everyday life.* Garden City, NY: Doubleday.

Goffman, E. (1971). *Relations in public.* New York: Basic Books.

Goldstein, M. J. (1959). The relationship between coping and avoiding behavior and response to fear-arousing propaganda. *Journal or Abnormal and Social Psychology, 58,* 247–252.

Goldstein, M. J. (1973). Individual differences in response to stress. *American Journal of Community Psychology, 1,* 113–137.

Goleman, D. (1995). *Emotional intelligence: Why it can matter more than IQ.* New York: Bantam.

Gottlieb, B. H. (Ed.). (1997a). *Coping with chronic stress.* New York: Plenum.

Gottlieb, B. H. (1997b). Conceptual and measurement issues in the study of coping with chronic stress. In B. H. Gottlieb (Ed.), *Coping with chronic stress* (pp. 3–40). New York: Plenum.

Greenberg, J., Solomon, S., Pyszcynski, T., Rosenblatt, A., Burling, J., Lyon, D., Simon, L., & Pinel, E. (1992). Why do people need self-esteem? Converging evidence that self-esteem serves an anxiety-buffering function. *Journal of Personality and Social Psychology, 63,* 913–922.

Greenwald, A. G. (1992). New look: 3. Unconscious cognition reclaimed. *American Psychologist, 47,* 766–779.

Grinker, R. R. & Spiegel, J. P. (1945). *Men under stress.* New York: McGraw-Hill.

Gross, J. J. (1998). Antecedent- and response-focused emotion regulation: Divergent consequences for experience, expression, and physiology. *Journal of Personality and Social Psychology, 74,* 224–237.

Gruen, R. J., Folkman, S., & Lazarus, R. S. (1989). Centrality and individual differences in the meaning of daily hassles. *Journal of Personality, 56,* 743-762.

Haan, N. (1969). A tripartite model of ego-functioning: Values and clinical research applications. *Journal of Nervous and Mental Diseases, 148,* 14-30.

Haggerty, R. J., Sherrod, L. R., Garmezy, N., & Rutter, M. (1996). *Stress, risk, and resilience in children and adolescents.* New York: Cambridge University Press.

Hallberg, L. R.-M., & Carlsson, S. G. (1991). A qualitative study of strategies for managing a hearing impairment. *British Journal of Audiology, 25,* 201-211.

Hamburg, B. A. (1974). Early adolescence: A specific and stressful stage of the life cycle. In G. V. Coelho, D. A. Hamburg, & J. E. Adams (Eds.), *Coping and adaptation* (pp. 101-124). New York: Basic Books.

Hamilton, V. L., Hoffman, W. S., Broman, C. L., & Rauma, D. (1993). Unemployment, distress, and coping: A panel study of autoworkers. *Journal of Personality and Social Psychology, 65,* 234-247.

Harris, J. R. (1991). The utility of the transaction approach for occupational stress research. In P. L. Perrewé (Ed.), Handbook of job stress. Special issue of the *Journal of Social Behavior and Personality, 6,* 21-29.

Harlow, H. F. (1953). Mice, monkeys, men and motives. *Psychological Review, 60,* 23-32.

Hawthorne, N. (1883). *The scarlet letter.* Boston: Houghton Mifflin.

Heider, F. (1958). *The psychology of interpersonal relations.* New York: Wiley.

Heim, E. (1991). Coping and adaptation in cancer. In C. L. Cooper & M. Watson (Eds.). *Cancer and stress: Psychological, biological and coping studies* (pp. 197-235). London, England: Wiley.

Heim, E., Augustiny, K. F., Blaser, A., Bürki, C., Kühne, D., Rothenbühler, M., Schaffner, L., & Valach, L. (1987). Coping with breast cancer: A longitudinal prospective study. *Psychotherapy and Psychosomatics, 48,* 44-59.

Heim, E., Augustiny, K. F., Schaffner, L., & Valach, L. (1993). Coping with breast cancer over time and situation. *Journal of Psychosomatic Research, 37,* 523-542.

Heller, K. (Ed.). (1986). Disaggregating the process of social support. [Special series], *Journal of Consulting and Clinical Psychology, 54,* 387-470.

Hemenover, S. H., & Dienstbier, R. A. (1996a). Predication of stress appraisals from mastery, extraversion, neuroticism, and general appraisal tendencies. *Motivation and Emotion, 20,* 299-317.

Hemenover, S. H., & Dienstbier, R. A. (1996b). The effects of an appraisal manipulation: Affect, intrusive cognitions, and performance for two cognitive tasks. *Motivation and Emotion, 20,* 319–340.

Hendrick, C., & Hendrick, S. S. (1989). Research on love: Does it measure up? *Journal of Personality and Social Psychology, 56,* 784–794.

Hepburn, C. G., Loughlin, C. A., & Barling, J. (1997). Coping with chronic work stress. In B. H. Gottlieb (Ed.), *Coping with chronic stress* (pp. 343–366). New York: Plenum.

Hetherington, E. M. (1998). (Ed.). Applications of developmental science [Special issue]. *American Psychologist, 53,* 93–259.

Hetherington, E. M., & Blechman, E. A. (1996). *Stress, coping, and resiliency in children and families.* Mahwah, NJ: Erlbaum.

Hinkle, L. E. Jr. (1973). The concept of "stress" in the biological and social sciences. *Science, Medicine & Man, 1,* 31–48.

Hinkle, L. E. Jr. (1977). The concept of "stress" in the biological and social sciences. In Z. J. Lipowski, D. R. Lipsitt, & P. C. Whybrow (Eds.), *Psychosomatic medicine: Current trends and clinical implications.* New York: Oxford University Press.

Hobfoll, S. E., Schwarzer, R., and Chon, K-K. (1996). Disentangling the stress labyrinth: Interpreting the meaning of the term stress as it is studied. *Japanese Health Psychology, 4,* 1–22.

Hock, M., Krohne, H. W., & Kaiser, J. (1996). Coping dispositions and the processing of ambiguous stimuli. *Journal of Personality and Social Psychology, 70,* 1052–1066.

Hoffman, M. L. (1982). Development of prosocial motivation: Empathy and guilt. In N. Eisenberg (Ed.), *The development of prosocial behavior.* New York: Academic Press.

von Hofsten, C. (1985). Perception and action. In M. Frese & J. Sabini (Eds.), *Goal directed behavior: The concept of action in psychology* (pp. 80–96). Hillsdale, NJ: Erlbaum.

Holahan, C. J., & Moos, R. H. (1987). Personal and contextual determinants of coping strategies. *Journal of Personality and Social Psychology, 52,* 946–955.

Holahan, C. J., Moos, R. H., Holahan, C. K., & Brennan, P. L. (1995). Social support, coping, and depressive symptoms in a late-middle-aged sample of patients reporting cardiac illness. *Health Psychology, 14,* 152–163.

Hollingshead, A. B., & Redlich F. C. (1958). *Social class and mental illness.* New York: Wiley.

Holmes, T. H., & Rahe, R. H. (1967). The social readjustment rating scale. *Journal of Psychosomatic Research, 11,* 213–218.

Holzman, P. S., & Gardner, R. W. (1959). Leveling and repression. *Journal of Abnormal Psychology, 59,* 151–155.

Horowitz, M. J. (1976). *Stress response syndromes.* New York: Jason Aronson.

Horowtiz, M. J. (1982). Stress response syndromes and their treatment. In L. Goldberger & S. Breznitz (Eds.), *Handbook of stress* (pp. 711–732). New York: Free Press.

Horowitz, M. J. (1989). Relationship schema formulation: Role relationship models and intrapsychic conflict. *Psychiatry, 52,* 260–274.

House, J. S. (1981), Social structure and personality. In M. Rosenberg & R. H. Turner (Eds.), *Social psychology: Sociological perspectives* (pp. 525–561). New York: Basic Books.

Hume, D. (1957). *An inquiry concerning the principles of morals.* New York: Library of Liberal Arts.

Hunter, J. E. (1997). Special section, articles by Harris, R. J., Abelson, R. P., Scarr, S., & Estes, W. K. *Psychological Science, 8,* 1–20.

Hupka, R. B. (1981). Cultural determinants of jealousy. *Alternative Lifestyles, 4,* 310–356.

Jacobson, D. (1987). Models of stress and meanings of unemployment: Reactions to job loss among technical professionals. *Social Science in Medicine, 24,* 13–21.

Janis, I. L. (1951). *Air war and emotional stress.* New York: McGraw-Hill.

Janis, I. L. (1958). *Psychological stress: Psychoanalytic and behavioral studies of surgical patients.* New York: Wiley.

Janis, I. L. (1962). Psychological effects of warnings. In G. W. Baker & D. W. Chapman (Eds.), *Man and society in disaster* (pp. 55–92). New York: Basic Books.

Janis, I. L. (1968). Attitude change via role playing. In R. Abelson, E. Aronson, E. J. McGuire, et al. (Eds.), *Theories of cognitive consistency: A sourcebook.* Chicago: Rand McNally.

Janis, I. L., & Mann, L. (1977). *Decision making.* New York: Free Press.

Janoff-Bulman, R. (1989). Assumptive worlds and the stress of traumatic effects. *Social Cognition, 7,* 113–136.

Janoff-Bulman, R. (1992). *Shattered assumptions: Toward a new psychology of trauma.* New York: Free Press.

Jemmott, J. B., & Locke, S. E. (1984). Psychosocial factors, immunological mediation, and human susceptibility to infectious diseases: How much do we know? *Psychological Bulletin, 95,* 78–108.

Jenkins, C. D. (1996). "While there's hope, there's life." Editorial comment. *Psychosomatic Medicine, 58,* 122–124.

Jerusalem, M., & Schwarzer, R. (1989). Anxiety and self-concept as antecedents of stress and coping: A longitudinal study with German and Turkish adolescents. *Personality and Individual Differences, 10,* 785–792.

Jessor, R. (1981). The perceived environment in psychological theory and research. In D. Magnusson (Ed.), *Toward a psychology of situations: An interactional perspective* (pp. 297–317). Hillsdale, NJ: Erlbaum.

Jessor, R. (1996). Ethnographic methods in contemporary perspective. In R. Jessor, A. Colby, & R. A. Shweder (Eds.). *Ethnography and human development: Context and meaning in social inquiry* (pp. 3–14). Chicago: University of Chicago Press.

Josselson, R., & Lieblich, A. (Eds.). (1993). *The narrative study of lives.* Newbury Park, CA: Sage.

Kâgitçibasi, C., & Berry, J. W. (1989). Cross-cultural psychology: current research and trends. *Annual Review of Psychology, 40,* 493–531.

Kahana, B., Kahana, E., Harel, Z., Kelly, K., Monaghan, P., & Holland, L. (1997). A framework for understanding the chronic stress of holocaust survivors. In. B. H. Gottlieb (Ed.), *Coping with chronic stress.* (pp. 315–342). New York: Plenum.

Kahn, R. L., Wolfe, D. M., Quinn, R. P., Snoek, J. D., & Rosenthal, R. A. (1964). *Organizational stress: Studies in role conflict and ambiguity.* New York: Wiley.

Kanner, A., Coyne, J. C., Schaefer, C., & Lazarus, R. S. (1981). Comparison of two modes of stress measurement: Daily hassles and uplifts versus major life events. *Journal of Behavioral Medicine, 4,* 1–39.

Kaplan, B. H., Cassel, J. C., & Gore, S. (1977). Social support and health. *Medical Care, 15,* 47–58.

Kaplan, J. R., Manuck, S. B., Williams, J. K., & Strawn, W. (1993). Psychosocial influences on atherosclerosis: Evidence for effects and mechanisms in nonhuman primates. In J. Blascovich & E. Katkin (Eds.), *Cardiovascular reactivity to psychological stress and disease* (pp. 3–26). Washington, DC: American Psychological Association.

Kardiner, A. (1939). *The individual in his society.* New York: Columbia University Press.

Kasl, S. V. (1983). Pursuing the link between stressful life experiences and disease: A time for reappraisal. In C. L. Cooper (Ed.), *Stress research* (pp. 79–102). New York: Wiley.

Kasl, S. V., Evans, A. S., & Niederman, J. C. (1979). Psychosocial risk factors in the development of infectious mononucleosis. *Psychosomatic Medicine, 41,* 445–466.

Kelly, G. A. (1955). *The psychology of personal constructs.* New York: Norton.

Kelman, H. C. (1961). Processes of opinion change. *Public Opinion Quarterly, 25,* 57–58.
Kemper, T. D. (1978). *A social interaction theory of emotions.* New York: Wiley.
Kihlstrom, J. F. (1987). The cognitive unconscious. *Science, 237,* 1445–1452.
Kihlstrom, J. F. (1990). The psychological unconscious. In L. A. Pervin (Ed.), *Handbook of personality: Theory and research* (pp. 445–464). New York: Guilford.
Kihlstrom, J. F., Barnhardt, T. M., & Tataryn, D. J. (1992). The psychological unconscious: Found, lost, and regained. *American Psychologist, 47,* 788–791.
Kim, U., Triandis, H. C., Kâgitçibasi, C., Choi, S-C. & Yoon, G. (Eds.). (1994). *Individualism and collectivism: Theory, method, and applications.* Thousand Oaks, CA: Sage
Kitayama, S., & Marcus, H. R. (Eds.). (1994). *Emotion and culture: Empirical studies of mutual influence.* Washington, DC: American Psychological Association.
Kitayama, S., Marcus, H. R., & Matsumoto, H. (1995). Culture, self, and emotion: A cultural perspective on "self-conscious" emotions. In J. P. Tangney & K. W. Fischer (Eds.), *Self-conscious emotions: The psychology of shame, guilt, embarrassment, and pride* (pp. 439–464). New York: Guilford.
Kitayama, S., & Masuda, T. (1995). Reappraising cognitive appraisal from a cultural perspective. *Psychological Inquiry, 6,* 217–223.
Kleber, R. J., Figley, C. R., & Gersons, B. P. R. (1995). *Beyond trauma: Cultural and societal dynamics.* New York: Plenum.
Klein, G. S. (1958). Cognitive control and motivation. In G. Lindzey (Ed.), *Assessment of motives.* New York: Holt, Rinehart & Winston.
Klein, G. S. (1964). Need and regulation. In M. R. Jones, (Ed.). *Nebraska Symposium on Motivation.* Lincoln: University of Nebraska Press.
Klein, M. (1946–1963). *Envy and gratitude and other works.* London: Hogarth Press.
Klinger, E. (1975). Consequences of commitments to and disengagement from incentives. *Psychological Review, 82,* 1–25.
Klos, D. S., & Singer, J. L. (1981). Determinants of the adolescent's ongoing thought following simulated parental confrontations. *Journal of Personality and Social Psychology, 41,* 975–987.
Kohlmann, C. W. (1993). Rigid and flexible modes of coping: Related to coping style? *Anxiety, Stress, and Coping, 6,* 107–123.
Krohne, H. W. (1978). Individual differences in coping with stress and anxiety. In C. D. Spielberger & I. G. Sarason (Eds.), *Stress and anxiety* (Vol. 5, pp. 233–260). Washington, DC: Hemisphere.

Krohne, H. W. (1993). Vigilance and cognitive avoidance as concepts in coping research. In H. W. Krohne (Ed.), *Attention and avoidance: Strategies in coping with aversiveness* (pp. 19–50). Toronto: Hogrefe & Huber.

Krohne, H. W. (1996). Individual differences in coping. In M. Zeidner & N. S. Endler (Eds.), *Handbook of coping: Theory, research, applications* (pp. 381–409). New York: Wiley.

Krohne, H. W., & Egloff, B. (in press). Vigilant and avoidant coping: Theory and measurement. In C. D. Spielberger & I. G. Sarason (Eds.), *Stress and emotion* (Vol. 17). Washington, DC: Taylor & Francis.

Krohne, H. W., & Rogner, J. (1982). Repression-sensitization as a central construct in coping research. In H. W. Krohne & L. Laux (Eds.), *Achievement, stress, and anxiety* (pp. 167–193). Washington, DC: Hemisphere.

Krohne, H. W., Slangen, K., & Kleemann, P. P. (1996). Coping variables as predictors of perioperative emotional states and adjustment. *Psychology and Health, 11*, 315–330.

Krupnick, J. L., and Horowitz, M. J. (1981). Stress response syndromes: Recurrent themes. *Archives of General Psychiatry, 38*, 428–435.

Kühlmann, T. M. (1990). Coping with occupational stress among urban bus and tram drivers. *Journal of Occupational Psychology, 63*, 89–96.

Kuhn, T. S. (1970). *The structure of scientific revolutions* (2nd ed.). Chicago: University of Chicago Press.

Landreville, P., Dubé, M., Lalande, G., & Alain, M. (1994). Appraisal, coping, and depressive symptoms in older adults with reduced mobility. *Journal of Social Behavior and Personality: Special issue. Psychosocial perspectives on disability, 9*, 269–286).

Landreville, P., & Vezina, J. (1994). Differences in appraisal and coping between elderly coronary artery disease patients high and low in depressive symptoms. *Journal of Mental Health, 3*, 79–89.

Lang, P. J. (1977). Imagery in therapy: An information processing analysis of fear. *Behavior Therapy, 8*, 862–886.

Lang, P. J. (1979). A bio-informational theory of emotional imagery. *Psychophysiology, 16*, 495–512.

Langston, C. A. (1994). Capitalizing on and coping with daily-life events: Expressive responses to positive events. *Journal of Personality and Social Psychology, 67*, 1112–1125.

Larrson, G. (1989). Personality, appraisal and cognitive coping processes, and performance during various conditions of stress. *Military Psychology, 1*, 167–182.

Larrson, G., Kempe, C., & Starrin, B. (1988). Appraisal and coping processes in acute time-limited stressful situations: A study of police officers. *European Journal of Personality, 2,* 259–276.

Laux, L., & Weber, H. (1991). Presentations of self in coping with anger and anxiety: An intentional approach. *Anxiety Research, 3,* 233–255.

Lavallee, L. F., & Campbell, J. D. (1995). Impact of personal goals on self-regulation processes elicited by daily negative events, *Journal of Personality and Social Psychology, 69,* 341–352.

Law, A., Logan, H., & Baron, R. S. (1994). Desire for control, felt control, and stress inoculation training during dental treatment. *Journal of Personality and Social Psychology, 67,* 926–936.

Lazarus, R. S. (1964). A laboratory approach to the dynamics of psychological stress. *American Psychologist, 19,* 400–411.

Lazarus, R. S. (1966). *Psychological stress and the coping process.* New York: McGraw-Hill.

Lazarus, R. S. (1968). Emotions and adaptation: Conceptual and empirical relations. In W. J. Arnold (Ed.), *Nebraska Symposium on Motivation* (pp. 175–266). Lincoln: University of Nebraska Press.

Lazarus, R. S. (1981). The stress and coping paradigm. In C. Eisdorfer, D. Cohen, A. Kleinman, & P. Maxim (Eds.). *Models for clinical psychopathology* (pp. 177–214). New York: Spectrum.

Lazarus, R. S. (1982). Thoughts on the relations between emotion and cognition. *American Psychologist, 37,* 1019–1024.

Lazarus, R. S. (1983). The costs and benefits of denial. In S. Breznitz (Ed.), *The denial of stress* (pp. 1–30). New York: International Universities Press.

Lazarus, R. S. (1984a). On the primacy of cognition. *American Psychologist, 39,* 124–129.

Lazarus, R. S. (1984b). Puzzles in the study of daily hassles. *Journal of Behavioral Medicine, 7,* 375–389.

Lazarus, R. S. (1985). The trivialization of distress. In J. C. Rosen & L. J. Solomon (Eds.), *Preventing health risk behaviors and promoting coping with illness* (Vol. 8, Vermont Conference on the primary prevention of psychopathology (pp. 279–298). Hanover, NH: University Press of New England. Reprinted in Hammonds, B. L. & Scheirer, C. J. (Eds.). The Master Lecture Series, 1983 (Vol. 3, pp. 121–144. Washington, DCP: American Psychological Association.

Lazarus, R. S. (1989a). Constructs of the mind in mental health and psychotherapy. In A. Freeman, H. Arkowitz, K. M. Simon, L. E. Beutler, & H. Arkowitz (Eds.), *Comprehensive Handbook of Cognitive Therapy* (pp. 99–121). New York: Plenum.

Lazarus, R. S. (1989b). Cognition and emotion from the RET viewpoint. *Journal of Rational-Emotive & Cognitive-Behavior Therapy, 13,* 29–54.

Lazarus, R. S. (1989c). Constructs of the mind in mental health and psychotherapy. In A. Freeman, K. M. Simon, L. E. Butler, & A. Arkowitz (Eds.), *Comprehensive handbook of cognitive therapy.* (pp. 99–121). New York: Plenum.

Lazarus, R. S., & Commentators (1990). Theory-based stress measurement. *Psychological Inquiry, 1,* 3–51.

Lazarus, R. S. (1991a). *Emotion and adaptation.* New York: Oxford University Press.

Lazarus, R. S. (1991b). Cognition and motivation in emotion. *American Psychologist, 46,* 352–367.

Lazarus, R. S. (1991c). Psychological stress in the workplace. In P. L. Perrewé (Ed.), Handbook of job stress. Special Issue of the *Journal of Social Behavioral and Personality, 6,* 1–13.

Lazarus, R. S. (1991d). Emotion theory and psychotherapy. In J. D. Safran & L. S. Greenberg (Eds.), *Affective change events in psychotherapy* (pp. 290–301). New York: Academic Press.

Lazarus, R. S. (1991e). Progress on a cognitive-motivational-relational theory of emotion. *American Psychologist, 46,* 819–834.

Lazarus, R. S. (1991f). Commentary 6: Evaluating Psychosocial Factors in Health. In C. R. Snyder & D. R. Forsyth (Eds.). *Handbook of social and clinical psychology* (p. 798). Needham Heights, MA: Allyn & Bacon.

Lazarus, R. S. (1992). Four reasons why it is difficult to demonstrate psychosocial influences on health. *Advances: The Journal of Mindbody Health, 8,* 6–7.

Lazarus, R. S. (1993a). Coping theory and research: Past, present, and future. *Psychosomatic Medicine, 55,* 234–247.

Lazarus, R. S. (1993b). From psychological stress to the emotions: A history of changing outlooks. In *Annual review of psychology, 1993* (pp. 1–21). Palo Alto: Annual Reviews.

Lazarus, R. S. (1996). The role of coping in the emotions and how coping changes over the life course. In C. Magai & S. H. McFadden (Eds), *Handbook of emotion, adult development, and aging* (pp. 289–306). New York: Academic Press.

Lazarus, R. S. (1997). How we cope with stress. *Mental Health Research,* Vol. 16, pp. 1–24. Seoul, Korea: Hangyang University.

Lazarus, R. S. (1998a). *Fifty years of research and theory by R. S. Lazarus: Perennial historical issues.* Mahwah, NJ: Erlbaum.

Lazarus, R. S. (1998b). Coping with aging: Individuality as a key to understanding. In I. H. Nordhus, G. VandenBos, S. Berg, & P. Fromholt (Eds.), *Clinical Geropsychology* (pp.109–127). Washington, DC: American Psychological Association.

Lazarus, R. S. (1998). Coping from the perspective of personality. *Zeitschrift für Differentielle und Diagnostische Psychologie, 19,* 213–231

Lazarus, R. S., & Alfert, E. (1964). The short-circuiting of threat by experimentally altering cognitive appraisal. *Journal of Abnormal and Social Psychology, 69,* 195–205.

Lazarus. R. S., & Averill, J. R. (1972). Emotion and cognition: With special reference to anxiety. In C. D. Spielberger (Ed.), *Anxiety and behavior* (2nd ed., pp. 242–283). New York: Academic Press.

Lazarus, R. S., Averill, J. R., & Opton, E. M. Jr. (1970). Toward a cognitive theory of emotions. In M. Arnold (Ed.), *Feelings and emotions* (pp. 207–232). New York: Academic Press.

Lazarus, R. S., Averill, J. R., & Opton, E. M. Jr. (1974). The psychology of coping: Issues of research and assessment. In G. V. Coelho, D. A. Hamburg, & J. F. Adams (Eds.), *Coping and adaptation* (pp. 249–315). New York: Basic Books.

Lazarus, R. S., & Baker, R. W. (1956a). Personality and psychological stress: A theoretical and methodological framework. *Psychological Newsletter, 8,* 21–32.

Lazarus, R. S., & Baker, R. W. (1956b). Psychology. *Progress in Neurology and Psychiatry, 11,* 253–271.

Lazarus, R. S., and commentators. (1990). Theory-based stress measurement. *Psychological Inquiry, 1,* 3–51.

Lazarus, R. S., & commentators. (1992). Can we demonstrate important psychosocial influences on health? *Advances, 8,* 5–45.

Lazarus, R. S., & commentators. (1993). Book review essays by Shweder, R. A., Trabasso, T., Stein, N.; Panksepp, J., & author's response. *Psychological Inquiry, 4,* 322–342.

Lazarus, R. S., & commentators. (1995). Vexing research problems inherent in cognitive-mediational theories of emotion, and some solutions. *Psychological Inquiry, 6,* 183–265.

Lazarus, R. S., Coyne, J. C., & Folkman, S. (1982). Cognition, emotion and motivation: The doctoring of Humpty-Dumpty. In R. W. J. Neufeld (Ed.), *Psychological stress and psychopathology* (pp. 218–239). New York: McGraw-Hill.

Lazarus, R. S., & DeLongis, A. (1983). Psyschological stress and coping in aging. *American Psychologist, 38,* 245–254.

Lazarus, R. S., DeLongis, A., Folkman, S., & Gruen, R. (1985). Stress and adaptational outcomes: The problem of confounded measures. *American Psychologist, 40,* 770–779.

Lazarus, R. S., Deese, J., & Osler, S. F. (1952). The effects of psychological stress upon performance. *Psychological Bulletin, 49,* 293–317.

Lazarus, R. S., & Eriksen, C. W. (1952). Effects of failure stress upon skilled performance. *Journal of Experimental Psychology, 43,* 100–105.

Lazarus, R. S., Eriksen, C. W., & Fonda, C. P. (1951). Personality dynamics and auditory perceptual recognition. *Journal of Personality, 19,* 471–482.

Lazarus, R. S. & Folkman, S. (1984). *Stress, appraisal, and coping.* New York: Springer.

Lazarus, R. S., & Folkman, S. (1987). Transactional theory and research on emotions and coping. In L. Laux & G. Vossel (Eds.), Personality in biographical stress and coping research. *European Journal of Personality, 1,* 141–169.

Lazarus, R. S., & Folkman, S. (1989). *Manual for the hassles and uplifts scales.* Palo Alto: Consulting Psychologists Press.

Lazarus, R. S., Kanner, A, & Folkman, S. (1980). Emotions: A cognitive-phenomenological analysis. In R. Plutchik & H. Kellerman (Eds.), *Theories of emotion* (pp. 189–217). New York: Academic Press.

Lazarus, R. S., & Launier, R. (1978). Stress-related transactions between person and environment. In L. A. Pervin & M. Lewis (Eds.), *Perspectives in interactional psychology* (pp. 287–327). New York: Plenum.

Lazarus, R. S., & Lazarus, B. N. (1994). *Passion and reason: Making sense of our emotions.* New York: Oxford University Press.

Lazarus, R. S., & Longo, N. (1953). The consistency of psychological defenses against threat. *Journal of Abnormal and Social Psychology, 48,* 495–499.

Lazarus, R. S., & Smith, C. A. (1988). Knowledge and appraisal in the cognition-emotion relationship. *Cognition and Emotion, 2,* 281–300.

Lazarus, R. S., Speisman, J. C., & Mordkoff, A. M. (1963). The relationships between autonomic indicators of psychological stress: Heart rate and skin conductance. *Psychosomatic Medicine, 25,* 19–21.

Le Doux, J. W. (1989). Cognitive-emotional interactions in the brain. *Cognition and Emotion, 3,* 267–289.

Leeper, R. W. (1948). A motivational theory of emotion to replace "emotion as a disorganized response." *Psychological Review, 55,* 5–21.

Lepore, S. J. (1997). Social-environmental influences on the chronic stress process. In B. H. Gottlieb (Ed.), *Coping with chronic stress* (pp. 133–160). New York: Plenum.

Lerner, M. J. (1980). *The belief in a just world: A fundamental delusion.* New York: Plenum.

Leventhal, H. (1984). A perceptual motor theory of emotion. In K. R. Scherer & P. Ekman (Eds.), *Approaches to emotion* (pp. 271–291). Hillsdale, NJ: Erlbaum.

Levine, L. J. (1996). The anatomy of disappointment: A natural test of appraisal models of sadness, anger, and hope. *Cognition and Emotion, 10,* 337–359.

Lewicki, P., Hill, T., & Cyzewska, M. (1992). Nonconscious acquisition of information. *American Psychologist, 47,* 796–801.

Lewin, K. A. (1935). *A dynamic theory of personality* (K. E. Zener & D. K. Adams, Trans.). New York: McGraw-Hill.

Lewin, K. A. (1946). Behavior and development as a function of the total situation. In L. Carmichael (Ed.), *Manual of Child Psychology* (pp. 918–970). New York: Wiley.

Lewis, H. B. (1971). *Shame and guilt in neurosis.* New York: International Universities Press.

Lewis, M., & Haviland, J. M. (Eds.). (1993). *Handbook of emotions.* New York: Guilford.

Lewis, M., Sullivan, W. W., Stanger, C., and Weiss, M. (1989). Self-development and self-conscious emotions. *Child Development, 60,* 146–156.

Liebert, R. M., & Morris, L. W. (1967). Cognitive and emotional components of test anxiety: A distinction and some initial data. *Psychological Reports, 20,* 975–978.

Lindemann, E. (1944). Symptomatology and management of acute grief. *American Journal of Psychiatry, 101,* 141–148.

Lipowski, Z. J., Lipsitt, D. R., & Whybrow, P. C. (1977). (Eds.). *Psychosomatic medicine: Current trends and clinical applications.* New York: Oxford University Press.

Locke, E. A., and Taylor, M. S. (1990). Stress, coping, and the meaning of work. In W. Nord, & A. Brief (Eds.), *The Meaning of work.* New York: D.C Heath.

Loevinger, J. (1976). *Ego development: Conceptions and theories.* San Francisco: Jossey-Bass.

Loftus, E. F., & Klinger, M. R. (1992). Is the unconscious smart or dumb? *American Psychologist, 47,* 761–765.

Long, B. C., Kahn, S. E., & Schutz, R. W. (1992). Causal model of stress and coping: Women in management. *Journal of Counseling Psychology, 39,* 227–239.

Lucas, R. S. (1969). *Men in crisis.* New York: Basic Books.

Lumsden, D. P. (1981). Is the concept of "stress" of any use, anymore? In D. Randall (Ed.), *Contributions to primary prevention in mental health: working papers.* Toronto: Toronto National Office of the Canadian Mental Health Association.

Lutz, C., & White, G. M. (1986). The anthropology of emotions. *Annual Review of Anthropology, 15,* 405–436.

Maddi, S. R., & Kobasa, S. C. (1984). *The hardy executive: Health under stress.* Pacific Grove, CA: Brooks/Cole.

Maes, S., Leventhal, H., & de Ridder, D. T. D. (1996). Coping with chronic diseases. In M. Zeidner & N. S. Endler (Eds.), *Handbook of Coping: Theory, research, applications* (pp. 221–251). New York: Wiley.

Magai, C., & McFadden, S. H. (1996). (Eds.). *Handbook of emotion, adult development, and aging.* New York: Academic Press.

Magnusson, D., & Bergman, L. R. (1997). Individual development and adaptation: The IDA Program. *Reports from the Department of Psychology.* Stockholm, Sweden: Stockholm University.

Mandler, G. (1984). *Mind and body: Psychology of emotion and stress.* New York: Norton.

Manne, S. L., Sabblioni, M., & Bovbjerg, D. H. (1994). Coping with chemotherapy for breast cancer. *Journal of Behavioral Medicine, 17,* 41–55.

Manne, S. L., & Sandler, I. (1984). Coping and adjustment to genital herpes. *Journal of Behavioral Medicine, 7,* 391–410.

Manne, S. L., Taylor, K. L., Dougherty, J., & Kemeny, N. (1997), Supportive and negative responses in the partner relationship: Their association with psychological adjustment among individuals with cancer. *Journal of Behavioral Medicine, 20,* 101–125.

Mantovani, G. (1996). *New communication environments: From everyday to virtual.* London: Taylor & Francis.

Marcus, H. R., & Kitayama, S. (1991). Culture and the self: Implications for cognition, emotion, and motivation. *Psychological Review, 98,* 224–253.

Martelli, M. F., Auerbach, S. M., Alexander, J., & Mercuri, L. G. (1987). Stress management in the health care setting: Matching interventions with patient coping styles. *Journal of Consulting and Clinical Psychology, 55,* 201–207.

Marucha, P. T., Kiecolt-Glaser, J. K., & Favagehi, M. (1998). Mucosal wound healing is impaired by examination stress. *Psychosomatic Medicine, 60,* 362–365.

Mascolo, M. F., & Fischer, K. W. (1995). Developmental transformations in appraisals for pride, shame, and guilt. In J. P. Tangney, & K. W. Fischer (Eds.), *Self-conscious emotions: The psychology of shame, guilt embarrassment, and pride* (pp. 64–113). New York: Guilford.

Masel, C. N., Terry, D. J., & Gribble, M. (1996). The effects of coping on adjustment: Re-examining the goodness of fit model of coping effectiveness. *Anxiety, Stress, and Coping, 9,* 279–300.

Maslach, C. (1982). *Burnout: The cost of caring.* Englewood Cliffs, NJ: Prentice-Hall.

Maslow, A. H. (1964). Synergy in the society and the individual. *Journal of Individual Psychology, 20,* 153–164.

Mason, J. W., Maher, J. T., Hartley, L. H., Mougey, E., Perlow, M. J., & Jones, L. G. (1976). Selectivity of corticosteroid and catecholamine response to various natural stimuli. In G. Serban (Ed.), *Psychopathology of human adaptation.* New York: Plenum.

Mason, M. A., Skolnick, A., and Sugarman, S. D. (in press). *All our families. New policies for a new century.* New York: Oxford University Press.

Matarazzo, J. D., Weiss, S. M., Herd, J. A., Miller, N. E., & Weiss, S. M. (1984). (Eds.), *Behavioral health: A handbook of health enhancement and disease prevention.* New York: Wiley.

Mathews, K. A. (1981). "At a relatively early age the habit of working the machine to its maximum capacity:" Antecedents of the Type A coronary-prone behavior pattern. In S. S. Brehm, S. M. Kassin, & F. X. Gibbons (Eds.), *Developmental social psychology* (pp. 235–248). New York: Oxford University Press.

Maugham, S. (1915). *Of human bondage.* London: Heinemann.

Mauro, R., Sato, K., & Tucker, J. (1992). The role of appraisal in human emotions: A cross-cultural study. *Journal of Personality and Social Psychology, 62,* 301–317.

McAdams, D. P. (1996). Personality, modernity, and the storied self: A contemporary framework for studying persons. *Psychological Inquiry, 7,* 295–321.

McAdams, D. P. (1997). *The stories we live by: Personal myths and the making of the self.* New York: Guilford.

McClelland, D. C. (1951). *Personality.* New York: Sloane.

McClelland, D. C., Atkinson, J. W., Clark, R. A., & Lowell, E. L. (1953). *The achievement motive.* New York: Appleton-Century-Crofts.

McCrae, R. R., & Costa, P. T., Jr. (1986). Personality, coping, and coping effectiveness in an adult sample. *Journal of Personality, 54,* 385–405.

McFarlane, A. C. (1995). The severity of the trauma: Issues about its role in posttraumatic stress disorder. In R. J. Kleber, C. R. Figley, & Gersons, B. P. R. (Eds). *Beyond trauma: Cultural and societal dynamics* (pp. 31–54). New York: Plenum.

McQueeney, D. A., Stanton, A. L., & Sigmon, S. (1997). Efficacy of emotion-focused and problem-focused group therapies for women with fertility problems. *Journal of Behavioral Medicine, 20,* 313–331.

McReynolds, P. (1956). A restricted conceptualization of human anxiety and motivation. *Psychological Reports, Monograph Supplements, 6,* 293–312.

Mechanic, D. (1962/1978). *Students under stress: A study in the social psychology of adaptation.* New York: The Free Press. Reprinted in 1978 by the University of Wisconsin Press.

Mechanic, D. (1983). (Ed.). *Handbook of health, health care, and the health professions.* New York: The Free Press.

Megargee, E. I., & Hokanson, J. E. (1970). (Eds.). *The dynamics of aggression.* New York: Harper & Row.

Meichenbaum, D. (1977). *Cognitive-behavior modification: An integrative approach.* New York: Plenum.

Meichenbaum, D., & Cameron, R. (1983). Stress innoculation training: Toward a general paradigm for training coping skills. In D. Meichenbaum & J. E. Jaremko (Eds.), *Stress reduction and prevention* (pp. 115–154). New York: Plenum.

Meichenbaum, D., & Jaremko, M. E. (1983). *Stress reduction and prevention.* New York: Plenum.

Menninger, K. (1954). Regulatory devices of the ego under major stress. *International Journal of Psychoanalysis, 35,* 412–420.

Merikle, P. M. (1992). Perception without awareness. *American Psychologist, 47,* 792–795.

Merleau-Ponty, M. (1962). *Phenomenology of perception* (C. Smith, Trans.). London: Routledge & Kegan Paul.

Mesquita, B., & Frijda, N. H. (1992). Cultural variations in emotion. *Psychological Bulletin, 112,* 179–204.

Mill, J. S. (1949). *A system of logic.* London: Longmans, Green. (First published in 1843).

Miller, P., & Sperry, L. L. (1987). The socialization of anger and aggression. *Merrill-Palmer Quarterly, 33,* 1–31.

Miller, D. R., & Swanson, G. E. (1960). *Inner conflict and defense.* New York: Holt, Rinehart, & Winston.

Miller, S. M. (1981). Predictability and human stress: Toward clarification of evidence and theory. In L. Berkowitz (Ed.), *Advances in experimental social psychology* (Vol. 14, pp. 203–255). New York: Academic Press.

Miller, S. M. (1987). Monitoring and blunting: Validation of a questionnaire to assess styles of information seeking under threat. *Journal of Personality and Social Psychology, 52,* 345–353.

Miller, S. M., & Green, M. L. (1984). Coping with stress and frustration: Origins, nature, and development. In M. Lewis & I. C. Saarni (Eds.), *The socialization of emotions.* New York: Plenum.

Modell, A. H. (1993). *The private self.* Cambridge: Harvard University Press.

Moos, R. H., Brennan, P. L., Fondacara, M. R., & Moos, B. S. (1990). Approach and avoidance coping responses among older problem and nonproblem drinkers. *Psychology and Aging, 5,* 31–40.

Mowrer, O. H. (1976). From the dynamics of conscience to contract psychology: Clinical theory and practice in transition. In G. Serban (Ed.), *Psychopathology of human adaptation* (pp. 211–230). New York: Plenum.

Murphy, G. (1947/1966). *Personality: A biosocial approach to origins and structure.* New York: Basic Books.

Murphy, L. B., & Associates. (1962). *The widening world of childhood: Paths toward mastery.* New York: Basic Books.

Murphy, L. B., & Moriarty, A. E. (1976). *Vulnerability, coping, and growth: From infancy to adolescence.* New Haven, CT: Yale University Press.

Murray, H. A. (1938). *Explorations in personality.* New York: Oxford University Press.

Mechanic, D. (1962/1978). *Students under stress: A study in the social psychology of adaptation.* New York: The Free Press. Reprinted in 1978 by the University of Wisconsin Press.

Neisser, U. (1985). The role of invariant structures in the control of movement. In M. Frese & J. Sabini (Eds.), *Goal-directed behavior: The concept of action in psychology* (pp. 97–108). Hilldale, NJ: Erlbaum.

Nolen-Hoeksema, S. (1991). Responses to depression and their effects on the duration of depressive episodes. *Journal of Abnormal Psychology, 100,* 569–582.

Nolen-Hoeksema, S., & Morrow, J. (1991). A prospective study of depression and posttraumatic stress symptoms after a natural disaster: The 1989 Loma Prieta earthquake. *Journal of Personality and Social Psychology, 61,* 115–121.

Nolen-Hoeksema, S., Parker, L. E., & Larson, J. (1994). Ruminative coping with depressed mood following loss. *Journal of Personality and Social Psychology, 67,* 92–104.

Noojin, A., B., & Wallander, J. L. Perceived problem-solving ability, stress, and coping in mothers of children with physical disabilities: Potential cognitive influences on adjustment. *International Journal of Behavioral Medicine, 4,* 415–432.

Nuckolls, K. B., Cassel, J., & Kaplan, B. H. (1972). Psychological assets, life crisis, and the progress of pregnancy. *American Journal of Epidemiology, 95,* 431–441.

Nyamathi, A., Wayment, H. A., & Dunkel-Schetter, C. (1993). Psychosocial correlates of emotional distress and risk behavior in African-American women at risk for HIV infection. *Anxiety, Stress, and Coping, 6,* 133–148.

Oates, J. M. (1988). *Acquisition of esophageal speech following laryngectomy.* Doctoral Dissertation. La Trobe University, Bundoora, Australia.

Oatley, K., & Johnson-Laird, P. N. (1987). Towards a cognitive theory of emotions. *Cognition and Emotion, 1,* 29–50.

O'Brien, T. B., & DeLongis, A. (1997). Coping with chronic stress: An interpersonal perspective. In B. H. Gottlieb (Ed.), *Coping with chronic stress* (pp. 161–190). New York: Plenum.

Ohbushi, K., Kameda, M., & Agarie, N. (1989). Apology as an aggression control: Its role in mediating appraisal of and response to harm. *Journal of Personality and Social Psychology, 56,* 219–227.

Olff, M., Brosschot, J. F., Godaert, G., Benschop, R. J., Ballieux, R. E., Heijnen, C. J., de Smet, M. B. M., & Ursin, H. (1995). Modulatory effects of defense and coping on stress-induced changes in endocrine and immune parameters. *International Journal of Behavioral Medicine, 2,* 85–103.

Opton, E. M., Jr., Rankin, N., Nomikos, M., & Lazarus, R. S. (1965). The principle of short-circuiting of threat: Further evidence. *Journal of Personality, 33,* 622–635.

Orr, E., & Westman, M. (1990). Does hardiness moderate stress, and how?: A review. In M. Rosenbaum (Ed.), *Learned resourcefulness: On coping skills, self-control, and adaptive behavior* (pp. 64–94). New York: Springer.

Ortony, A., Clore, G. L., & Collins, A. (1988). *The cognitive structure of emotions.* New York: Cambridge University Press.

Panksepp, J. (1991). Affective neuroscience: A conceptual framework for the neurobiological study of emotions. In K. Strongman (Ed.), *International reviews of studies in emotions* (Vol. 1, pp. 59–99). New York: Wiley.

Panksepp, J. (1993). Where, when, and how does an appraisal become an emotion: "The times they are a changing." *Psychological Inquiry, 4,* 334–342.

Parker, J. D. A., & Endler, N. S. (1996). Coping and defense: A historical overview. In M. Zeidner, & N. S. Endler (1996). *Handbook of coping: Theory, research, applications* (pp. 3–23). New York: Wiley.

Parkes, K. R. (1984). Locus of control, cognitive appraisal, and coping in stressful episodes. *Journal of Personality and Social Psychology, 46,* 655–668.

Parkinson, B., & Manstead, A. S. R. (1992). Appraisal as a cause of emotion. In M. Clark (Ed.), *Emotion. Review of Personality and Social Psychology, 13,* 122–149.

Paterson, R. J., & Neufeld, R. W. J. (1987). Clear danger: Situational determinants of the appraisal of threat. *Psychological Bulletin, 101,* 404–416.

Pearlin, L. I., & McCall, M. E. (1990). Occupational stress and marital support: A description of microprocesses (pp. 39–60). In J. Eckenrode & S. Gore (Eds.), *Stress between work and family.* New York: Plenum.

Peeters, M. C. W., Buunk, B. P., & Schaufeli, W. B. (1995). A microanalytic exploration of the cognitive appraisal of daily stressful events at work: The role of controllability. *Anxiety, Stress, and Coping, 8,* 127–139.

Peeters, M. C. W., Schaufeli, W. B., & Buunk, B. P. (1995). The role of attributions in the cognitive appraisal of work-related stressful events: an event-recording approach. *Work & Stress, 9,* 463–474.

Pennebaker, J. W., Colder, M., & Sharp, L. K. (1990). Accelerating the coping process. *Journal of Personality and Social Psychology, 58,* 528–537.

Perrewé, P. L. (1991). *Job stress.* Corte Madera, CA: Select Press.

Peterson, K. C., Prout, M. F., & Schwarz, R. A. (1991). *Posttraumatic stress disorder: A clinician's guide.* New York: Plenum.

Piers, G., & Singer, M. B. (1971). *Shame and guilt.* New York: Norton.

Pines, A., Aronson, E. with Kaffry, D. (1981). *Burnout: From tedium to personal growth.* New York: The Free Press.

Polanyi, M. (1966). *The tacit dimension.* Garden City, NY: Doubleday.

Polkinghorne, D. (1988). *Narrative knowing and the human sciences.* Albany: State University of New York Press.

Pretzlik, U. (1997). *Children coping with a serious illness: A study exploring coping and distress in children with leukemia or aplastic anemia.* Amsterdam: Kohnstamm Institute: University of Amsterdam.

Pruchno, R. A., & Resch, N. L. (1989). Mental health of caregiving spouses: Coping as mediator, moderator, or main effect? *Psychology and Aging, 4,* 454–463.

Radloff, L. S. (1977). The CES-D scale: A self-report depression scale for research in the general population. *Applied Psychology Measurement, 1,* 385–401.

Reber, A. S. (1993). *Implicit learning and tacit knowledge: An essay on the cognitive unconscious.* New York: Oxford University Press.

Reisenzein, R. (1995). On appraisal as causes of emotions. *Psychological Inquiry, 6,* 233–237.

Reisenzein, R. (in press). A theory of emotional feelings as metarepresentational states of mind. In J. Laird (Ed.), *Feeling and thinking.*

Reisenzein, R. (in preparation). *Exploring the strength of association between the components of emotion syndromes: The case of surprise.*

Reisenzein, R., & Hofmann, T. (1993). Discriminating emotions from appraisal-relevant situational information: Baseline data for structural models of cognitive appraisals. *Cognition and Emotion, 7,* 271–293.

Repetti, R. L. (1987). Individual and common components of the social environment at work and psychological well-being. *Journal of Personality and Social Psychology, 52,* 710–720.

Repetti, R. L., & Wood, J. V. (1997). Families accommodating to chronic stress: Unintended and unnoticed processes. In B. H. Gottlieb (Ed.), *Coping with chronic stress* (pp. 191–220). New York: Plenum.

Rice, P. L. (1998). *Health Psychology.* Pacific Grove, CA: Brooks/Cole.

Roseman, I. J. (1984). Cognitive determinants of emotion: A structural theory. In P. Shaver (Ed.), *Review of personality and social psychology: Vol. 5. Emotions, relationships, and health* (pp. 11–36). Beverly Hills: Sage.

Rosenbaum, M. (1990). (Ed.) *Learned resourcefulness: On coping skills, self-control, and adaptive behavior.* New York: Springer.

Roskies, E. (1983). Stress management: Averting the evil eye. *Contemporary Psychology, 28,* 542–544.

Rotter, J. B. (1954). *Social learning and clinical psychology.* Upper Saddle River, NJ: Prentice Hall.

Russek, L. G., & Schwartz, G. E. (1996). Energy cardiology: A dynamical energy systems approach for integrating conventional and alternative medicine. *Advances, 12,* 4–24.

Rusting, C. L., & Nolen-Hoeksema, S. (1998). Regulating responses to anger: Effects of rumination and distraction on angry mood. *Journal of Personality and Social Psychology, 74,* 790–803.

Rutter, M. (Ed.). (1980). *Scientific foundations of developmental psychiatry.* London: Heinemann Medical.

Ryff, C. D., & Singer, B., & Commentators. (1998). The contours of positive human health. *Psychological Inquiry, 9,* 1–85.

Safran, J. D., & Greenberg, L. S. (1991). *Emotion, psychotherapy, & change.* New York: Guilford.

Salovey, P. (Ed.). (1990). *The psychology of jealousy and envy.* New York: Guilford.

Sarbin, T. (Ed.). (1986). *Narrative psychology: The storied nature of human conduct.* New York: Praeger.

Schafer, R. (1981). Narration in psychoanalytic dialogue. In W. J. J. Mitchell (Ed.), *On narrative* (pp. 25–49). Chicago: University of Chicago Press.

Scheier, M. F., & Carver, C. S. (1987). Dispositional optimism and physical well-being: The influence of generalized outcome expectancies on health. *Journal of Personality, 55,* 169–210.

Scherer, K. R. (1984). On the nature and function of emotion: A component process approach. In K. R. Scherer & P. Ekman (Eds.), *Approaches to emotion* (pp. 293–317). Hillsdale, NJ: Erlbaum.

Scherer, K. R., Wallbott, H. G., & Summerfield, A. R. (Eds.). (1986). *Experiencing emotion: A cross-cultural study.* Cambridge, England: Cambridge University Press.

Schimmel, S. (1992). *The seven deadly sins: Jewish, Christian, and classical reflections on human nature.* New York: The Free Press.

Schneider, K. J. (1998). Toward a science of the heart: Romanticism and the revival of psychology. *American Psychologist, 53,* 277–289.

Schore, A. N. (1994). *Affect regulation and the origin of the self: The neurobiology of emotional development.* Hillsdale, NJ: Erlbaum.

Schore, A. N. (1997). A century after Freud's Project: is a rapprochement between psychoanalysis and neurobiology at hand? *Journal of the American Psychoanalytic Association, 45,* 807–840.

Schore, A. N. (1998). The experience-dependent maturation of an evaluative system in the cortex. In K. H. Pribram (Ed.), *Brain and values: Is a biological science of values possible* (pp. 337–358). Mahwah, NJ: Erlbaum.

Schuldberg, D., & Karwacki, S. B. (1996). Stress, coping, and social support in hypothetically psychosis-prone subjects. *Psychological Reports, 78,* 1267–1283.

Schuldberg, D., Karwacki, S. B., & Burns, G. L. (1996). Stress, coping, and social support in hypothetically psychosis-prone subjects. *Psycho-logical Reports, 78,* 1267–1283.

Seiffge-Krenke, I. (1995). *Stress, coping, and relationships in adolescence.* Mahway, NJ: Erlbaum.

Sellers, R. M. (1995). Situational differences in the coping processes of student-athletes. *Anxiety, Stress, and Coping, 8,* 325–336.

Selye, H. (1956/1976). *The stress of life.* New York: McGraw-Hill.

Selye, H. (1974). *Stress without distress.* Philadelphia: Lippincott.

Shaver, P., Schwartz, J., Kirson, D., & O'Connor, C. (1987). Emotion knowledge: Further exploration of a prototype approach. *Journal of Personality and Social Psychology, 52,* 1061–1086.

Shedler, J., Mayman, M., & Manis, M. (1993). The illusion of mental health. *American Psychologist, 48,* 1117–1131.

Shedler, J., Mayman, M., & Manis, M. (1994). More illusion. *American Psychologist, 49,* 974–976.

Shepard, R. N. (1984). Ecological constraints on internal representation: Resonant kinematics of perceiving, imagining, thinking, and dreaming. *Psychological Review, 91,* 417–447.

Sherif, M. (1935). A study of some social factors in perception. *Archives of Psychology, 27,* 187.

Shore, B. (1996). *Culture in mind: Cognition, culture, and the problem of meaning.* New York: Oxford University Press.

Shweder, R. A. (1991). *Thinking through cultures: Expeditions in cultural psychology.* Cambridge, MA: Harvard University Press.

Shweder, R. A. (1993a). The cultural psychology of the emotions. In M. Lewis & J. Haviland (Eds.), *The handbook of emotions* (pp. 417–431). New York: Guilford.

Shweder, R. A., & author's response (1993b). Everything you ever wanted to know about cognitive appraisal theory without being conscious of it. *Psychological Inquiry, 4,* 322–342.

Shweder, R. A., & LeVine, R. S. (1984). *Cultural theory: Essays on mind, self, and emotion.* Cambridge, England: Cambridge University Press.

Silver, R. L., Boon, C., & Stones, M. H. (1983). Searching for meaning in misfortune: Making sense of incest. *Journal of Social Issues, 39,* 81–102.

Silver, R. L., & Wortman, C. (1980). Coping with undesirable life events. In J. Garber & M. E. P. Seligman (Eds.), *Human helplessness: Theory and applications* (pp. 279–340). New York: Academic Press.

Skinner, B. F. (1983). Intellectual self-management in old age. *American Psychologist, 38,* 239–244.

Slaikeu, K. A. (1984). *Crisis intervention: a handbook for practice and research.* Newton, MA: Allyn & Bacon. (Original work published 1944)

Smelser, N. J. (1963). *Theory of collective behavior.* New York: The Free press.

Smith, C. A. & Ellsworth, P. C. (1985). Patterns of cognitive appraisal in emotion. *Journal of Personality and Social Psychology, 48,* 813–838.

Smith, C. A., & Ellsworth, P. C. (1987). Patterns of appraisal and emotion related to taking an exam. *Journal of Personality and Social Psychology, 52,* 475–488.

Snyder, C. R., & Forsyth, D. R. (1991). (Eds.), *Handbook of social and clinical psychology.* Needham Heights, MA: Allyn & Bacon.

Snyder, C. R., Harris, C., Anderson, J. R., Holleran, S. A., Irving, L. M., Sigmon, S. T., Yoshinobu, L., Gibb, J., Langelle, C., & Harney, P. (1991). The will and the ways: Development and validation of an individual difference measure of hope. *Journal of Personality and Social Psychology, 60,* 570–585.

Solomon, R. C. (1976). *The passions. The myth and nature of human emotion.* Garden City, NY: Doubleday.

Solomon, R. C. (1980). Emotions and choice. In A. O. Rorty (Ed.), *Explaining emotions* (pp. 251–281). Berkeley: University of California Press.

Solomon, Z., Mikulincer, & Avitzur, E. (1988). Coping, locus of control, social support, and combat-related posttraumatic stress disorder: A prospective study. *Journal of Personality and Social Psychology, 55,* 279–285.

Solomon, Z., Mikulincer, M., & Hobfoll, S. E. (1987). Objective versus subjective measurement of stress and social support: Combat-related reactions. *Journal of Consulting and Clinical Psychology, 55,* 577–583.

Solomon, Z, Mikulincer, M., & Flum, H. (1988). Negative life events, coping responses, and combat-related psychopathology: A prospective study. *Journal of Abnormal Psychology, 97,* 302–307.

Somerfield, M. R., & commentators (1997). The utility of systems models of stress and coping for applied research: The case of cancer adaptation. *Journal of Health Psychology, 2,* 133–172.

Spence, D. (1982). *Narrative truth and historical truth.* New York: Norton.

Spiegel, D. (1997). Understanding risk assessment by cancer patients: A commentary on Somerfield. *Journal of Health Psychology, 2,* 170–171.

Spielberger, C. D., Gorsuch, R. L., & Lushene, R. E. (1970). *Manual for the State-Trait Anxiety Inventory.* Palo Alto, CA: Consulting Psychologists Press.

Spielberger, C. D, Krasner, S. S., & Solomon, E. P. (1988). The experience and control of anger. In M. P. Janisse (Ed.), *Health psychology: Individual differences and stress* (pp. 89–108). New York: Springer-Verlag.

Spielberger, C. D., & Sydeman, S. J. (1994). State-trait anxiety inventory and state-trait anger expression inventory. In M. E. Maruish (Ed.), *The use of psychological tests for treatment planning and outcome assessment* (pp. 292–321). Hillsdale, NJ: Erlbaum.

Speisman, J. C., Lazarus, R. S., Mordkoff, A. M., & Davison, L. A. (1964). The experimental reduction of stress based on ego-defense theory. *Journal of Abnormal and Social Psychology, 68,* 367–380.

Spivack, G., & Shure, M. B. (1982). The cognition of social adjustment: Interpersonal cognitive-problem-solving-thinking. In B. B. Lahey & A. E. Kazdin (Eds.), *Advances in clinical child psychology* (Vol. 5, pp. 323–372). New York: Plenum.

Spivack, G., & Shure, M. B. (1985). ICPS and beyond: Centripetal and centifugal forces. *American Journal of Community Psychology, 13,* 226–243.

Stanton, A. L., & Snider, P. R. (1993). Coping with a breast cancer diagnosis: A prospective study. *Health Psychology, 12,* 16–23.

Stanton, A. L., Tennen, H., Afleck, G., & Mendola, R. (1992). Coping and adjustment to infertility. *Journal of Social and Clinical Psychology, 11,* 1–13.

Staudenmeyer, H., Kinsman, R. S., Dirks, J. F., Spector, S. L., & Wangaard, C. (1979). Medical outcome in asthmatic patients. Effects of airways hyperactivity and symptom-focused anxiety. *Psychosomatic Medicine, 41,* 109–118.

Stearns, P. N. (1989). *Jealousy: The evolution of an emotion in American history.* New York: New York University Press.

Stein, N., Folkman, S., Trabasso, T., & Christopher-Richards, T. A. (1997). Appraisal and goal processes as predictors of psychological well-being in bereaved caregivers. *Journal of Personality and Social Psychology, 72,* 872–884.

Stein, N. L., Leventhal, B., & Trabasso, T. (Eds.). (1990). *Psychological and biological approaches to emotion.* Hillsdale, NJ: Erlbaum.

Stein, N. L., Liwag, M. D., & Wade, E. (1996). A goal-based approach to memory for emotional events: Implications for theories of understanding and socialization. In R. D. Kavanaugh, B. Zimmerberg, & S. Fein (Eds.), *Emotion: Interdisciplinary perspectives* (pp. 91–118). Mahway, NJ: Erlbaum.

Stephens, M. A., & Clark. S. L. (1997). Reciprocity in the expression of emotional support among later-life couples coping with stroke. In G. H. Gottlieb (Ed.), *Coping with chronic stress* (pp. 221–242). New York: Plenum.

Stern, W. (1930). Autobiography. In C. Murchison (Ed.), *A history of psychology in autobiography* (pp. 335–388), Worcester, MA: Clark University Press. (S. Langer, Trans.)

Sternberg, R. J. (1986). A triangular theory of love. *Psychological Review, 93,* 119–135.

Sternberg, R. J. (1987). Liking versus loving: A comparative evaluation of theories. *Psychological Bulletin, 102,* 331–345.

Stone, G. C., Cohen, F., & Adler, N. E. (1979). (Eds.). *Health psychology.* San Francisco: Jossey-Bass.

Stone, A. A., Cox, D. S., Valdimarsdottir, H., & Jandorf, L. (1987). Evidence that secretory IgA antibody is associated with daily mood. *Journal of Personality and Social Psychology, 52,* 988–993.

Stone, A. A., & Neale, J. M. (1984). The effects of severe daily events on mood. *Journal of Personality and Social Psychology, 46,* 137–144.

Stone, A. A., Neale, J. M., Cox, D. S., & Napoli, A. (1994). Daily events are associated with a secretory immune response to an oral antigen in men. *Health Psychology, 13,* 404–418.

Strentz, T., & Auerbach, S. M. (1988). Adjustment to the stress of simulated captivity: Effects of emotion-focused versus problem-focused preparation on hostages differing in locus of control. *Journal of Personality and Social Psychology, 55,* 652–660.

Stuhlmiller, C. M. (1996). *Rescuers of Cypress: Learning from disaster.* New York: Peter Lang.

Symington, T., Currie, A. R., Curran, R. C., & Davidson, J. N. (1955). The reaction of the adrenal cortex in conditions of stress. In Ciba Foundation Colloquia on Endocrinology. *The human adrenal cortex* (Vol. 8, pp. 70–91). Boston: Little, Brown.

Tait, R., & Silver, R. C. (1989). Coming to terms with major negative life events. In J. S. Uleman & J. A. Bargh (Eds.), *Unintended thought.* New York: Guilford.

Tangney, J. P., & Fischer, K. W. (1995). *Self-conscious emotions: The psychology of shame, guilt, embarrassment, and pride.* New York: Guilford.

Tavris, C. (1984). On the wisdom of counting to ten: Personal and social dangers of anger expression. In P. Shaver (Ed.), *Review of personality and social psychology. Emotions, relationships, and health* (pp. 170–191). Beverly Hills, CA: Sage.

Taylor, G. (1980). Pride. In A. O. Rorty (Ed.), *Explaining emotions* (pp. 385–402). Berkeley: University of California Press.

Taylor, S. E. (1986). *Health psychology.* New York: Random House.

Taylor, S. E., Lichtman, R. R., & Wood, J. V. (1984). Attributions, beliefs about control, and adjustment to breast cancer. *Journal of Personality and Social Psychology, 46,* 489–502.

Terry, D. J. (1994). Determinants of coping: The role of stable and situational factors. *Journal of Personality and Social Psychology, 66,* 895–910.

Terry, D. J., Tonge, L., & Callan, V. J. (1995). Employee adjustment to stress: The role of coping resources, situational factors, and coping responses. *Anxiety, Stress, and Coping, 8,* 1–24.

Thoits, P. A. (1982). Conceptual, methodological, and theoretical problems in studying social support as a buffer against life stress. *Journal of Health and Social Behavior, 23,* 145–159.

Thoits, P. A. (1986). Social support as coping assistance. *Journal of Consulting and Clinical Psychology, 54,* 416–423.

Toch, H. (1969). *Violent men.* Chicago: Aldine.

Toch, H. (1983). The management of hostile aggression: Seneca as applied social psychologist. *American Psychologist, 38,* 1022–1025.

Tolman, E. C. (1932). *Purposive behavior in animals and men.* New York: Appleton.

Tomaka, J., & Blascovich, J. (1994). Effects of justice beliefs on cognitive appraisal of and subjective, physiological, and behavioral responses to potential stress. *Journal of Personality and Social Psychology, 67,* 732–740.

Tomaka, J., Blascovich, J., Kelsey, R. M., & Leitten, C. L. (1993). Subjective, physiological, and behavioral effects of threat and challenge appraisal. *Journal of Personality and Social Psychology, 65,* 248–260.

Tomaka, J., Blascovich, J., Kibler, J., & Ernst, J. M. (1997). Cognitive and physiological antecedents of threat and challenge appraisal. *Journal of Personality and Social Psychology, 73,* 63–72.

Tomkins, J. (1989, March). Fighting words. *Harpers Magazine,* pp. 33–35.

Tomkins, S. S. (1962). *Affect, imagery, consciousness: Vol. I: The positive affects.* New York: Springer.

Tomkins, S. S. (1963). *Affect, imagery, consciousness: Vol. 2: The negative affects.* New York: Springer.

Tomkins, S. S. (1991). *Affect, imagery, consciousness: The negative affects, anger, and fear (Vol. 3).* New York: Springer.

Tomkins, S. S. (1992). *Affect, imagery, consciousness: Cognition duplication and transformation of information (Vol. 4).* New York: Springer.

Tompkins, V. H. Stress in aviation. (1959). In J. Hambling (ed.), *The nature of stress disorder* (pp. 73–80). Springfield, Il: Charles C. Thomas.

Tooby, J., & Cosmides, L. (1990). The past explains the present: Emotional adaptations and the structure of ancestral environments. *Ethology and Sociobiology, 11,* 375–424.

Tov-Ruach, L., (1980). Jealousy, attention, and loss. In A. O. Rorty (Ed.), *Explaining emotions* (pp. 465–488). Berkeley: University of California Press.

Troop, N. A. (1998). Theoretical note: When is a coping strategy not a coping strategy? *Anxiety, Stress, and Coping, 11,* 81–87.

Turner, J. A., Clancy, S., & Vitaliano, P. P. (1987). Relationships of stress, appraisal and coping, to chronic low back pain. Special Issue: Chronic pain. *Behavior Research and Therapy, 25,* 281–288.

Uleman, J. S., & Bargh, J. A. (Eds.). (1989). *Unintended thought.* New York: Guilford.

Vallacher, R. R., & Nowak, A. (1997). The emergence of dynamical social psychology. *Psychological Inquiry, 8,* 73–99.

Van Heck, G. L., Vingerhoets, J. J. M., & Van Hout, G. C. M. (1991). Coping and extreme response tendency in duodenal ulcer patients. *Psychosomatic Medicine, 53,* 566–575.

Veenhoven, R. (1990). (Ed.), *How harmful is happiness?* Rotterdam: Universitaire Per Rotterdam.

Vitaliano, P. P., DeWolfe, D. J., Maiuro, R. D., Russo, J., & Katon, W. (1990). Appraised changeability of a stressor as a modifier of the relationship between coping and depression: A test of the hypothesis of fit. *Journal of Personality and Social Psychology, 59,* 582–592.

Vitaliano, P. P., Russo, J., & Maiuro, R. D. (1987). Locus of control, type of stressor, and appraisal within a cognitive-phenomenological model of stress. *Journal of Research in Personality, 21,* 224–237.

Wachtel, P. L. (1977). *Psychonalysis and behavior therapy: Toward an integration.* New York: Basic Books.

Wallbott, H. G., & Scherer, K. R. Cultural determinants in experiencing shame and guilt. In J. P. Tangney & K. W. Fischer (Eds.), *Self-conscious emotions: The psychology of shame, guilt, embarrassment, and pride* (pp. 465–487). New York: Guilford.

Weber, H. (1997). Sometimes more complex, sometimes more simple: A commentary on Somerfield. *Journal of Health Psychology, 2,* 171–172.

Weber, H., & Laux, L. (1993). Presention of emotion. In G. Heck, P. L. van Bonaiuto, I. J. Deary, & W. Nowack (Eds.), *Personality psychology in Europe* (Vol. 4, pp. 235–255). Tilburg, The Netherlands: Tilburg University Press.

Weinberger, D. A., Schwartz, G. E., & Davidson, R. J. (1979). Low-anxious, high-anxious, and repressive coping styles: Psychometric patterns and behavioral and physiological responses to stress. *Journal of Abnormal Psychology, 88,* 369–380.

Weiner, B. (1986). *An attributional theory of motivation and emotion.* New York: Springer.

Weinstein, J., Averill, J. R., Opton, E. M., Jr., & Lazarus, R. S. (1968). Defensive style and discrepancy between self-report and physiological indexes of stress. *Journal of Personality and Social Psychology, 10,* 406–413.

Weisenberg, M., Schwarzwald, J., Waysman, M., Solomon, Z., & Klingman, A. (1993). Coping of school-age children in the sealed room during scud missile bombardment and postwar stress reactions. *Journal of Personality and Social Psychology, 61,* 462–467.

Weiss, P. A. (1939). *Principles of development: A text in experimental biology.* New York: Holt.

Weiss, R. S. (1990). Bringing work stress home. In J. Eckenrode & S. Gore (Eds.), *Stress between work and family* (pp. 17–37). New York: Plenum.

Wells, A., & Matthews, G. (1994). Self-consciousness and cognitive failures as predictors of coping in stressful episodes. *Cognition and Emotion, 8,* 279–295.

Westman, M., & Etzion, D. (1995). Crossover of stress, strain and resources from one spouse to another. *Journal of Organizational Behavior, 16,* 169–181.

Westman, M., & Shirom, A. (1995). Dimensions of coping behavior: A proposed conceptual framework. *Anxiety, Stress, and Coping, 8,* 87–100.

Wheaton, B. (1994). Sampling the stress universe. In W. R. Avison & I. H. Gotlib (Eds.). *Stress and mental health* (pp. 77–223). New York: Plenum.

White, G. L. (1981). A model of romantic jealousy. *Motivation and Emotion, 5,* 295–310.

White, G. L., & Mullen, P. W. (1989). *Jealousy: Theory, research, and clinical strategies.* New York: Guilford.

White, G. M., and Lutz, C. (1986). The anthropology of emotions. *Annual review of anthropology, 15,* 405–436.

White, P. A. (1990). Ideas about causation in philosophy and psychology. *American Psychologist, 108,* 3–18.

White, R. W. (1959). Motivation reconsidered: The concept of competence. *Psychological Review, 66,* 297–333.

Wicklund, R. A. (1975). Objective self-awareness. In L. Berkowitz (Ed.), *Advances in experimental social psychology* (Vol. 7). New York: Academic Press.

Williams, R., & Williams, V. (1993). *Anger kills: 17 strategies for controlling the hostility that can harm your health.* New York: Time Books/Random House.

Wilson, E. O. (1975). *Sociobiology: The new synthesis.* Cambridge: Harvard University Press.

Witkin, H. A. (1965). Psychological differentiation and forms of pathology. *Journal of Abnormal and Social Psychology, 70,* 317–336.

Witkin, H. A., Lewis, H. B., Machover, K., Meissner, P. B., & Wapner, S. (1954). *Personality through perception.* New York: Harper & Row.

Witkin, H. A., Dyk, R. B., Faterson, H. F., Goodenough, D. R., & Karp, S. A. (1962). *Psychological differentiation.* New York: Wiley.

Wolf, T. M., Heller, S. S., Camp, C. J., & Faucett, J. M. (1995). The process of coping with a gross anatomy exam during the first year of medical school. *British Journal of Medical Psychology, 68,* 85–87.

Wortman, C. B., & Lehman, D. R. (1985). Reactions to victims of life crises: Social support attempts that fail. In I. G. Sarason, & B. R. Sarason (Eds.), *Social support: Theory, research and applications.* Dordrecht, The Netherlands: Martinus Nijhoff.

Wright, J. C., & Mischel, W. (1987). A conditional approach to dispositional constructs: The local predictability of social behavior [Special issue]. *Journal of Personality and Social Psychology, 53,* 1159–1177.

Wundt, W. (1905). *Grundriss der psychology* (7th rev. ed.). Leipzig: Engelman (not read).
Zahn-Waxler, C., & Kochanska, G. (1990). The origins of guilt. In R. S. Thompson (Ed.), *Nebraska Symposium on Motivation, 1988*. Lincoln: University of Nebraska Press.
Zajonc, R. B. (1980). Feeling and thinking: Preferences need no inferences. *American Psychologist, 35,* 151–175.
Zajonc, R. B. (1984). On the primacy of affect. *American Psychologist, 39,* 117–123.
Zautra, A. J., & Wrabetz, A. B. (1991). Coping success and its relationship to psychological distress for older adults. *Journal of Personality and Social Psychology, 61,* 801–810.
Zeidner, M., & Ben-Zur, H. (1994). Individual differences in anxiety, coping, and post-traumatic stress in the aftermath of the Persian Gulf war. *Personality and Individual Differences, 16,* 459–476.
Zeidner, M., & Endler, N. S. (1996). (Eds.). *Handbook of coping: Theory, research, applications.* New York: Wiley.

監訳者あとがき

　ラザルス教授の『ストレスの心理学——認知的評価と対処の研究』が日本語訳されてからほぼ10年経過した。この本は「日本の読者へのメッセージ」にも書かれているように「ストレスと対処のダイナミックスは，人間の適応にとって最も重要なものである」という視点にたって書かれている。特に「私（リチャード・S・ラザルス）はストレス反応とは個人が自分の心身の状態に対して起こっていることをいかに評価するか，そして起こりつつあることにいかに対処するかによって決まるであろうと確信したのである。私はこれを理解するために生涯をかけた研究に着手し，……」と述べている。本の内容で特に「認知的評価のプロセス」「対処の概念」「対処のプロセス」「情動に関する認知説」「方法論上の問題点」は多くの研究者に影響を与えた。この本の「あとがき」で私は「ストレス・評価・対処行動というプロセスを人間の心の中の作用と考えたラザルス教授の発想は，我々心理学関係者に大きな影響を与えた」と述べた。ラザルス教授は「心理的ストレス研究」によって1988年にヨハネス・グーテンベルグ大学から名誉博士号を授与されている。
　1990年10月に彼のバークレー市郊外の美しい新居を私は訪問した。その折，彼の新しい著作について熱気を帯びた説明を聞いた。彼の研究者としての，変わらない情熱を改めて確認した。ラザルス教授はたびたび日本を訪問している。私は1963年に彼が早稲田大学に客員教授として1年間来日された時以来親交を重ねている。その後来日するたびに彼の新しい研究テーマについて語った。話し方には彼特有の情熱を感じさせるものがあった。
　1988年の晩秋に行われた「ストレス測定と健康への影響の予測」という題名で野口英世記念館で行われた講演について一言述べておきたい（『ストレスとコーピング——ラザルス理論への招待』1990年初版）。実は1990年の「新しい著作について熱気を帯びた説明」の内容がこの講演に示されている。彼はこの講演の結論として4点を挙げている。第1の結論——ストレスと情熱の問題に対しては，より複雑なシステム的なアプローチをすることが本質的に

重要。第2の結論——研究は個人内的であると同時に個人間的であり、過程に中心をおいたものでなければならない。第3の結論——個人的意味合いと対処行動の活動により大きな重点をおかなければならない。第4の結論——ストレス測定から離れて、情動の測定に向かうべきである。そして特に彼は「今までのストレス測定に関しての自分の名声を捨てて、他の研究をしようと我ながら思っています。ストレスというものは、より大きな情動という大項目の一つの側面に過ぎません」と述べている。

この講演から約10年経過し、彼のいう「新しい研究に身命を賭す」といった研究は、1999年9月9日に日本健康心理学研究所の創立8周年の記念講演に来日して話されたことでその一端を知ることができた。講演の内容は次の5つにまとめられた。(1)誰にでも、どこでも有効な対処法というものが存在するわけではない。(2)対処プロセスを研究するためには、情動やストレスの各段階で、人がどのように考え、どのようなことをしているかを、詳細に明らかにしていかなければならない。(3)対処には大きく分けて問題中心の対処と情動中心の対処という2つのやり方や働きがある。(4)ストレスと情動の関係。(5)対処行動の文化差に関わる問題点。そして結論としてこう述べている。「これまで長い間、心理学者はあまりにも物理学者の方法論(ストレッサー→ストレス)を見習って対処を可能にしている人間がもつ調整力という重要な資質に注目した方法論（ストレッサー——対処——ストレス）を無視してしまったのである」。「それは主として個人がもつ意味をつくる能力（認知的評価、再評価の機能）が、情動や行為をコントロールする対処の働きを特徴づけている事実に気付いていなかったからである。したがってこのような個人のもつ意味というものをこまかく研究していくことのできる方法論の確立が必要になってくる」。

このような方法論から「各文化の特徴や個人のパーソナリティ特性と共にさまざまに異なる"生活環境の出来事と情動と対処とストレス"というプロセスの流れの全体像を明らかにしていくことができる」と述べた。

対処は主観的事実を含んでいるということにつきる。主観的事実によってそれがストレスに導くのか、導かないかがカギともいえる。個人のもつ意味づけ能力が重要であることを指摘した。

1999年に本書が出版された。この本を読まれた方はいかにラザルス教授が特別な熱意と使命感によって書かれたものであることを強く印象づけられたであろう。特に第4部の「ナラティブな観点」では，心理学，医学で問題になっている，ナラティブ（物語）・セラピーについて心理学の立場からラザルス教授は解説している。病気から「病人」の治療に変わった今日，個人の主観的生き方，即ち人間がどのように生きようとするのかを知り，それを援助することも心理臨床家の任務であろう。また，第10章の最後に書かれた「将来の展望」で彼の生の声を心で感じたことであろう。私はそして最後の言葉をとりあげたい。「読者諸君は，私のこの最後の意見を傲慢だと思わずに聞いていただきたい。次の世代では，心理学のあり方を変え，人間を理解するように努めなければならない。そうすれば将来，心理学はもっと役に立つ存在になるであろう」。今までの心理学は果たして「生きた人間」の心を正しく把握したのであろうか。「2000年代」の心理学研究はラザルス教授の方法によって，まさに「黄金時代」に向かっていることと信じたい。

　1963年にラザルス教授は1年間早稲田大学に客員教授として来日され，私の隣の部屋で研究をしておられた。夫人は日本語を短い期間で習得されて，日本語で誰とも話をされた。それから約40年間，「隣室の友人」としてお付き合いさせていただいた。その偉友の近著，そして命をかけた力作を今度日本語に訳させていただいたことに特別な意義を感じないわけにはいかない。

　この著書の訳を行うにあたって，実務教育出版の小林恒也会長，池澤徹也社長，また，編集部の蓑地一夫課長，福田健氏のご尽力に対し深く感謝する次第である。

　　　2004年4月

　　　　　　　　　　　　　　　　　　　　　　　　　　　本明　寛

事項索引

〔ア〕

愛　40, 43, 114, 311
愛着と分離　214
愛の8つのタイプ　312
RET　339
安堵　40, 43, 114, 295
怒り　40, 43, 114, 264
意識的知覚　89
移住のストレス　225
一次的に評価する　91, 94, 110
一次的評価　91, 110
嫌気　114
上向きの社会的比較　280
ウェル・ビーイング　11, 89, 111, 152
うつ病（抑うつ状態）自己評価尺度　186

〔カ〕

外傷後ストレス障害　32, 157, 189
快ストレス　38, 92, 324
害/喪失　38
学業成績　216
家族ストレス　159, 169, 181
価値観　78, 80
加齢　201, 210
加齢研究　204, 208
加齢の発達的説明　202
環境変数　74
関係的アプローチ　69, 72
関係的意味　14, 27, 72, 194, 249, 348
関係的テーマ　113
監視／鈍感　217
感謝　40, 43, 300
危機　197

危機介入　197
傷つきやすさ　191, 217
義憤　274
希望　40, 43, 114, 296
急性ストレス　177
脅威　14, 38
共感的情動　299
共感的対処　181
恐怖　40, 43, 114
距離をおくこと　139
計画的問題解決　139
原型的怒りの亜型　271
原型的ナラティブ　251
構造　16
幸福　40, 43, 114
幸福－喜び　306
コウホート効果　204
個人差　7, 64, 86
個人的資源　85, 218, 249
子どもや青少年におけるストレス　213
好ましい生活状況により引き起こされる情動　305
好ましくない生活状況により引き起こされる情動　295
混乱尺度　205

〔サ〕

罪悪感　40, 43, 114, 285, 290
再評価　93, 141, 250
サポートのプロセス　170
サポート燃え尽き　171
参加者観察　174
自意識的情動　285
GAS　51, 54, 72

397

自我関与のタイプ　110
自我防衛　93, 125, 129
自我防衛プロセス　9, 100
刺激状況　64
自己効力　69, 71, 93
自己コントロール　139
自己尊重　111, 264
仕事ストレス　159, 161, 167
仕事と家族のストレスの相互作用　162
仕事燃え尽き　176
自己報告　7, 101, 257
システム理論　26
システム理論的アプローチ　238
下向きの社会的比較　280
実存的情動　284
嫉妬　40, 43, 114, 279, 283
死の不安　287
社会システム　47
社会的機能　74, 135, 178
社会的再適応評価尺度　59
社会的相互交流　81
社会的要求　74
社会的抑制　75
主観的ウェル・ビーイング　68, 135
情動　90
情動的苦悩　32, 61
情動的洞察　341
情動的反応　60, 109
情動ナラティブ　248, 254
情動に影響する誤った判断の共通の原因　106
情動のプロセスが理性を妨害しうる理由　105
情動プロセス　44, 123, 250, 259
小児期および思春期の実証的研究　214
人生管理　197
身体的ウェル・ビーイング　74
身体的ストレッサー　49, 56
人的変数　84

信念　85, 249
心理的資源　69
心理的ストレス　42, 45, 55, 59, 71, 235
心理的ストレッサー　54
心理的文化同化　227
ストレス概念　37
ストレス下でのパフォーマンス　66
ストレス産業　33
ストレス情動　43
ストレス反応　37, 63
ストレスフルな遭遇　86, 135, 147, 149
ストレス分析レベル　45
ストレスマネジメント　35, 332
ストレッサー　37, 219
精神機能障害　334
精神疾患の診断・統計マニュアル　189
生理的ストレス　54
生理的ストレッサー　54
責任の受容　139
積極的・内的対処　220
セルフステートメント　338
全般的ウェル・ビーイング　306
羨望　40, 43, 114, 279
相互交流　14, 42, 84, 242
相互交流的モデル　241
相互作用　14
ソーシャルサポート　164, 215
ソーシャルサポートを求めること　138

〔タ〕

対処　18, 44, 123
対処機能　141, 151
対処システム　238
対処スタイル　127, 131, 217
対処ストラテジー　135, 147, 152, 182, 219, 224
対決的対処　139
対処プロセス　49, 75, 97, 123, 138, 151, 194,

250
対処様式質問・インタビュー表　139,205
対処様式尺度　182
対人プロセス　181
タイプA　216
DSM　189
DSM Ⅲ-R　191
ディスタンシング（距離をおく対処法）　305
適応努力　317
テスト不安　216
挑戦　38
罪の不安　287
同情　40,44,114,301
逃避－回避　139
トラウマ（外傷，心的外傷）　71,157

〔ナ〕

ナラティブ　11,235
ナラティブ・アプローチ　27,246,251,257
二次的に評価する　92,94,112
二次的評価　112,149
日常的混乱　68,178
ニュールック運動　8,89
認知的対処　93
認知的対処プロセス　83
認知的・動機的・関係的情動理論　109
認知的媒介　5,117
認知的評価　99
認知療法　339

〔ハ〕

媒介プロセス　241
バークレー・ストレス・コーピング・プロジェクト　68,139,178,186
恥　40,43,114,285,292
恥の不安　287
パーソナリティ特性　18,86

パーソナリティ変数　153
半自然観察的アプローチ　255
汎適応症候群　51
悲哀　40,43,114
悲哀－抑うつ　298
PTSD　189
微視分析的研究　173
美的経験　114
否認　135,195
冷ややかな怒り　271
評価　5,11,15,18,42,73,90,103
評価する　90,103
評価の構成概念　86
評価のプロセス　11
評価理論　109,115
表情　40
不安　40,43,114
不安－恐怖　284,287
夫婦間のサポート　169
不快ストレス　38,324
不快な情動　264
不機嫌　277
プライド　40,43,114,285,309
プロセス　16
プロセス・アプローチ　141
分析的還元　19
防衛スタイル　131
防衛的再評価　100
防衛的歪曲行為　101
ほくそ笑み　277
ポジティブな再評価　139,147,188

〔マ〕

慢性ストレス　81,177
無意識的評価　100
目的関連性　110
目的適合性　110

399

モラール　74, 178
問題質問紙　219

〔ヤ〕

有害因子　50
抑制された怒り　272
抑制性／鋭敏性　217

〔ラ〕

ライフイベント　60, 67, 178
理性　104
理性－感情療法　339
離脱　220
臨床的介入　317

人名索引

〔ア〕

アヴェリル, J. R.　Averill, J. R.　279
アーノルド, M. B.　Arnold, M. B.　42, 89, 97
アプリー, M. H.　Appley, M. H.　34
アル・アイサ, I.　Al-Issa, I.　231
アルドウィン, C. M.　Aldwin, C. M.　125, 180
アーロン, A　Aron, A.　313
アロンソン, E.　Aronson, E.　176
イザード, C. E.　Izard, C. E.　40
ウィートン, B.　Wheaton, B.　177
ウィトキン, H. A.　Witkin, H. A.　129-131
ウェーバー, H.　Weber, H.　153, 246
ウエストベイ, L.　Westbay, L.　313
ウエストマン, M.　Westman, M.　176
ウッド, J. V.　Wood, J. V.　181
ヴント, W.　Wundt, W.　13
エインズワース, M. D. S.　Ainsworth, M. D. S.　214
エヴァンス, A. S.　Evans, A. S.　328
エグロフ, B.　Egloff, B.　131
エチオン, D.　Etzion, D.　176
エックマン, P.　Ekman, P.　40, 278
エッケンロード, J.　Eckenrode, J.　125, 161-163, 222
エプスタイン, A. H.　Epstein, A. H.　325
エリクセン, C. W.　Eriksen, C. W.　65, 130
エリクソン, E. H.　Erikson, E. H.　197
エリス, A.　Ellis, A.　339
エンドラー, N. S.　Endler, N. S.　125
オコーナー, C.　O'Conner, C.　118
オーティス, J. M.　Oates, J. M.　144
オブライエン, T. B.　O'Brien, T. B.　181
オールポート, G. W.　Allport, G. W.　128

〔カ〕

カイザー, J.　Kaiser, J.　131
カギッツベイシー, C.　Kâgitçibasi, C.　81
カーステンセン, L. L.　Carstensen, L. L.　205-206, 210
カスル, S. V.　Kasl, S. V.　328
カーソン, D.　Kirson, D.　118
ガードナー, R. W.　Gardner, R. W.　128
カーナー, A.　Kanner, A.　186
カーバー, C. S.　Carver, C. S.　125
カプラン, G.　Caplan, G.　196
カプラン, J. R.　Kaplan, J. R.　329
カフリー, D.　Kaffry, D.　176
ガーメツィー, N.　Garmezy, N.　217-218
カルホーン, C.　Calhoun, C.　90
キーコルト・グラッサー, J. K.　Kiecolt-Glaser, J. K.　330
キタヤマ, S.　Kitayama, S.　77
キム, U.　Kim, U.　82
キャノン, W. B.　Cannon, W. B.　51
キャメロン, R.　Cameron, R.　338
クーエ, E.　Coué, E.　339
クーニック, J. E.　Cunnick, J. E.　329
クライン, G. S.　Klein, G. S.　128, 131
クリーマン, P. P.　Kleemann, P. P.　133
グリーンバーグ, J.　Greenberg, J.　71
クリストファー・リチャーズ, T. A.　Christopher-Richards, T. A.　154
グリンカー, R. S.　Grinker, R. S.　42, 86
クローン, H. W.　Krohne, H. W.　131, 133
クロス, D. S.　Klos, D. S.　250

401

クーン，T. S.　Kuhn, T. S.　6
ケンプ，C.　Kempe, C.　144
ゴア，S.　Gore, S.　125, 161-164, 222
コーエン，S.　Cohen, S.　328-329
コザック，J. J.　Kozak, J. J.　342
コスタ，P. T.　Costa, P. T.　125
ゴットマン，J. M.　Gottman, J. M.　205, 256
ゴットリーブ，B. H.　Gottlieb, B. H.　125, 161, 177-182, 222
コファー，C. N.　Cofer, C. N.　34
ゴフマン，E.　Goffman, E.　174
コリンズ，D. L.　Collins, D. L.　152
ゴールドスタイン，M. J.　Goldstein, M. J.　131
コールホ，G. V.　Coelho, G. V.　227
コールマン，C. E.　Kohlmann, C. E.　133-134
ゴールマン，D.　Goleman, D.　121
コンパス，B. E.　Compas, B. E.　214-217, 219

〔サ〕

ザイアンス，R. B.　Zajonc, R. B.　115
サイミントン，T.　Symington, T.　56
サトウ，K.　Sato, K　78
ジェッサー，R.　Jessor, R.　9, 344
シグナック，M. A. M.　Cignac, M. A. M.　182
ジャニス，I. L.　Janis, I. L.　42, 89, 141
シャバー，P.　Shaver, P.　118
シュア，M. B.　Shure, M. B.　215
シュウェーダー，R. A.　Shweder, R. A.　119
シュナイダー，K. J.　Schneider, K. J.　12-13
シュワルツ，J.　Schwartz, J.　118

ショアー，B.　Shore, B.　23, 82, 347
ショアー，A. N.　Schore, A. N.　20-21
シンガー，B.　Singer, B.　320
シンガー，J. L.　Singer, J. L.　250
シンメル，S.　Schimmel, S.　281
スキナー，B. F.　Skinner, B. F.　209
スターリン，B.　Starrin, B.　144
スターン，W.　Stern, W.　8
スタンバーグ，R. J.　Sternberg, R. J.　312
ステュールミラー，C. M.　Stuhlmiller, C. M.　303-304
スナイダー，C. R.　Snyder, C. R.　322
スピーゲル，J. P　Spiegel, J. P.　42, 87
スピーゲル，D.　Spiegel, D.　243
スピバック，G.　Spivack, G.　215
スペースマン，J. C.　Speisman, J. C.　346
スペンス，D. P.　Spence, D. P.　129
スミス，A. P.　Smith, A. P.　328
スミス，P. B.　Smith, P. B.　80
スランゲン，K.　Slangen, K.　133
スレイコー，K. A.　Slaikeu, K. A.　197-198
ゼイドナー，M.　Zeidner, M.　125
セイフゲ・クレンケ，I.　Seiffge-Krenke, I.　219-225
セリエ，H.　Selye, H.　38, 51, 54-57, 324-325
ソイツ，P. A.　Thoits, P. A.　164
ソマーフィールド，M. R.　Somerfield. M. R.　125, 235
ソロモン，R. S.　Solomon, R. S.　90, 275

〔タ〕

タッカー，J.　Tucker, J　78
タブリス，C.　Tavris, C.　274
ダン，J.　Dunn, J.　255
タングニー，J. P.　Tangney, J. P.　77
チェスニー，M.　Chesney, M.　154

ドヴェク, C. S. Dweck, C. S. 216
デューイ, J. Dewey, J. 89
デュルケム, E. Durkheim, E. 46
テリル, D. A. J Tyrell, D. A. J. 328-329
デロンギス, A. DeLongis, A. 181, 323
ド・ツリーラ, T, J D'Zurilla, T. J 215
トゥシナント, M. Tousignant, M. 231
トムキンス, J. Tomkins, J. 75
トムキンス, S. S. Tomkins, S. S. 39-40
ドライカース, R. Dreikurs, R. 120-121
トループ, N. A. Troop, N. A. 94

〔ナ〕

ニーダーマン, J. C. Niederman, J. C. 328
ネイサー, U. Neisser, U. 338
ノバック, A. Nowak, A. 73

〔ハ〕

パインス, A. Pines, A. 176
パーキンソン, B. Parkinson, B. 115-116, 118-120, 258
バーグマン, L. R. Bergman, L. R. 327-328, 331
バーノン, P. E. Vernon, P. E. 128
バラチャー, R. R. Vallacher, R. R. 73
パーリン, L. I. Pearlin, L. I. 163, 169-174, 181
バルテス, P. B. Baltes, P. B. 210
ハーン, N. Haan, N. 125
バンデューラ, A. Bandura, A. 71
ハンバーグ, B. A. Hamburg, B. A. 221
ピップ, S. L. Pipp, S. L. 336
ビューゲンタール, J. F. T. Bugental, J. F. T. 282
ヒューム, D. Hume, D. 309
ビーン, D. Byrne, D. 131
ファバーギー, M. Favagehi, M. 330

フィッシャー, K. W. Fischer, K. W. 77, 286, 336
フェール, B. Fehr, B. 313
フォア, E. Foa, E. 342
フォーサイス, D. R. Forsyth, D. R. 322
フォルクマン, S. Folkman, S. 135, 139, 143, 154, 182, 186-188, 205-206, 221, 223, 243, 318, 320, 323, 326, 332, 335
フォン・ホフステン, C. von Hofsten, C. 337
フォンダ, C. P. Fonda, C. P. 130
ブラストローム, J. Brustrom, J. 180
フリーセン, W. V. Friesen, W. V. 278
フリードマン, H. S. Friedman, H. S. 325
ブルーニ, F. Bruni, F. 308
ブルナー, J. S. Bruner, J. S. 89
プレッツリック, U. Pretzlik, U. 223-224
フロイト, S. Feud, S. 284
ブロック, J. Block, J. 208, 247, 273
ヘザーリントン, E. M. Hetherington, E. M. 213
ベック, A. T. Beck, A. T. 339
ペネベーカー, J. W. Pennebaker, J. W. 274
ヘラー, K. Heller, K. 165
ベリー, J. W. Berry, J. W. 81, 227
ベルナール, C. Bernard, C. 50
ボウルビー, J. Bowlby, J. 214
ホック, M. Hock, M. 131
ポラニー, M. Polanyi, M. 99
ホルツマン, P. S. Holzman, P. S. 128
ホルムズ, T. H. Holmes, T. H. 59, 61
ボレス, R. C. Bolles, R. C. 11
ホロヴィッツ, M. J. Horowitz, M. J. 195-196
ボンド, M. H. Bond, M. H. 80

〔マ〕

マイケンバウム, D. Meichenbaum, D. 338
マウロ, R. Mauro, R. 78
マーカス, H. R. Marcus, H. R. 77
マクレア, R. R. McCrae, R. R. 125
マグヌソン, D. Magnusson, D. 327-328, 331
マクレイノルド, P. McReynolds, P. 90
マスコロ, M. F. Mascolo, M. F. 286
マスラック, C. Maslach, C. 176
マックアダムス, D. P. McAdams, D. P. 90
マッコール, M. E. McCall, M. E. 163, 169-174, 181
マツモト, H. Matsumoto, H. 77
マヌック, S. B. Manuck, S. B. 329
マルカ, P. T. Marucha, P. T. 330-331
マン, P. Munn, P. 255
マンステッド, A. S. R. Manstead, A. S. R. 115-116, 118-120, 258
ミスケル, W. Mischel, W. 127
ミラー, S. M. Miller, S. M. 131
メイソン, J. W. Mason, J. W. 56
メカニック, D. Mechanic, D 42, 89, 165, 172
メニンガー, K. Menninger, K. 125
メルロ・ポンティ, M. Merleua-Ponty, M. 99
モデル, A. H. Modell, A. H. 21
モーラー, O. H. Mowrer, O. H. 291
モルドコフ, A. M. Mordkoff, A. M. 347

〔ラ〕

ライゼンツァイン, R. Reisenzein, R. 98, 346
ライト, J. C. Wright, J. C. 127
ラーエ, R. H. Rahe, R. H. 59, 61
ラザルス, R. S. Lazarus, R. S. 6-7, 19, 22-24, 42-43, 65-66, 68, 79, 81, 87-90, 97-101, 106, 108, 115-118, 120, 124-126, 135-136, 139, 142-144, 147-151, 160, 173-174, 179-180, 182, 186, 188-189, 196, 202, 205-207, 210, 214, 217, 221, 223, 235, 237-239, 241-243, 249, 253-256, 261, 266, 284, 289-290, 296-297, 302, 322-323, 326, 331-332, 334-335, 337, 340, 346-347, 349
ラーソン, G. Larsson, G. 144
ラーナー, M. J. Lerner, M. J. 302
ラビン, B. S. Rabin, B. S. 329
ラング, P. J. Lang, P. J. 342
リーパー, R. W. Leeper, R. W. 90
リーフ, C. D. Ryff, C. D. 320
リンデマン, E. Lindemann, E. 197
リントン, H. B. Linton, H. B. 129
ルイス, H. B. Lewis, H. B. 294
ルター, M. Rutter, M. 217-218
レヴィン, K. A. Lewin, K. A. 64
レーバー, A. S. Reber, A. S. 99
レペティ, R. L. Repetti, R. L. 181
ロークス, L. Laux, L. 153
ロスキーズ, E. Roskies, E. 35

〔ワ〕

ワイス, R. S. Weiss, R. S. 163, 167-170
ワイス, P. A. Weiss, P. A. 25
ワイナー, B. Weiner, B. 110
ワッチェル, P. L. Wachtel, P. L. 340

ストレスと情動の心理学──ナラティブ研究の視点から

2004年4月14日　第1版第1刷発行
2015年6月15日　第1版第4刷発行

著　　者——リチャード S. ラザルス
監　訳　者——本明　寛
発　行　者——池澤　徹也
発　行　所——株式会社　実務教育出版
　　　　　　　東京都新宿区新宿1-1-12　〒163-8671
　　　　　　　電話　(編集)03-3355-0921　(販売)03-3355-1951　振替 00160-0-78270
組　　版——株式会社　タイプアンドたいぽ
印　　刷——壮光舎印刷株式会社
製　　本——東京美術紙工協業組合

検印省略　ⓒ2004　ISBN978-4-7889-6079-4 C3011　Printed in Japan
乱丁・落丁本は本社にておとりかえいたします。